"101计划"核心教材
基础医学领域

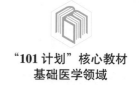

"人体形态与功能"课程群

消 化 系 统

U0196922

主　编　梁　莉　张晓明

副主编　许文燮　姜长涛　蒋碧梅

编　委　（按姓名汉语拼音排序）

方　璇（北京大学）　　　　许文燮（上海交通大学）

郭丽梅（北京大学）　　　　杨桂枝（四川大学）

姜长涛（北京大学）　　　　叶菊香（北京大学）

蒋碧梅（中南大学）　　　　易智慧（四川大学）

李　慧（北京大学）　　　　张红河（浙江大学）

梁　莉（南方医科大学）　　张　莉（西安交通大学）

刘秀萍（复旦大学）　　　　张炜真（北京大学）

庞瑞萍（中山大学）　　　　张晓明（浙江大学）

石雪迎（北京大学）　　　　张　艳（北京大学）

王作云（复旦大学）　　　　张永杰（南京医科大学）

肖德胜（中南大学）　　　　朱　玲（四川大学）

徐　健（北京大学）

编写秘书　周　蕊（南方医科大学）

北京大学医学出版社

XIAOHUA XITONG

图书在版编目（CIP）数据

消化系统 / 梁莉，张晓明主编. — 北京：北京大学
医学出版社，2024.7
ISBN 978-7-5659-3166-6

Ⅰ. ①消… Ⅱ. ①梁… ②张… Ⅲ. ①消化系统 – 高
等学校 – 教材 Ⅳ. ① R322.4

中国国家版本馆 CIP 数据核字 (2024) 第 110833 号

消化系统

主　　编：梁　莉　张晓明
出版发行：北京大学医学出版社
地　　址：（100191）北京市海淀区学院路 38 号　北京大学医学部院内
电　　话：发行部 010-82802230；图书邮购 010-82802495
网　　址：http：//www.pumpress.com.cn
E-mail：booksale@bjmu.edu.cn
印　　刷：北京信彩瑞禾印刷厂
经　　销：新华书店
责任编辑：孙敬怡　　责任校对：靳新强　　责任印制：李　啸
开　　本：889 mm×1194 mm　1/16　印张：13　字数：374 千字
版　　次：2024 年 7 月第 1 版　2024 年 7 月第 1 次印刷
书　　号：ISBN 978-7-5659-3166-6
定　　价：58.00 元

内容提要

　　本教材围绕人体消化系统相关结构、功能、病理改变和药物治疗等内容，共 7 章，将基础医学多个学科进行深度融合，兼顾了知识的基础性与先进性、理论性及实用性。作为基础医学核心整合课程教材，主要适用于基础医学和临床医学专业学生，帮助学生从生命的本质理解人体消化系统相关疾病的知识内涵，注重学生临床思维、科学创新和人体系统观的养成，培养学生认识及解决实际医学科学问题的能力。

序

基础医学是一门研究人体生命现象和疾病规律的科学，是连接生命科学与临床医学、预防医学的桥梁。回望历史，现代医学的产生和发展都基于基础医学的重大发现，基础医学可谓现代医学的基石。

进入 20 世纪以来，生命科学取得了突飞猛进的发展。随着 DNA 双螺旋结构的发现、分子生物学的诞生以及人类基因组计划的完成，基础医学需要采用生命科学在分子层面的研究成果来探索疾病的发生机制并应用到诊断、治疗和预防中来，可以说基础医学的内涵和研究手段发生了重大变革。然而，基础医学人才的培养却未能同步跟上，面临诸多挑战，例如生命科学基础薄弱、与临床需求脱节、缺乏跨学科意识、原创性不足等。

我们期望培养的基础医学人才是科研的领跑者而非跟随者；他们应能实现从无到有的突破，而不仅仅是从有到多的积累；他们不仅能站稳在学科的高原，还应具备攀登学科高峰的潜力；他们不仅需要具备科学精神和创新能力，还要富有人文情怀。

教育部推出的基础学科拔尖学生培养计划 2.0 和基础学科系列"101 计划"正是为培养此类拔尖创新人才设计的中国方案。基础医学"101 计划"围绕"拔尖、创新、卓越"，致力于加强基础医学与临床医学、预防医学、医学人文及理学、工学和信息学等学科的交叉融合，提出"基础医学 + X"跨学科融合课程体系。

基础医学"101 计划"的核心教材是基于上述课程体系编撰的配套教材。这套教材的编写力求契合高标准人才培养目标，强调加强生命科学基础与临床的紧密结合，突出学科交叉。教材把原基础医学十三门以学科为基础的教材整合为医学分子细胞遗传基础、医学病原与免疫基础、人体形态与功能三个跨学科的教材群，并首次将理学、工学、信息学纳入基础医学专业学生的培养方案中，引发学生对重大医学问题及前沿科技的兴趣和创新志向。此外，这套教材还力争跳出传统医学教材的窠臼，努力把"教材"转变为学生自主学习的"学材"。

我期盼这套教材能受到大家的欢迎和喜爱，并在实践中不断修改完善，最后成为经典，为我国基础医学拔尖人才培养做出应有的贡献。

韩启德

2024 年 7 月

出版说明

　　基础医学作为连接基础研究与临床应用的桥梁，被视为医学发展的创新基石、医学变革的动力之源。基础医学史上的每一次重大发现都推动了医学发展的变革和突破。而从医学发展趋势和国家对人才培养的战略需求出发去探索，又要打破基础医学的边界，把它作为推动新趋势、新理论、新技术、新方法的形成和发展的强劲动力，打牢系统医学、转化医学、精准医学发展的根基。基础医学在医学创新中处于重要的枢纽地位，它向上承接临床、护理和预防的基本需求，并通过整合多学科理论、技术、方法来实现医学进一步的创新和发展。与此同时，医学模式一直伴随社会和科技的发展，不断演变和革新，从神道医学到"医学+X"、交叉医学模式的演变过程中，医生的职能也在发生着改变，从以治病为主逐渐变为全面的健康管理。此外，现代医学也正面临一系列挑战。受人口老龄化和人口迁移的影响，疾病谱正在发生显著变化。同时，互联网时代的信息爆炸和快速的知识更新，加上 ChatGPT 等人工智能技术的出现，正在改变学生获取知识和学习的方式。随着诊断和治疗技术的不断进步，人的寿命得以延长。在这一背景下，如何提升生存质量成为重要任务。与此同时，人们对医疗的期望值也不断提高，越来越多的人希望能够在生命的各个阶段获得全面的健康保障。

　　综上所述，当今社会发展和民众需求都对医学提出了更高的要求。医学的任务不再仅限于疾病诊疗，而是要综合疾病发生前的"预防"及疾病发生后的"治疗"和"康养"，为人们提供"生命全周期，健康全过程"的医疗服务。时代发展对医学专业人才培养提出了更高的要求。未来的基础医学人才不能再满足于记忆知识、理解知识，而是要更好地利用知识，甚至创造知识，主动探索前沿，推动学科交叉和学术创新。在沿袭上百年的医学课程体系中，由"学科"引领课程，诸如人体解剖学、生理学、组织胚胎学、病理生理学、病理解剖学和药理学等，学科割裂现象显著，课程之间界限分明。学生需要学习的课程门数多，学时长，并且由于不同课程由不同学科、学系管理，学生形成"科目"指导下的碎片化思维模式，比如解剖学以结构讲解为主，不甚关注功能，而生理学以功能阐述为主，不甚关注结构。学生通过一门课程的学习大概能窥探某一器官系统的某一方面，有如盲人摸象般单点看问题。具体到"某器官系统"的学习，学生需要从多门课程分别学习该器官系统相关的结构、功能、疾病或药物相关内容（图1），自己从思维上逐步"整合"，形成一体化认识。这种以学科为中心的课程体系显然已不能适应当今创新型医学人才培养的需求。

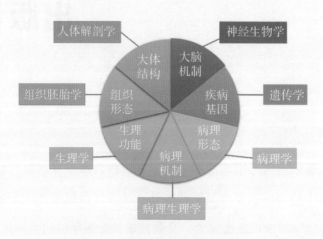

图 1　以学科为中心的课程模式

　　基于上述背景，基础医学拔尖人才培养课程体系打破了传统的以学科为主的模式，并依据各学科的特点进行整合与融合，构建了跨学科的融合课程体系。首次将理学、工学和信息学纳入其中，形成了五个融合课程群。"人体形态与功能"课程群将原先按照传统模式授课的生理学、神经生物学、人体解剖学、组织学与胚胎学、药理学、病理学和病理生理学 7 门课程，按照从结构到功能、从正常到异常的理念进行组织，形成总论、运动系统、神经系统、循环系统、呼吸系统、消化系统、内分泌系统、生殖系统和泌尿系统共 9 门核心融合课程。同样，从基因、分子和细胞水平将生物化学、细胞生物和医学遗传学整合为"医学分子细胞遗传基础"课程群；病原生物学与免疫学整合为"医学病原与免疫基础"课程群；并设立了与之相匹配的"基础医学核心实践与创新研究"课程群（图 2）。

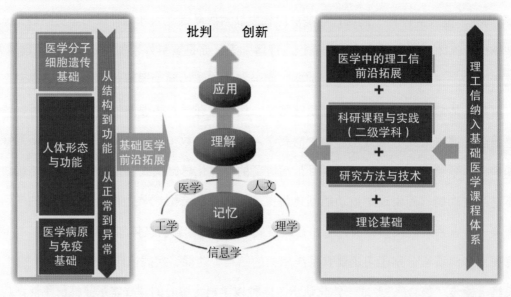

图 2　人体形态与功能、医学分子细胞遗传基础、医学病原与免疫基础、基础医学核心实践与创新研究及医学中的理工信五大课程群内容框架

"人体形态与功能""医学分子细胞遗传基础""医学病原与免疫基础"及"基础医学核心实践与创新研究"四大课程群构建了以学生为中心，以能力培养为导向，包括理论教学、实验教学、标本实习和基于问题学习（PBL）的小班讨论的多元课程模块，从知识、技能和素养多个层面提升学生的自主学习和终身学习能力（图3）。

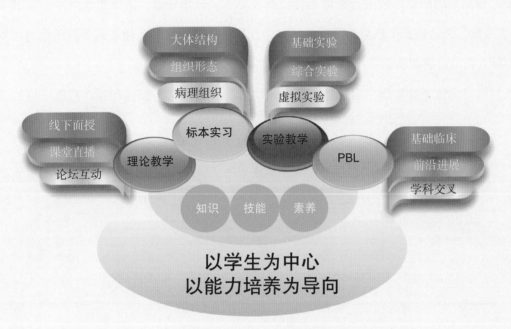

图3　以学生为中心、以能力培养为导向的多元课程模块

"医学中的理工信"课程群整合生物技术、生物统计、生物物理、生物信息和仪器分析等课程，包括基于理工信的人体系统仿真与功能检测及基于理工信的医学数据采集与分析等内容，将基础医学与理学、工学和信息学，从理论到应用，从实践到创新进行交叉融合。

由北京大学牵头，成立了以韩启德院士为编审委员会名誉主任委员，以乔杰院士为主任委员，北京大学、复旦大学、上海交通大学、华中科技大学、中山大学、四川大学、浙江大学、中南大学、南方医科大学、西安交通大学和南京医科大学11所获批教育部基础医学拔尖学生培养计划2.0基地的高校专家依据建设目标组建的编写团队，按照上述五个课程群编写出版了14部教材。

教材编写立足国际前沿，以培养未来能够引领我国医药卫生事业和高等医学教育事业发展的拔尖人才为目标，充分体现交叉融合。各章节的导学目标分为基本目标和发展目标，体现本科阶段人才培养目标，以及与下一培养阶段衔接所需达到的要求，兼具知识、技能、思维培养和价值观引领。正文前以案例引入，自然融入基础知识点，探索医学问题背后的基础科学原理，既体现了基础医学和疾病的关联，又能启发学生自主思考，提升学习兴趣，同时培养其转化医学思维和解决医学难题的能力。正文围绕基本概念、核心知识点和基础理论等展开，结构主线清晰，其中穿插"知识框"并以数字资源方式，融入前沿进展与学科发展趋势、先进技术和重大科研成果等，体现教材内容的先进性以及价值观引领和情感塑造。此外，在相关知识点处设置"小测试"模块，考查学生对知识点的理解和应用，启发思考，同时促进学生的自我评价。正文最后以简短的小结形式进行整体概括，高度凝练，升华理解，拔高思维水平。章节末尾的"整合思考题"结合疾病或研究等不同情境，考查学生综合分析和应用实践等高阶能力，同时在题目中融入前沿进展和价值引领等内容。

系列教材将依据课程群内容，着力于立德树人，突出融合，加强创新，打造一流的课程和教材。

主编简介

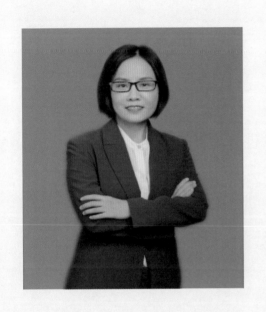

梁莉，二级教授，主任医师，博士生导师，南方医科大学基础医学院病理学系 / 南方医院病理科主任。国家"百千万人才工程"入选者，教育部"新世纪优秀人才支持计划"入选者，教育部"基础学科拔尖学生培养计划 2.0"优秀教师等。为国家级教学团队、国家级线下一流本科课程、广东省线上一流本科课程、广东省课程思政示范团队、广东省研究生示范课程负责人，主编和副主编国家级规划教材及专著 6 部。主要从事肿瘤转移和耐药分子机制及诊断新方法研究，先后主持国家重点研发计划、国家自然科学基金等课题 28 项。以通讯作者（含共同）在 *Gastroenterology*、*J Hepatol*、*Nat Commun* 等知名期刊发表 SCI 论文，以第一完成人荣获中华医学科技奖一等奖、广东省自然科学奖一等奖各 1 项。

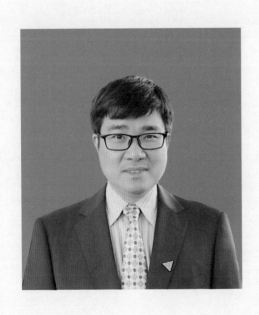

张晓明，浙江大学教授，博士生导师，国家级课程思政教学名师，首批国家级一流课程负责人，浙江省解剖学会理事长，从事解剖学教学和科研工作 30 余年。担任首期教育部来华留学生英语师资培训班负责人，国家自然科学基金、多个省市自然科学基金评委及会评专家，多个 SCI 期刊审稿专家。主编及副主编多本国家级规划教材；现任《解剖学报》和《解剖学杂志》编委。曾获浙江省课程思政教学案例特等奖、浙江省互联网 + 优秀教学案例一等奖、浙江大学优质教学奖一等奖和最受欢迎基础课教师等多项荣誉。

前　言

　　"101 计划"是教育部启动的基础学科相关领域教育教学改革试点工作，在数学、物理学、化学、生物科学、基础医学、中药学、经济学、哲学等基础理科、文科和医科相关领域，建设一批一流核心课程，一批一流核心教材，一批核心实践项目和一支高水平核心师资团队。基础医学"101 计划"是我国基础医学拔尖创新人才培养的一项筑基性工程，其中，打造国际一流的核心教材是其工作目标之一。本教材是基础医学"101 计划""人体形态与功能"课程群的核心教材之一。该教材凝聚了来自获批教育部基础医学拔尖学生培养计划 2.0 基地的各高校教学名师和优秀中青年教师的学识、经验和心血，体现出"立德树人、突出融合、加强创新、打造新形态智慧化教材"的编写思路，主要适用于医学院校基础医学和临床医学专业学生。

　　本教材围绕人体消化系统相关结构、功能、病理形态和病理生理改变，以及药物治疗等内容，将人体解剖学、组织胚胎学、生理学、病理学、病理生理学、药理学等学科进行深度融合，遵循了"知识体系与价值体系有机统一，兼具传承经典和探索新知，从正常到疾病，基础与前沿相结合，贯穿创新思维培养，兼顾广度、深度和难度"的编写理念。本教材共 7 章，包括绪论，消化系统的组成、组织学与发生、生理功能、功能不全，消化系统的常见病理改变和消化系统疾病的药物治疗。内容丰富多样，包括导学目标、案例、知识拓展、小测试、小结、整合思考题、二维码资源等，不仅帮助学生从生命本质理解人体消化系统的结构与功能，以及相关疾病的知识内涵，还注重学生临床思维、科学创新和人体系统观的养成，培养学生认识及解决实际医学科学问题的能力。

　　最后，谨向为本教材编写付出了大量时间和辛勤劳动的各位专家和同道致以衷心感谢！特别感谢第二主编浙江大学张晓明教授，以及三位副主编上海交通大学许文燮教授、北京大学姜长涛教授、中南大学蒋碧梅教授的倾力支持。我们深知编写本教材的重要意义及责任、使命，臻于至善是我们的目标，但书中缺点和不足仍在所难免，敬请各院校老师、学生和各领域专家批评指正。

梁　莉

2024 年 4 月

目　录

第一章 绪 论

俗话说"民以食为天"，消化系统对人体的重要性不言而喻。消化系统与人们的日常生活有着直接的联系，与生命健康更是息息相关。人类对消化系统的认识历史悠久，传承了人类科技的发展，其重要性并不亚于人体重要器官——大脑和心脏。

一、对消化系统认识的发展史

人类对消化系统的认识随着生产发展和医疗实践而逐渐积累。

（一）实验消化学的兴起：从解剖形态到生理功能的发展

以实验为特征的近代医学始于 17 世纪。1642 年，胰导管的发现则被视为现代消化学的开端。1644 年，荷兰解剖学家格拉夫（Regnier de Graaf）与医学家西尔维斯（Franciscus Sylvius）用野鸭的羽轴插入狗的胰腺主导管制成人工瘘管，获取了胰腺的外分泌液，从而发现了胰液。

1752 年，法国的博物学家若慕尔（R.A.F.de Reaumur）研究了雕的胃液，他把海绵塞入管壁有小孔的小管中让雕吞下，一昼夜后取出发现海绵中增加了可以消化肉沫的黄色液体，这是研究消化化学机制的真正开端。

1822 年，美国军医博蒙特（William Beaumont）率先利用著名的"马丁胃瘘实验"分析了胃的消化过程。博蒙特的患者阿列克西·马丁（Alexis St. Martin）因霰弹枪走火被近距离击中左上腹部，伤口不愈合，胃壁伤口边缘与腹壁伤口边缘对接形成胃瘘。博蒙特利用这一胃瘘直接观察胃内部的消化活动，证明了胃中存在胃酸，还测定了各种食物的消化和排空速率。1838 年，博蒙特完成了历史上第一部详细描述了胃的运动、分泌和消化的科学著作。由于这些革命性的成就，博蒙特被尊称为"胃生理学之父"。

1904 年，俄国生理学家巴甫洛夫（Ivan Petrovich Pavlov）因在消化生理学方面取得的开拓性成就，荣获诺贝尔生理学或医学奖。巴甫洛夫在消化生理方面的贡献主要有三个。一是发现消化腺新的调节方式——神经调节。巴甫洛夫从狗的颈部分离出迷走神经干，发现刺激迷走神经干可以使胃和胰腺的分泌明显增加，说明迷走神经能够调节消化腺的分泌功能。接着他将狗的食管在颈部切开造瘘，喂食后食物从瘘流出而不能进入胃，这就是著名的"假饲"实验。"假饲"后狗的消化腺的分泌增加，而切断迷走神经使这一现象消失。二是发现消化腺的"心理性兴奋"——条件反射。铃声本来不会使狗分泌唾液，但如果在每次喂食物之前打铃，若干次之后，狗听到铃声就会分泌出唾液，这种狗因铃声刺激而发生的唾液分泌反应就是条件反射。三是发现肠激酶，阐明酶在消化中的作用。

（二）幽门螺杆菌的发现：病理形态学、病理生理学和药理学的有机结合

2005 年诺贝尔生理学或医学奖颁发给了澳大利亚病理学家沃伦（J. Robin Warren）和消化学家马歇尔（Barry J. Marshall），以表彰他们发现幽门螺杆菌在胃炎、胃溃疡与十二指肠溃疡中的作用机制。过去，人们普遍认为胃部是一个无菌的环境，没有人去考虑消化性溃疡中细菌的作用。1979 年，沃伦在进行胃黏膜活检标本常规病理检查时，发现胃黏膜表面有一条奇怪的蓝线，高倍镜下观察，发现是无数杆菌紧黏着胃上皮。随后，沃伦与马歇尔合作，成功地分离并体外培养这种细菌，并提出胃炎是由这种细菌引起的，利用药物根治细菌是治疗胃炎的有效手段。幽门螺杆菌的发现充分体现了病理形态学、病理生理学和药理学的有机结合，是消化系统研究的里程碑式发现。

（三）华人科学家在消化系统研究中的贡献

林可胜教授（1897—1969 年）是中国生理学的主要奠基人，在消化生理学与痛觉生理学领域成就卓越。他发现了胃液分泌的体液控制，进食脂肪可抑制狗移植小胃的胃液分泌，他认为这是通过血液传递的某种物质实现的，并将这种物质命名为肠抑胃素（enterogastrone）。他利用动物交叉灌流实验，证明阿司匹林能阻断传递痛觉的感觉神经末梢中冲动的发生。

著名生理学家、中国科学院学部委员王志均教授（1910—2000 年）在胃腺、胰腺分泌的调节机制，消化器官活动对物质代谢的影响，以及脑 - 肠肽的细胞保护作用等方面进行了系统研究，阐明了胃肠激素释放的天然刺激物。他创造性地设计了一种胃肠四通瘘管，用以研究胃肠消化液分泌的神经 - 体液调节，同时，提出细胞保护可能是胃 - 肠肽或脑 - 肠肽生理功能之一的设想。

著名病理学家、中国工程院院士刘彤华教授（1929—2018 年）擅长消化道疾病病理、内分泌病理等诊断，她的诊断被誉为"全国病理诊断的金标准"。她对胰腺肿瘤特别是胰腺癌的分子生物学、分子遗传学和实验性基因治疗进行了系统研究，国内最早提出胰腺癌细胞 K-ras 12 密码子突变率高以及存在抑癌基因 $p53$ 突变等基因改变，提出了靶向治疗需要靶向诊断的概念，拓展了病理学的发展方向。

著名消化疾病专家郑芝田教授（1914—2006 年）是我国消化内镜学的奠基人之一。他于 20 世纪 70 年代就呋喃唑酮（痢特灵）治疗消化性溃疡进行了系统的基础与临床研究，证实呋喃唑酮对消化性溃疡具有明显疗效，溃疡愈合率明显提高，开创了抗生素治疗溃疡病的先例。

二、现代消化系统的研究热点

近二三十年来，细胞、分子水平的研究将我们的视野带入了细胞内部环境的稳态及其调节机制、细胞跨膜信息传递的机制、基因水平的功能调控机制等更深层次。消化系统的研究热点越发多元化，其中有关肠道微生物、消化内分泌、肠脑、消化类器官等的研究发展尤为迅速。

（一）肠道微生物与多种生理功能稳态及疾病

肠道菌群是消化道内生存的复杂微生物群落，与人体其他部位的共生菌群相比，肠道菌群数量更为庞大且复杂，其中微生物总数约为 10^{14} 个，是人体细胞数量的 10 倍之多。健康的肠道菌群可帮助宿主消化食物中的营养物质，并参与人体多种系统性的生理活动，而肠道菌群紊乱则与多种疾病如肥胖、糖脂代谢紊乱、心血管疾病、神经系统疾病等密切相关。

1. 肠道微生物与肥胖 在过去的几十年里，人们对高热量食物的消耗越来越多，业余时间的体育活动被久坐不动的生活方式取代，能量摄入超过能量消耗，最终导致了全球代谢性疾病发

病率急剧上升。研究发现，肠道菌群及其代谢产物与糖、脂代谢密切相关，这为代谢性疾病的治疗提供新的思路。肠道菌群一方面可以帮助宿主消化食物中的营养物质；另一方面，在大量膳食营养素的刺激下，可以产生胆汁酸、短链脂肪酸、氨、酚类、内毒素等生物活性化合物，这些肠道菌群的代谢产物是与宿主沟通的媒介。肥胖患者肠道微生物的组成结构有明显变化，从饮食中获取能量的能力变化，影响机体的能量代谢平衡，如宿主缺氧诱导因子 HIF-2α 可以通过乳酸诱导肠道菌群稳态失衡，导致胆汁酸组成改变，加重肥胖。除了影响宿主营养物质的代谢之外，肠道菌群还可以影响宿主的免疫系统和炎症状态，从而参与肥胖的发生发展。此外，利用肠道微生物研究常用的粪便菌群移植手段，将胖瘦不同的双胞胎个体的粪便移植到无菌小鼠，移植肥胖个体粪便的小鼠体重增长快于移植瘦个体粪便的小鼠，这说明肥胖个体的肠道菌群具有致肥胖作用，提示肠道菌群与肥胖密切相关。

2. **肠道微生物与脂肪性肝病** 随着人们生活方式的改变，酒精性肝病和非酒精性脂肪性肝病发病率逐年升高。肠道菌群在维持肝稳态中发挥了关键作用，同时也参与脂肪性肝病的发生发展。一方面，失衡的肠道菌群会破坏肠道屏障，导致微生物致病成分以及活的微生物通过肠道屏障到达肝，通过影响免疫炎症等参与脂肪性肝病的发生发展。另一方面，肠道微生物可以通过代谢多种物质参与肝病的病理生理过程，如肠道微生物可以产生内源性酒精，在没有额外摄入酒精的情况下加重非酒精性脂肪性肝病；肠道微生物还可以影响肠道胆汁酸池的组成，胆汁酸通过 FXR 信号通路影响脂肪性肝病的进展。最近的研究表明，吸烟时，尼古丁可在肠道累积，并加速非酒精性脂肪性肝病的进展，研究还创新性地发现了一种内源性尼古丁降解肠道细菌，对预防和治疗吸烟相关肝病具有潜在应用价值。肠道菌群的组成及其代谢物通过多种机制参与脂肪性肝病的发生发展，开发基于肠道菌群的疗法或许会成为脂肪性肝病治疗的新机遇。

3. **肠道微生物与糖尿病** 人体肠道菌群紊乱与糖尿病发生发展密切相关。多种常见的抗糖尿病药可能是通过改善肠道菌群发挥作用。治疗 2 型糖尿病的一线药物二甲双胍于 1957 年用于临床，这种古老药物主要的药理作用是通过减少肝葡萄糖的输出和改善外周胰岛素抵抗而降低血糖。最近的研究发现，二甲双胍是改变 2 型糖尿病患者肠道菌群组成的关键因素。小檗碱（黄连素）在临床上也用于治疗 2 型糖尿病及其相关并发症，如周围神经病变、肾病和心肌病，其机制可能与重塑肠道菌群有关。近年来的研究提示，肠道菌群也可能影响多种抗糖尿病药的疗效，如某些肠道菌可以产生菌源宿主同工酶二肽基肽酶 -4 DPP4，但降糖药西格列汀对菌源 DPP4 无效，是临床上西格列汀疗效个体差异的关键原因，为靶向肠道菌群的代谢性疾病精准化治疗提供了新的突破口。

4. **肠道微生物与心血管疾病** 肠道菌群及其代谢产物可影响心血管疾病的发生发展进程。原发性高血压患者肠道菌群中克雷伯菌属、链球菌属和粪副拟杆菌等条件致病菌水平较高，而健康对照者肠道菌群中罗斯拜瑞菌属和普氏杆菌等产生短链脂肪酸的细菌水平较高。与健康对照者相比，心力衰竭患者肠道菌群丰富度降低，厚壁菌门与拟杆菌门比值降低；心力衰竭患者因心排血量减少而导致肠壁缺血，进而出现肠壁屏障受损、通透性增加，可能导致一些致病菌及微生物产物（如脂多糖）易位至体循环，进而引发全身性炎症反应，促进心力衰竭进展。一些依赖于肠道菌群的代谢物参与了心血管疾病的发生发展。饮食来源的胆碱和肉碱等在肠道菌群与宿主的共同作用下转化为 N- 氧化三甲胺，其已在多种动物模型中被证明能增加动脉粥样硬化风险；而食物中的苯丙氨酸亦可通过肠道菌群与宿主协同作用产生苯乙酰谷氨酰胺，后者被证明能增加血小板响应性从而增加血栓形成的风险。然而，调控肠道菌群是否可作为防治心血管疾病的有效手段值得进一步探究。

5. **肠道微生物与神经系统疾病** 新的研究表明，焦虑、抑郁、阿尔茨海默病等神经系统疾病，都与肠道菌群异常有关。宿主肠道菌群稳态失衡会出现焦虑障碍和抑郁障碍等异常情绪行为，表现为下丘脑 - 垂体 - 肾上腺轴功能改变。临床研究表明，与健康对照相比，重度抑郁症患者的肠道菌群构成发生了改变。此外，也有基础研究提示，个别肠道菌群能够降解雄激素从而参与男性抑郁症的发生发展。肠道微生物群失调与阿尔茨海默病中淀粉样蛋白的形成和神经炎症相关，而某些肠道细菌（如大肠埃希菌）可以在肠道中产生淀粉样蛋白，后者很容易进入系统循环并在脑中积聚，这可能引发促炎反应的激活，促进 Aβ 病理性沉积。

总之，肠道菌群及其代谢物以多种方式参与调节人体多种生理、病理过程，它们的作用机制，以及如何被应用于改善人体健康，是亟待解决的热点问题。

（二）消化内分泌

消化道是机体最大的内分泌器官。胃肠腔内的食欲刺激素（ghrelin）、促胰液素（secretin）、缩胆囊素（cholecystokinin，CCK）、胰高血糖素样肽 -1（glucagon-like peptide-1，GLP-1）和抑胃肽（gastric inhibitoty peptide，GIP）等胃肠激素分泌，直接或间接通过中枢调控肝、脂肪、骨骼肌和胰腺等外周器官组织，进而调节机体的能量稳态，在肥胖、2 型糖尿病中发挥重要作用。随着消化内分泌研究的深入，以胃肠道激素作为干预靶点的药物受到越来越多的关注。以屈氏韧带为界，消化道被分为上消化道和下消化道，在消化内分泌方面发挥不同生理功能。

1. 上消化道内分泌　1999 年，日本学者 Kojima 等发现胃黏膜 X/A 样细胞合成、分泌一种 28 个氨基酸组成的多肽，并命名为"ghrelin"。Ghrelin 在餐前分泌增多，增加食欲，而餐后迅速下降。在摄食方面，ghrelin 是目前发现的唯一源于消化道的食欲刺激激素，因此也被称为饥饿激素。Ghrelin 可经血液循环进入大脑，也可经迷走神经及孤束核进入下丘脑，上调神经肽 Y（neuropeptide Y，NPY）和 agouti 相关蛋白（AgRP），从而刺激食欲、增加摄食。此外，ghrelin 可通过下丘脑和外周组织如胰岛、脂肪和肝等调节机体糖脂方面代谢。

2. 下消化道内分泌　下消化道分泌多种激素如 GLP-1 和 PYY 调节食欲和维持糖稳态。目前，GLP-1 受体激动剂以及 GLP-1 降解酶 DPP4 抑制剂已经广泛应用于糖尿病和肥胖的治疗。

（三）肠 - 脑轴

1998 年，Michael D. Gershon 提出体内存在"第二大脑"，即肠神经系统（enteric nervous system，ENS）。肠神经系统由大量埋在胃肠壁内的神经元组成，又被称为肠神经丛，包括黏膜下神经丛和肌间神经丛。黏膜下神经丛主要负责调节消化道腺体和内分泌细胞的分泌、肠内物质的吸收及局部血流的控制；肌间神经丛主要负责支配平滑肌细胞，参与控制消化道运动。肠神经系统的神经元数量庞大，通过纤维联系将胃肠壁内的各种感受器和效应器连接在一起，可独立完成局部反射活动，从而调节胃肠运动、分泌、血流及水和电解质的转运，因而有"肠 - 脑轴"之称。

（四）胃旁路术

为了应对肥胖引起的一系列代谢问题，包括经典 Roux-en-Y 胃旁路术（Roux-en-Y gastric bypass，RYGB）和腹腔镜胃袖状切除术的胃旁路减肥手术应运而生。胃旁路减肥手术被认为主要通过引起胃容量减小或吸收不良来促进体重的减轻，进而改善机体代谢；但是近年来越来越多的研究发现，其更可能通过手术后解剖结构的改变，带来相应的生理功能的改变，包括复杂的激素和神经反应、肠肝胆汁酸循环和肠道菌群等，调节能量代谢和糖脂稳态。

（五）消化类器官

类器官是干细胞或体细胞在体外三维培养基中经诱导调控，进行增殖和分化，形成具有与目的器官相似空间结构和功能的细胞复合体。消化类器官是目前研究最多、应用最广泛的类器官，已建立食管、胃、小肠、结肠、肝、胆囊等多种消化系统类器官模型。经过对干细胞培养技术的不断完善，肠道类器官能够在体外模拟小肠的生理功能并分化出上皮细胞、帕内特细胞（潘氏细胞）、杯状细胞和内分泌细胞等终末分化类型细胞。目前，类器官技术主要应用于器官移植、疾病模型构建以及药物筛选等方面，既突破了单层细胞培养不能模拟体内环境的局限，又没有动物实验成本高、周期长的缺点，具有极大的发展潜能。

（六）基于消化道靶点的疾病药物治疗

随着对消化系统的深入研究，消化道神经、免疫、肠道微生物、内分泌等在多种疾病中的作用逐渐被发现，以其为靶点的药物干预方法将会为多种疾病的治疗带来新篇章。例如，消化道动力障碍传统主要依靠拟副交感神经药、促胃动力药、阿片受体拮抗剂等神经靶点药物治疗。随着对其发病机制的深入研究，以肠道免疫、肠道微生物、消化内分泌等为靶点的治疗方法将会不断被发现。目前已发现胃激素 ghrelin 用于术后胃瘫的治疗效果良好。

三、研究展望

传统观点认为，消化道主要发挥运送与消化食物的功能。随着对消化系统研究的深入，胃肠道在平衡机体能量摄取与消耗过程中的重要作用逐渐被重视，被视为调节糖脂代谢的重要器官。消化道控制食物的摄入、消化与吸收，调节胰岛素分泌，并作用于肝、脂肪等外周代谢器官组织调节机体糖脂稳态。因此，以消化道作为干预靶点防治肥胖、2 型糖尿病、非酒精性脂肪肝等慢性代谢性疾病备受关注，是代谢性疾病研究的新方向。

（一）消化道感知营养物质的方式

消化道是营养物质与人体接触的第一个部位，其通过味觉系统和肠内分泌系统感知营养物质。消化内分泌细胞是胃肠道能量感知细胞。根据形态及分布位置，消化道内分泌细胞被分为锥形且顶端有微绒毛伸入肠腔的"开放型"细胞与圆形、无微绒毛的"闭合型"细胞。开放型内分泌细胞通过伸入胃肠腔的微绒毛直接感受腔内食物的刺激，而闭合型内分泌细胞被认为通过神经或体液途径间接地感受局部内环境尤其是能量状态的变化。回肠、结肠中分泌 GLP-1 的 L 细胞属于"开放型"细胞，可以直接感知膳食中的脂质、氨基酸、葡萄糖等营养物质，增加餐后 GLP-1 的分泌。另外，消化道内的 I 细胞、K 细胞、EC 细胞等均可通过感知肠腔内的营养物质，分泌 CCK、GIP、5- 羟色胺（5-HT）等激素来调节机体能量稳态。胃 X/A 样细胞被认为是"闭合型"内分泌细胞，不会直接感受胃内食物的刺激。因此，ghrelin 的分泌可能是受吸收的三大营养物质调控。循环中 ghrelin 浓度在进食前升高，进食后降低，且降低的程度与摄入能量的多少呈正相关。研究发现，胃 X/A 样细胞中存在着以 mTOR 信号通路为中心的能量感受机制，通过感受机体的能量状态、调节 ghrelin 水平，实现胃与肝、脂肪组织的对话，从而调节机体能量代谢稳态。进一步探究消化道能量感知的机制对于机体能量稳态的调控至关重要，针对消化道能量感知细胞的精准治疗将更为高效。

（二）消化道与多种代谢器官对话

传统的"肠 - 脑轴"理论认为，胃肠激素主要作用于中枢尤其是下丘脑发挥调节摄食和能量代谢的作用。近年来的研究表明，多种胃肠激素通过其相应受体，作用于外周代谢器官组织如胰腺、肝、脂肪、骨骼肌，调节能量摄入与消耗的平衡。这些研究将单一的肠 - 脑轴拓展为多层次的肠 - 胰、肠 - 肝、肠 - 脂肪轴，揭示了胃肠内分泌在机体糖脂代谢稳态中的重要作用。因此，针对多种胃肠激素的联合治疗方案将会更为有效而安全。除了胃肠激素外，近年来对肠道菌群的研究还提示肠道菌群是消化道与多种代谢器官对话的重要媒介。基于传统的"肠 - 脑轴"及近年来肠道菌群研究的进展，研究人员提出了"肠-脑轴"的新概念。机体许多代谢物如胆汁酸、胆固醇等存在肠-肝循环，肠道微生物对这些物质的代谢影响其肠-肝循环，并进一步介导了肠-肝互作。因此，探究肠道菌群介导消化道与多种代谢器官对话的具体机制将为靶向肠道菌群调控器官间互作提供指引。

（三）胃旁路术改善代谢的胃肠机制

胃旁路术是目前减重、治疗代谢性疾病的最有效方法，其机制并不单纯是减少食物吸收，更包括手术后胃肠道，尤其是上消化道对食物等营养成分感受的缺失，进而导致胃肠内分泌细胞改变其分泌模式，以及影响胆汁酸的正常循环等。针对上消化道能量感受的研究将为糖脂代谢失衡等慢性代谢性疾病提供新策略。

（四）古老胃肠激素的新功能

Secretin 作为第一个被发现的激素，既往的研究多集中于其对胰液分泌和食物摄入的影响。近期研究发现，进食后 secretin 水平升高，其与棕色脂肪组织（brown adipose tissue，BAT）中的 secretin 受体结合产生脂解作用，从而促进 BAT 产热，通过"消化道-secretin-BAT-脑轴"使中枢产生饱腹感，进而减少摄食。

（五）肠道微生态与代谢

肠道微生物今后的研究方向将聚焦于通过调节肠道微生物改善代谢性疾病的方法，主要包括调控肠道菌群整体组成和调控特定菌源靶点等方式。前者包括饮食干预、粪便菌群移植、益生菌的使用、噬菌体疗法、工程菌疗法等，可以改变肠道菌群的组成，增加有益菌株的丰度。后者包括基因编辑技术和针对特定靶点的药物使用等，可以对特定菌源靶点进行精准调控。需应用新技术来研究和操纵微生物群，以精准干预特定的微生物群。

总之，消化道作为人体复杂精细调节网络的重要部分，通过与多种脏器和细胞的对话，影响机体多种生理功能，如能量代谢、糖脂代谢、免疫、神经认知等。针对胃肠道的研究将会不断完善和更新人类对机体正常生理功能、疾病病理生理过程和病理变化的认知，消化系统研究的发展未来可期。

（梁　莉　姜长涛　张炜真）

第二章　消化系统的组成

导学目标

通过本章内容的学习，学生应能够：

※ 基本目标

1. 描述三大唾液腺的名称、位置、形态特点和腺管开口部位。
2. 分析食管的狭窄部位及临床意义。
3. 概括胃的形态、位置和主要毗邻结构。
4. 总结小肠的分布及分析对比各部之间的形态差异。
5. 描述阑尾的位置、形态结构和根部体表投影，了解其临床意义。
6. 总结肝的形态、位置与体表投影。
7. 概括胆囊的形态、位置和胆囊底的体表投影，分析胆汁的排出路径。
8. 总结胰的形态、位置和主要毗邻结构。

※ 发展目标

1. 根据消化管的组成，综合分析胃镜检查所经过的主要结构。
2. 从胆汁的排泄途径，分析胆结石嵌顿在不同部位时临床表现的差异。

第一节　消化管

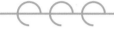 案例 2-1

女性，30岁。初期脐周疼痛，数小时后因右下腹剧烈疼痛来医院急诊。经医生检查诊断为急性阑尾炎，需行急诊阑尾切除术。

问题：

1. 试从解剖学角度分析该患者腹痛发生的部位。
2. 手术时该如何寻找及切除该病变结构？

案例 2-1 解析

消化系统（**alimentary system**）由**消化管**（alimentary canal）和**消化腺**（alimentary gland）两大部分组成（图 2-1）。消化管是指从口腔到肛门的形态各异的管道，依次为口腔、咽、食管、胃、小肠（十二指肠、空肠、回肠）和大肠（盲肠、阑尾、结肠、直肠、肛管）。通常临床上将口腔至十二指肠称上消化道，空肠及其以下的部分称下消化道。消化腺根据其体积大小和位置不同，分为大消化腺和小消化腺两种。大消化腺位于消化管壁外，为单个或成对存在的独立器官，所分泌的消化液经导管流入消化管腔内，如大唾液腺、肝和胰。小消化腺分布于消化管壁内的黏膜层或黏膜下层，如唇腺、舌腺、胃腺和肠腺等。

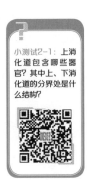

小测试2-1：上消化道包含哪些器官？其中上、下消化道的分界处是什么结构？

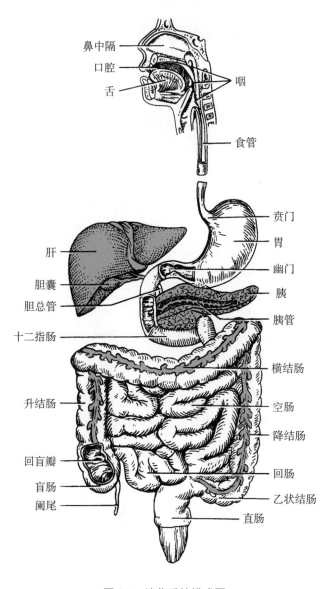

图 2-1　消化系统模式图

一、口腔

　　口腔（oral cavity）是消化管的起始部，向前经口裂通向外界，向后经咽峡与咽相通（图2-1）。舌背的黏膜呈淡红色，表面有许多小突起，统称**舌乳头**（papilla of tongue）（图2-2），一般分为4种。**丝状乳头**（filiform papilla）遍布于舌背的前2/3，呈白色；**菌状乳头**（fungiform papilla）呈红色小点状，散在于丝状乳头之间；**叶状乳头**（foliate papilla）位于舌侧缘的后部，该类乳头在人类不发达；**轮廓乳头**（vallate papilla）的体积最大，排列于界沟前方。轮廓乳头、菌状乳头、叶状乳头含有味觉感受器，而丝状乳头中无味蕾，故无味觉功能。

舌系带根部两侧的一对小圆形隆起，称**舌下阜**（sublingual caruncle），下颌下腺管和舌下腺大管开口于此处。自舌下阜向口底后外侧延续的带状黏膜皱襞称**舌下襞**（sublingual fold），其深面有舌下腺，该腺的小管直接开口于舌下襞表面。

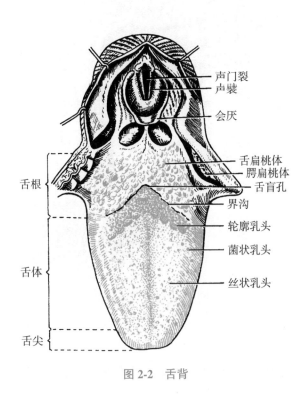

声门裂
声襞
会厌
舌扁桃体
腭扁桃体
舌盲孔
界沟
轮廓乳头
菌状乳头
丝状乳头
舌根
舌体
舌尖

图 2-2　舌背

知识拓展：舌肌

二、咽

咽（pharynx）位于第 1 ~ 6 颈椎体的前方，为上宽下窄、前后略扁的漏斗形肌性管道，长约 12 cm，其内腔称**咽腔**（cavity of pharynx）。咽有前、后壁和侧壁，根据咽前方的毗邻，以腭帆游离缘和会厌上缘平面为界，将咽腔分为鼻咽、口咽、喉咽 3 部分，其中后两部分是消化道和呼吸道的共同通道（图 2-3）。

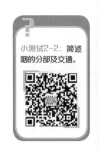

小测试2-2：简述咽的分部及交通。

（一）鼻咽

鼻咽是咽的上部，位于鼻腔后方，上达颅底，下至腭帆游离缘平面续于口咽部，向前经鼻后孔通鼻腔。鼻咽部的两侧壁距下鼻甲后端约 1 cm 处，有呈三角形或镰状的**咽鼓管咽口**（pharyngeal opening of auditory tube），咽腔经此口通过咽鼓管与中耳鼓室相通。

（二）口咽

口咽是咽腔的中部，介于腭帆游离缘与会厌上缘平面之间，上续鼻咽，下通喉咽，向前经咽峡与口腔相通。口咽的侧壁有**腭扁桃体**（palatine tonsil）。腭扁桃体位于扁桃体窝内，是淋巴组织与上皮紧密结合构成的淋巴上皮器官。咽后上方的咽扁桃体、两侧的咽鼓管扁桃体、腭扁桃体和前下方的舌扁桃体，共同构成**咽部淋巴环**，具有防御和保护作用。

Note

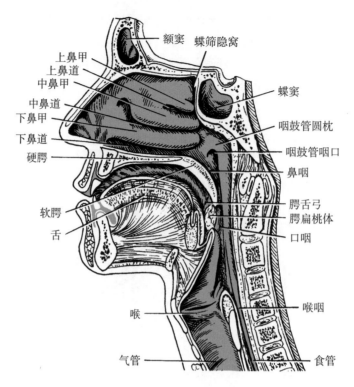

图 2-3　头颈部正中矢状面

（三）喉咽

知识拓展：咽肌

喉咽是咽的最下部，介于会厌上缘平面与第 6 颈椎体下缘平面之间，其向下与食管相续，向前经喉口与喉腔相通。在喉口的两侧与甲状软骨内面之间，各有一深窝称**梨状隐窝**（piriform recess），为异物常易停留处。

三、食管

（一）位置和分部

食管（esophagus）是消化管中最狭窄的部分，为一前后扁平的肌性器官。食管上端在第 6 颈椎体下缘平面与咽相续，下端约在第 11 胸椎体平面与胃的贲门相连接，全长约 25 cm。根据食管的行程可分为颈部、胸部和腹部 3 部分（图 2-4）。

（二）食管的狭窄部位

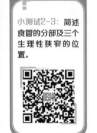

小测试2-3：简述食管的分部及三个生理性狭窄的位置。

食管全长除随脊柱的颈曲、胸曲相应形成前后方向上的弯曲外，在左右方向上亦有轻度弯曲。但无论从形态学上还是临床应用角度，食管最重要的特点是有 3 个生理性狭窄。第一狭窄位于食管的起始处，相当于第 6 颈椎体下缘水平，距中切牙约 15 cm；第二狭窄位于食管与其前方的左主支气管交叉处，相当于第 4、第 5 胸椎体之间水平，距中切牙约 25 cm；第三狭窄为食管通过膈的食管裂孔处，相当于第 10 胸椎体水平，距中切牙约 40 cm。各狭窄处是食管内异物滞留及食管癌的好发部位（图 2-4）。

Note

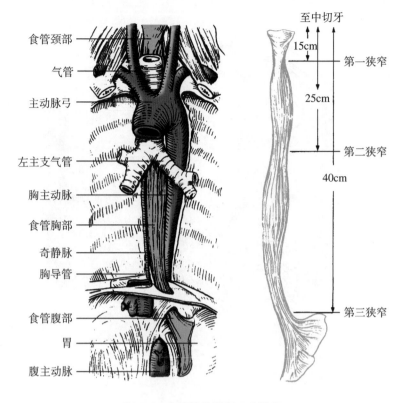

图 2-4　食管的位置及 3 个狭窄

四、胃

胃（stomach）是消化管最膨大的部分，上连食管，下续十二指肠。成年人胃的容量约 1500 ml。胃除有分泌胃液、容纳和消化吸收食物的作用外，还具有内分泌功能。

（一）形态和分部

胃的形态根据其充盈程度、体位、体型、年龄等因素而不同。胃在完全空虚时呈管状，而高度充盈时可呈球囊形。

胃分为前、后两壁，大、小两弯和出、入两口（图 2-5）。胃前壁朝向前上方，后壁朝向后下方。**胃大弯**（greater curvature of stomach）大部分凸向左下方。**胃小弯**（lesser curvature of stomach）凹向右上方，其最低点的明显转折处，称**角切迹**（angular incisure）。胃的入口为与食管连接处，称**贲门**（cardia），在其左侧，食管末端左缘与胃大弯起始处所形成的锐角，称**贲门切迹**（cardiac incisure）。胃的出口称**幽门**（pylorus），接续十二指肠。

胃通常分为贲门部、胃底、胃体和幽门部 4 部分。**贲门部**（cardiac part）指贲门周围的部分，其界域不明显。**胃底**（fundus of stomach）是贲门切迹平面以上，向左上方膨出的部分，临床上亦称**胃穹窿**（fornix of stomach）。胃底内含吞咽时进入的空气约 50 ml，X 线片上可见此处，放射学中称胃泡。**胃体**（body of stomach）为自胃底向下至角切迹处的中间大部分，在胃大弯侧无明显界标。**幽门部**（pyloric part）为胃体下界与幽门之间的部分。幽门部的胃大弯侧有一不甚明显的浅沟——中间沟，将幽门部分为右侧的**幽门管**（pyloric canal）和左侧的**幽门窦**（pyloric antrum）。幽门管呈长管状，长 2～3 cm；幽门窦较为宽大，通常位于胃的最低部。临床所称的"胃窦"为幽门窦或是包括幽门窦在内的幽门部（图 2-5）。胃溃疡和胃癌多发生于胃幽门窦近胃小弯处。

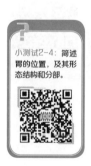

小测试2-4：简述胃的位置，及其形态结构和分部。

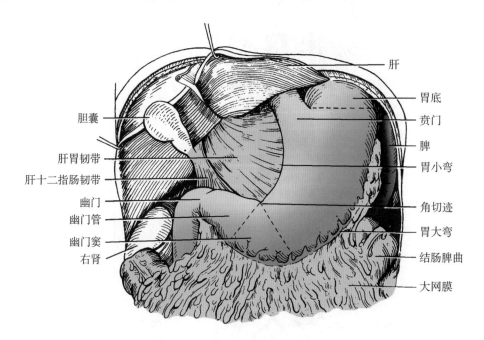

图 2-5 胃的位置、形态、分部及毗邻

（二）位置

胃在中等程度充盈时，大部分位于左季肋区，小部分位于腹上区（图 2-5）。胃的前壁在右侧与肝左叶贴近；在左侧与膈相邻，被左肋弓所掩盖；其中间部分位于剑突下方，直接与腹前壁相贴，为临床上胃的触诊部位。胃的后壁与胰、横结肠、左肾和左肾上腺相邻，这些器官结构临床上统称为"胃床"；胃底与脾和膈邻接。

框 2-1 胃的分型

在活体 X 线钡餐透视下可将胃分为 3 型：①钩形胃，呈"丁"字形，胃体垂直，角切迹呈明显的鱼钩状，此型多见于中等体型的人；②角形胃，呈牛角形，略近横位，位置较高，多位于腹上部，胃大弯常在脐以上，角切迹不明显，常见于矮胖体型的人；③长胃，胃体垂直呈水袋样，内腔呈上窄下宽，胃大弯可到达髂嵴平面以下，多见于体型瘦弱的人，女性多见。

临床联系：胃镜检查的路径及方法

五、小肠

小肠（small intestine）是消化管中最长的部分，成人长 5 ～ 7 m。小肠上起幽门，下接盲肠，可分为十二指肠、空肠和回肠 3 部分。小肠是进行消化和吸收的重要器官，另外还有某些内分泌功能。

（一）十二指肠

十二指肠（duodenum）介于胃与空肠之间，长约 25 cm，管径 4 ～ 5 cm。十二指肠大部分紧贴腹后壁，是小肠中长度最短、管径最大、位置最深且最为固定的部分。十二指肠整体呈"C"

Note

形包绕胰头（图 2-6），可分为上部、降部、水平部和升部 4 部分。

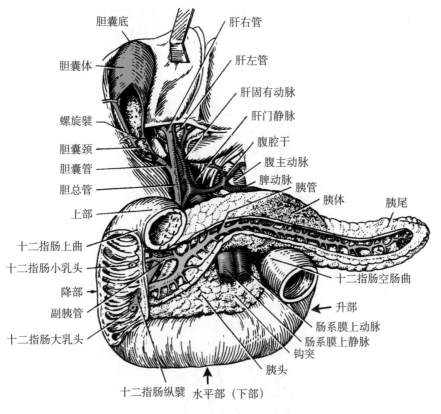

图 2-6　胆道、十二指肠和胰（前面观）

1．**上部**（superior part）　长约 5 cm，起自胃的幽门，水平行向右后方，至胆囊颈的后下方和肝的下方附近，急转向下，移行为降部，其转折处形成的弯曲称**十二指肠上曲**（superior duodenal flexure）。十二指肠上部接近幽门的一段长约 2.5 cm 的肠管，其肠壁薄，管径大，黏膜面光滑，无环状襞，临床称此段为**十二指肠球部**（duodenal bulb），是十二指肠溃疡的好发部位。

2．**降部**（descending part）　长 7 ~ 8 cm，自十二指肠上曲，沿第 1 ~ 3 腰椎体和胰头的右侧垂直下行，在第 3 腰椎体水平弯向左行，移行为水平部，其转折处的弯曲称**十二指肠下曲**（inferior duodenal flexure）。降部的黏膜有许多环状襞，在其后内侧壁上有一纵行皱襞称**十二指肠纵襞**（longitudinal fold of duodenum），其下端的圆形隆起称**十二指肠大乳头**（major duodenal papilla），距中切牙约 75 cm，为胆总管和胰管的共同开口处。在十二指肠大乳头的稍上方 1 ~ 2 cm 处，有时可见**十二指肠小乳头**（minor duodenal papilla），为副胰管的开口处。

3．**水平部**（horizontal part）　又称下部，长约 10 cm，始自十二指肠下曲，向左横过下腔静脉和第 3 腰椎体的前方，移行于升部。

4．**升部**（ascending part）　最短，长 2 ~ 3 cm，自水平部末端始，斜向左上方，达第 2 腰椎体左侧急转向前下，移行为空肠。其转折处的弯曲形成**十二指肠空肠曲**（duodenojejunal flexure）。十二指肠空肠曲的后上壁借十二指肠悬肌固定于右膈脚上，该肌及包绕其下段表面的腹膜皱襞共同构成**十二指肠悬韧带**（suspensory ligament of duodenum），亦称 **Treitz 韧带**，是手术时确定空肠起始部的重要标志。

（二）空肠和回肠

空肠（jejunum）始于十二指肠空肠曲，占小肠全长的近侧 2/5。**回肠**（ileum）在右髂窝接续盲肠，占小肠全长的远侧 3/5。二者均由肠系膜悬系于腹后壁，有较大的活动度。

尽管空肠和回肠的形态结构不尽相同，但变化是逐渐发生的，故二者之间无明显界限。就位置而言，空肠多位于左腰区和脐区；回肠常位于脐区、右髂区和盆腔内。从外观上看，与回肠相比，空肠管径较大，管壁较厚，颜色较红，肠系膜内血管的分布也有区别，空肠的动脉弓级数仅 1 ～ 2 级，直血管较长；而回肠的动脉弓级数可达 4 ～ 5 级，直血管较短（图 2-7）。

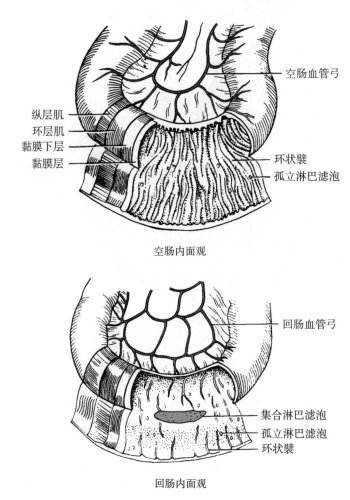

图 2-7　空肠和回肠

此外，在距回肠末端 0.3 ～ 1 m 范围的回肠壁上，约 2% 成人有长 2 ～ 5 cm 的囊状突起，自系膜缘对侧的肠壁向外突出，称 **Meckel 憩室**，此为胚胎时期卵黄囊管未完全消失所致。Meckel 憩室易发炎或合并溃疡穿孔，因其位置靠近阑尾，故症状与阑尾炎相似。

六、大肠

大肠（large intestine）是消化管的下段，围绕在空肠、回肠周围，全长约 1.5 m，根据其位置和特点，可分为盲肠、阑尾、结肠、直肠和肛管（图 2-1）。大肠的主要功能是吸收水分、无机盐和维生素，将食物残渣形成粪便排出体外。

除阑尾、直肠和肛管外，盲肠和结肠具有 3 种特征性结构，即**结肠带**（colic band）、**结肠袋**（haustrum of colon）和**肠脂垂**（epiploic appendices）（图 2-8）。结肠带为肠壁的纵行肌增厚而成，

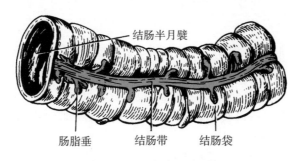

图 2-8 结肠的特征性结构

有 3 条，沿肠的纵轴平行排列，3 条结肠带在盲肠底部汇集于阑尾根部。结肠袋为横向隔开向外膨出的囊袋状突起，是由于结肠带较肠管短，使后者皱缩而成。肠脂垂为沿结肠带两侧分布的众多小突起，由浆膜及其所包含的脂肪组织构成。临床腹部手术时，鉴别结肠与小肠的主要依据是上述的 3 个特征性结构。

（一）盲肠

盲肠（cecum）是大肠的起始部，长 6 ～ 8 cm，其下端为盲端，上续升结肠，左侧与回肠末端相连接。盲肠常位于右髂窝。

回肠末端突向盲肠的开口称**回盲口**（ileocecal orifice）。此处肠壁内的环行肌增厚，并覆以黏膜，形成上、下两片半月形的皱襞称**回盲瓣**（ileocecal valve）。此瓣不但作为盲肠与升结肠及回肠分界的标志，还具有阻止小肠内容物过快地流入大肠和防止盲肠内容物逆流回小肠的重要作用。在回盲口下方约 2 cm 处，有阑尾的开口（图 2-9）。

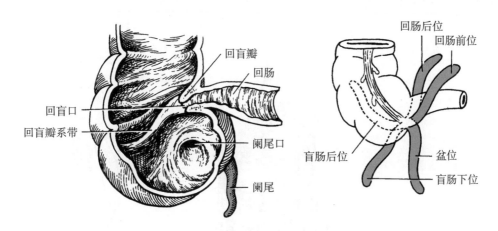

图 2-9 盲肠和阑尾

（二）阑尾

阑尾（vermiform appendix）是自盲肠下端向外延伸的一条细管状器官，形似蚯蚓，又称蚓突。其根部较固定，连于盲肠后内侧壁，尖端为游离的盲端。阑尾系膜呈三角形，较阑尾短，内含阑尾动静脉、淋巴管和神经，致使阑尾缩曲呈袢状或半圆弧形。

通常阑尾与盲肠共同位于右髂窝内，其位置变化因人而异。阑尾本身也有多种位置变化，可在回肠末端的前方或后方，盲肠后方或下方及向内下至骨盆腔入口处等（图 2-9）。若手术中寻找阑尾有困难，可沿结肠带向下追踪，至 3 条结肠带集中处即为阑尾的根部。

阑尾根部的体表投影，通常以脐与右髂前上棘连线的中、外 1/3 交点，即 **McBurney 点**为标志，有时也以左、右髂前上棘连线的右、中 1/3 交点，即 **Lanz 点**表示。

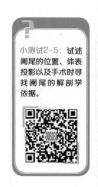

小测试2-5：试述阑尾的位置、体表投影以及手术时寻找阑尾的解剖学依据。

Note

（三）结肠

结肠（colon）为介于盲肠与直肠之间的大肠，整体呈"Π"形，包绕于空肠、回肠周围。按其所处位置和形态，可分为升结肠、横结肠、降结肠和乙状结肠4部分（图2-1）。

1. 升结肠（ascending colon） 长为15～17 cm，在右髂窝内由盲肠延续而成，沿腰方肌和右肾前面上升至肝右叶下方，转折向左前下方移行于横结肠，此处的弯曲称**结肠右曲**（right colic flexure）或**肝曲**（hepatic flexure）。

2. 横结肠（transverse colon） 长约50 cm，起自结肠右曲，先行向左前下方，再稍转向左后上方，形成一略向下垂的弓形弯曲。在左季肋区转折向下续于降结肠，此处的弯曲称**结肠左曲**（left colic flexure）或**脾曲**（splenic flexure）。

3. 降结肠（descending colon） 长约20 cm，自结肠左曲起，沿左肾外侧缘和腰方肌前面下降，到左髂嵴水平续于乙状结肠。

4. 乙状结肠（sigmoid colon） 长约45 cm，自左髂嵴水平起自降结肠，沿左髂窝转入盆腔内，全长呈"乙"字形弯曲，至第3骶椎平面续于直肠。乙状结肠借乙状结肠系膜连于左髂窝和小骨盆后壁，故活动度较大。

（四）直肠

直肠（rectum）位于盆腔后部，全长10～14 cm（图2-10）。直肠在第3骶椎前方续于乙状结肠，沿骶骨、尾骨前面下行，穿盆膈移行于肛管。直肠并不直，在矢状面上有两个弯曲：**骶曲**（sacral flexure）凸向后，与骶骨的弯曲一致，距肛门7～9 cm；**会阴曲**（perineal flexure）绕过尾骨尖凸向前，距肛门3～5 cm。在冠状面上也有3个不甚恒定的侧曲，一般中间的较大，凸向左侧，而上、下两个凸向右侧。

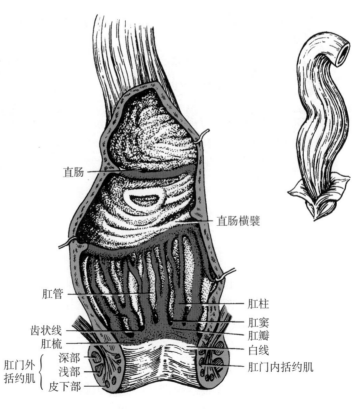

直肠

直肠横襞

肛管

齿状线

肛梳

肛门外括约肌 { 深部 浅部 皮下部 }

肛柱

肛窦

肛瓣

白线

肛门内括约肌

图 2-10　直肠和肛管

（五）肛管

肛管（anal canal）是消化管的末段，长 3 ～ 4 cm，上端在盆膈平面接续直肠，下端止于肛门。肛管被肛门括约肌包绕，平时处于收缩状态，有控制排便的作用。

肛管内面有 6 ～ 10 条纵行的黏膜皱襞称**肛柱**（anal columns），其内有纵行肌和血管。各肛柱下端彼此借半月形黏膜皱襞相连，此襞称**肛瓣**（anal valves）。每个肛瓣与两侧相邻的肛柱下端之间所形成的隐窝称**肛窦**（anal sinuses），窦口开向上，其底部有肛腺的开口，窦深 0.3 ～ 0.5 cm。窦内往往积存粪屑，易于感染而引起肛窦炎。

将各肛柱下端与各肛瓣边缘所连接成的锯齿状环行线称**齿状线**（dentate line）或**肛皮线**（anocutaneous line）（图 2-10）。肛柱的黏膜下层和肛梳的皮下组织内含丰富的静脉丛，有时可因某种病理因素形成静脉曲张，向腔内突出，称为痔，其发生在齿状线以上者称内痔，发生在齿状线以下者称外痔。

齿状线上、下方所覆盖的上皮组织、动脉来源、静脉回流、淋巴引流及神经支配等方面均不尽相同，在临床上有一定的实际意义。

在齿状线下方有宽约 1 cm 的环状光滑区域称**肛梳**（anal pecten）或称**痔环**（hemorrhoidal ring）。肛梳下缘有一不甚明显的环行线称**白线**（white line）或称 **Hilton** 线，其位置相当于肛门内、外括约肌的分界处，肛门指诊时可触知此处为一环行浅沟。**肛门**（anus）是肛管的出口，为一前后纵行的裂孔，前后径 2 ～ 3 cm。肛门周围富有色素，呈暗褐色，并有汗腺和皮脂腺。

肛管周围有肛门内、外括约肌和肛提肌等。**肛门内括约肌**（sphincter ani internus）为平滑肌，由肠壁环行肌增厚而成，有协助排便的作用，但几乎无括约肛门的功能。**肛门外括约肌**（sphincter ani externus）为骨骼肌，围绕在肛门内括约肌的外下方，有较强的控制排便作用。

知识拓展：肛管齿状线上、下部的比较

第二节 消 化 腺

案例 2-2

女性，47 岁。因右上腹阵发性绞痛，伴恶心、呕吐 4 小时入院。患者有胆囊结石史 3 年，常有右上腹不适，上腹饱胀感。4 小时前突感右上腹疼痛，呈剧烈刀割样，阵发性加重，向右肩部放射，自服镇痛药无效，急诊入院。患者呈痛苦状，体温 39.2 ℃，寒战，脉搏 104 次 / 分，右上腹及剑突下有压痛，腹肌紧张，肝区有叩击痛，在右锁骨中线与肋弓交点处可触及胆囊底，有轻压痛。B 超可见胆总管扩张，胆囊内及胆总管下段有结石影。WBC：21×10^9/L，中性粒细胞 0.88。住院后患者出现黄疸。

案例 2-2 解析

问题：

1. 该患者的诊断是什么？为什么疼痛可向右肩部放射？

2. 如需手术治疗，术中如何寻找胆总管和胆囊动脉？应注意勿损伤哪些结构？

一、唾液腺

唾液腺分泌唾液，根据腺体的大小和位置分为大唾液腺和小唾液腺两类。**大唾液腺**（major salivary glands）有下列 3 对（图 2-11）。

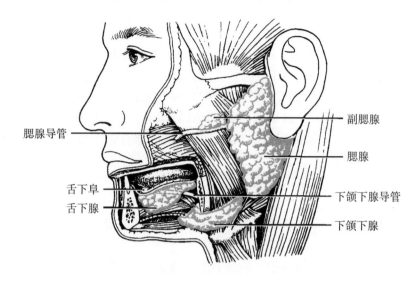

图 2-11 唾液腺

临床联系：腮腺炎

（一）腮腺

腮腺（parotid gland）的体积最大，形状不规则，可分为浅、深两部分。浅部略呈三角形，上达颧弓，下抵下颌角，前至咬肌后 1/3 的浅面，后续腮腺的深部。深部伸入下颌支与胸锁乳突肌之间的下颌后窝内，其顶端可深达咽侧壁。腮腺管自腮腺浅部的前缘发出，在颧弓下 1 横指处向前，横过咬肌浅面，至咬肌前缘处急转向内，穿颊肌，在黏膜下潜行一段，开口于平对上颌第 2 磨牙牙冠的颊黏膜上的腮腺管乳头。

（二）下颌下腺

下颌下腺（submandibular gland）位于下颌体下缘与二腹肌前、后腹所围成的下颌下三角内，其导管自腺体的深部发出，沿口腔底黏膜深面前行，开口于舌下阜。

（三）舌下腺

舌下腺（sublingual gland）呈扁长圆形，较小，位于口腔底舌下襞的深面。其导管有大、小管两种，大管仅有 1 条，与下颌下腺管共同开口于舌下阜；小管约 10 条，直接开口于舌下襞表面。

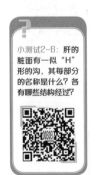

小测试2-6：肝的脏面有一似"H"形的沟，其每部分的名称是什么？各有哪些结构经过？

二、肝

肝（**liver**）是人体最大的消化腺，是机体新陈代谢最活跃的器官，其功能极为重要、复杂。肝不仅参与蛋白质、脂类、糖类和维生素等物质的合成、转化与分解，而且还与激素、药物等物质的转化和解毒以及抗体的产生有关。肝所分泌的消化液是胆汁，可促进脂肪组织的消化和吸收。此外，肝还具有吞噬、防御及胚胎时期造血等重要功能。

（一）外形

肝呈不规则的楔形，分为上、下两面和前、后、左、右四缘。

肝的上面隆凸，与膈相接触，又称**膈面**（diaphragmatic surface），肝膈面的前部有矢状位的**镰状韧带**（falciform ligament），借此将肝分为大而厚的**肝右叶**（right lobe of liver）和小而薄的**肝左叶**（left lobe of liver）（图 2-12）。膈面后部没有腹膜被覆的部分称**肝裸区**（bare area of liver）。

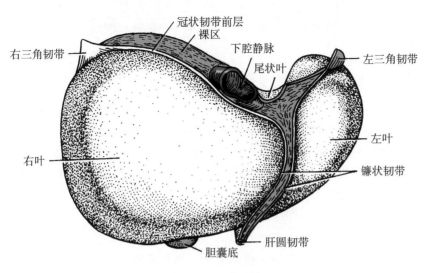

图 2-12 肝的膈面

　　肝的下面朝向下后方，邻接许多腹腔脏器，又称**脏面**（visceral surface）（图 2-13）。脏面中部有呈似"H"形的沟，其中位于中间的横沟称**肝门**（porta hepatis），有肝左、右管，肝固有动脉左、右支，肝门静脉左、右支和肝的神经、淋巴管等经此出入，上述结构被结缔组织包绕，构成**肝蒂**。肝脏面的左侧纵沟较窄而深，沟的前部称**肝圆韧带裂**，有**肝圆韧带**（ligamentum teres hepatis）通过，其由胎儿时期的脐静脉闭锁而成；沟的后部称**静脉韧带裂**，容纳**静脉韧带**（ligamentum venosum），其由胎儿时期的静脉导管闭锁而成。肝脏面右侧纵沟较宽而浅，沟的前部称**胆囊窝**（fossa for gallbladder），容纳胆囊；沟的后部为**腔静脉沟**（sulcus for vena cava），容纳下腔静脉。在腔静脉沟的上端处，肝左、中、右静脉出肝后立即注入下腔静脉，故此处常称为**第二肝门**（the second porta hepatis）。

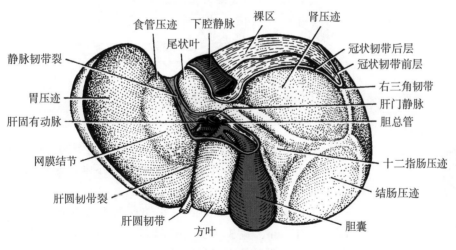

图 2-13 肝的脏面

　　在肝的脏面，借"H"形的沟将肝分为 4 个叶：**左叶**位于左纵沟的左侧；**右叶**位于右纵沟的右侧；**方叶**（quadrate lobe）位于肝门之前，肝圆韧带裂与胆囊窝之间；**尾状叶**（caudate lobe）位于肝门之后，静脉韧带裂与腔静脉沟之间。脏面的肝左叶与膈面的肝左叶一致，脏面的肝右叶、方叶与尾状叶一起，相当于膈面的肝右叶。

　　肝的前缘亦称下缘，是肝的脏面与膈面间的分界，薄而较锐利。在胆囊窝处，肝前缘上可见胆囊切迹，胆囊底常在此处露出；在肝圆韧带通过处，肝前缘上有较明显的肝圆韧带切迹，或称脐切迹。肝的后缘钝圆，朝向脊柱。肝的左缘是肝左叶的左缘，薄而锐利。肝的右缘即肝右叶的右下缘，较钝圆。

（二）位置和毗邻

肝大部分位于右季肋区和腹上区，小部分位于左季肋区。肝的前部大部分被肋所掩盖，仅在腹上区的左、右肋弓之间，小部分显露于剑突之下而直接接触腹前壁。

肝的上界与膈穹窿一致，常用以下 3 点的连线表示：右锁骨中线与第 5 肋的交点；前正中线与剑胸结合的交点；左锁骨中线与第 5 肋间隙的交点。肝的下界即肝下缘，右侧与右肋弓一致；中部超出剑突下约 3 cm；左侧亦被肋弓掩盖。

（三）肝外胆道

胆汁由肝细胞产生，经过一系列管道排泄至十二指肠腔内，一般可将其分为肝内和肝外两部分。肝外胆道系统为出肝门之外的胆道系统，由肝左管、肝右管、肝总管、胆囊管、胆囊和胆总管组成（图 2-14）。

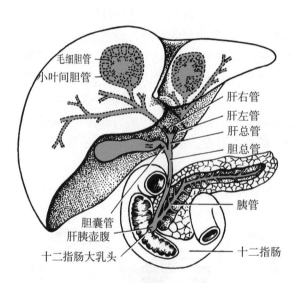

图 2-14 输胆管道模式图

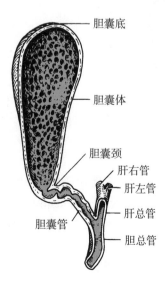

图 2-15 胆囊

1. 肝管和肝总管 左、右半肝内的毛细胆管逐渐汇合成肝左、右管，它们出肝门后汇合成肝总管，其下端以锐角与胆囊管汇合成胆总管。

2. 胆囊（gallbladder） 是储存和浓缩胆汁的器官，呈长梨形，长 8 ～ 12 cm，宽 3 ～ 5 cm，容量 40 ～ 60 ml。胆囊位于肝下面的胆囊窝内，借结缔组织与肝相连。

胆囊可分为胆囊底、体、颈、管 4 部分（图 2-15）。**胆囊底**（fundus of gallbladder）是胆囊略呈膨大的盲端，突向前下方，多在肝前缘的胆囊切迹处露出。胆囊底的体表投影在右锁骨中线与右肋弓相交处，胆囊炎时此处常有压痛。**胆囊体**（body of gallbladder）与底无明显分界，其向后下逐渐变细，延续为胆囊颈。**胆囊颈**（neck of gallbladder）细而弯曲，常以直角急转向左下方，移行于胆囊管。**胆囊管**（cystic duct）稍细于胆囊颈，长 3 ～ 4 cm，直径约 0.3 cm，在肝十二指肠韧带内与肝总管汇合成胆总管。胆囊管、肝总管和肝的脏面所围成的三角形区域称胆囊三角（Calot 三角），该三角内常有胆囊动脉经过（约 61.67%），是胆囊手术中寻找胆囊动脉的标志。

3. 胆总管（common bile duct） 长 4 ~ 8 cm，管径 0.6 ~ 0.8 cm，由肝总管和胆囊管在十二指肠上部的上方汇合而成。胆总管在肝十二指肠韧带内下行于肝固有动脉的右侧、肝门静脉的前方，继经十二指肠上部的后方，降至胰头的后方，最后斜穿十二指肠降部后内侧壁，在此处与胰管汇合，形成略膨大的**肝胰壶腹**（hepatopancreatic ampulla），开口于十二指肠大乳头。在肝胰壶腹周围有**肝胰壶腹括约肌**（sphincter of hepatopancreatic ampulla，或称 **Oddi 括约肌**）包绕。

三、胰

胰（pancreas）是仅次于肝的大消化腺，由外分泌部和内分泌部组成。胰的外分泌部即腺细胞，能分泌胰液，内含多种消化酶，有分解消化蛋白质、脂肪组织和糖类的作用。内分泌部即胰岛，散在于胰实质内，以胰尾居多，主要分泌胰岛素，参与调节糖代谢。

（一）位置和毗邻

胰横位于腹后壁，平对第 1 ~ 2 腰椎体的前方，属腹膜外位器官，其前面大部分被腹膜遮盖。胰的质地柔软而致密，呈灰红色，长 17 ~ 20 cm，宽 3 ~ 5 cm，厚 1.5 ~ 2.5 cm，重 82 ~ 117 g。胰的前面隔网膜囊与胃后壁相邻，后方有胆总管、下腔静脉、肝门静脉和腹主动脉等重要结构。胰的右侧被十二指肠包绕，左端抵达脾门。由于胰的位置较深，其前方又有胃、横结肠和大网膜等结构，故胰病变早期往往不易被发现。

（二）分部

胰可分为胰头、颈、体、尾 4 部分，各部分之间无明显的界限（图 2-6）。

胰头（head of pancreas）为胰右侧的膨大部分，位于第 2 腰椎体的右前方，其上、下方和右侧被十二指肠所包绕。在胰头后面的沟内或胰头与十二指肠降部之间有胆总管经过，故当存在胰头肿瘤时可压迫胆总管，影响胆汁的排出而发生阻塞性黄疸。胰头下部有向左侧突出的**钩突**（uncinate process），肠系膜上动、静脉夹在胰头与钩突之间。

胰颈（neck of pancreas）为胰头与胰体之间的狭窄部分，其后面紧邻肝门静脉，长 2 ~ 2.5 cm，胃幽门位于其前上方。

胰体（body of pancreas）占胰的大部分，位于胰颈与胰尾之间，其横置于第 1 腰椎体的前方，略呈三棱形，胰体的前面隔网膜囊与胃相邻，胃后壁的病变和溃疡穿孔时常可累及胰体或与之粘连。

胰尾（tail of pancreas）较细，行向左上方，其末端抵达脾门。

胰管（pancreatic duct）位于胰实质内，偏向胰的背侧，其走行与胰的长轴一致，即从胰尾经胰体、胰颈走向胰头，沿途收集许多小叶间导管，故使其管径自左向右逐渐增粗。胰管最后在十二指肠降部的壁内与胆总管汇合成肝胰壶腹，开口于十二指肠大乳头。在胰头上部常有一小管，行于胰管上方，称**副胰管**（accessory pancreatic duct），开口于十二指肠小乳头。

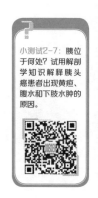

小测试2-7：胰位于何处？试用解剖学知识解释胰头癌患者出现黄疸、腹水和下肢水肿的原因。

小 结

　　消化系统分为消化管和消化腺两部分。消化管包括口腔、咽、食管、胃、小肠、大肠和肛门，临床上将口腔至十二指肠称上消化道，空肠及其以下的部分称下消化道，均为空腔性器官，各个器官根据其不同功能有不同的形态结构，临床胃肠镜检查时需关注消化管互相延续过度的特点，避免操作时损伤。消化腺包括肝、胰、大唾液腺，以及位于管壁内的小腺体，为实质性器官。肝细胞分泌胆汁，通过肝外胆道系统排入小肠，肝外胆结石嵌顿在不同部位时临床表现会有差异；胰腺分泌的胰液通过胰管与胆总管汇合后排入十二指肠；三对大唾液腺直接开口于口腔。

第二章整合思考题
解析

整合思考题

1. 简述大唾液腺的名称、位置及其导管的开口部位。
2. 描述食管狭窄的准确位置并分析其临床意义。
3. 简述胃的形态、分部和位置。
4. 描述胆汁的产生及排泄途径。

（张晓明　张永杰　方　璇）

第三章　消化系统的组织学与发生

导学目标

通过本章内容的学习，学生应能够：

※ **基本目标**

1. 总结各段消化管的共同组织结构特征。
2. 概括各段消化管的形态、位置和主要结构。
3. 概括三大唾液腺的不同组织结构特点。
4. 掌握肝小叶的组织结构。
5. 熟悉胰岛的细胞组成及功能。
6. 描述中肠的演变过程。
7. 概括泄殖腔的分隔和发育。

※ **发展目标**

1. 根据小肠的组织结构，理解小肠是消化吸收的主要部位。
2. 根据胃黏膜的特征，分析其耐受胃酸的机制。
3. 根据肝细胞的电镜结构，理解肝的功能。
4. 从消化系统胚胎发育过程理解相关先天畸形的形成。

第一节　消化管的组织结构

案例 3-1

男性，42岁，平日工作压力大，生活不规律，饮酒，喜食辛辣。2年前出现食欲缺乏，时感胃部饱胀嗳气，恶心欲呕。3个月前出现餐后胃部烧灼样疼痛，持续几分钟到半小时。胃镜检查发现，胃小弯处溃疡，组织学检查幽门螺杆菌阳性。经抑酸、抗幽门螺杆菌等治疗，改善生活习惯，病情缓解。

问题：

1. 请描述胃黏膜正常组织结构特征。
2. 请描述胃黏膜耐酸机制。

案例 3-1 解析

消化系统（digestive system）由消化管和消化腺组成，主要功能是对食物进行物理性和化学性消化，将摄入的大分子物质分解为可吸收的小分子物质如氨基酸、葡萄糖、甘油酯等，供给机体生长发育及新陈代谢，并将食物残渣排出体外。消化管指从口腔到肛门的连续性管道，包括口腔、咽、食管、胃、小肠、大肠和肛门，各段具有与其特定消化吸收功能相适应的特定组织结构，也有一些相似的共同结构特征。

一、消化管壁的一般组织结构

除口腔和咽之外，消化管是典型的中空性器官，其管壁组织结构由内向外依次分为黏膜、黏膜下层、肌层和外膜 4 层（图 3-1）。

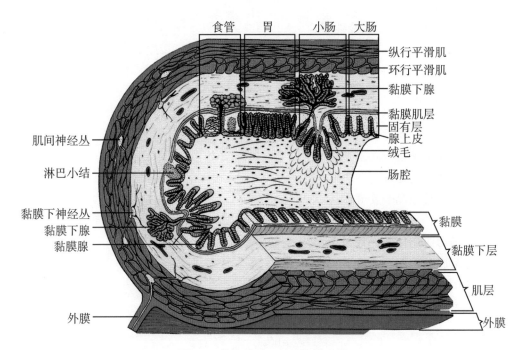

图 3-1　消化管壁一般结构模式图

（一）黏膜

黏膜（mucosa）由内向外，由上皮、固有层和黏膜肌层组成，是各段消化管组织结构差异最大的部分，也是功能最重要的部分。

1. **上皮**（epithelium）　依据不同部位，上皮细胞的类型各异。消化管两端，包括口腔、咽、食管和肛门等为复层扁平上皮，以保护功能为主，其余各段为单层柱状上皮，以消化、吸收功能为主。上皮细胞间隙常有淋巴细胞散在分布，常见于小肠上皮中。

2. **固有层**（lamina propria）　为疏松结缔组织，富含血管及淋巴组织，其中胃、肠固有层内富含上皮向内凹陷生长分化形成的小消化腺和丰富的淋巴组织。

3. **黏膜肌层**（muscularis mucosae）　为薄层平滑肌，其收缩可促进固有层内腺体分泌及血液运行，有利于物质的消化吸收和转运。

（二）黏膜下层

黏膜下层（submucosa）为结缔组织，内含血管（小动脉和小静脉）、淋巴管和黏膜下神经丛。其中，食管和十二指肠的黏膜下层内分别含有食管腺和十二指肠腺。黏膜下神经丛由副交感神经元和无髓神经纤维组成，可调节黏膜肌层的收缩和黏膜腺的分泌。在食管、胃、小肠和大肠，黏膜与黏膜下层共同向管腔面突起形成皱襞（plica）结构，可以扩大黏膜表面积。

（三）肌层

肌层（muscularis）主要为口腔、咽、食管上段和肛管的骨骼肌，其余包括消化管壁的平滑肌。肌层一般可分为内环行肌和外纵行肌两层。食管两端的内环行肌稍厚，分别形成食管上、下括约肌。肌层中存在调节收缩的肌间神经丛。

（四）外膜

消化管的**外膜（adventitia）**分为纤维膜和浆膜。食管和大肠末段为薄层结缔组织构成的纤维膜（fibrosa），与周围组织无明显界限。胃、小肠和大肠的大部分外膜则为浆膜（serosa），由薄层结缔组织及表面覆盖的间皮构成，表面光滑，可减少器官运动产生的摩擦，有利于胃肠活动。

二、口腔与咽

（一）口腔黏膜

口腔黏膜有上皮和固有层两层，没有黏膜肌层。上皮为复层扁平上皮，仅在硬腭部出现角化。口腔底部的上皮较薄，通透性好，这有利于物质的吸收，如硝酸甘油等。固有层中存在一些小唾液腺，帮助润滑口腔。其结缔组织突向上皮形成乳头，内有丰富的毛细血管，所以新鲜状态下黏膜呈红色。乳头及上皮内均有丰富的感觉神经末梢。

（二）舌

舌（tongue）的结构包括表面的黏膜和深部的肌层。肌层是由纵行、横行及垂直走行的骨骼肌纤维束交织构成的肌性器官。黏膜由复层扁平上皮与固有层组成。舌腹面黏膜薄且光滑，其复层扁平上皮未角化；舌根部黏膜内有许多淋巴小结，构成舌扁桃体；舌背部黏膜形成许多乳头状隆起，称舌乳头（lingual papillae）。根据形态和结构的不同，人舌乳头可分为丝状乳头、菌状乳头和轮廓乳头 3 种。

1. 丝状乳头（filiform papillae） 数量最多，遍布于舌背和舌缘。乳头呈圆锥形，中央为富含血管和神经的固有层结缔组织，表面覆有复层扁平上皮。丝状乳头尖端的上皮有轻度角化，新鲜状态下呈现白色小点，是构成舌苔的主要成分，它的变化也是引起舌苔变化的主因（图 3-2、图 3-3）。

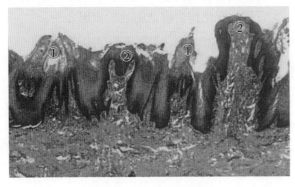

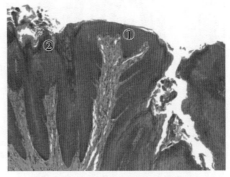

图 3-2　舌乳头光镜图
①丝状乳头；②菌状乳头

图 3-3　舌轮廓乳头光镜图
①轮廓乳头；②丝状乳头

2. 菌状乳头（fungiform papillae）　数量较少，散在丝状乳头之间。乳头呈蘑菇状，上皮不角化，内有味蕾。固有层富含毛细血管，故肉眼观察呈红色小点状（图 3-2）。

3. 轮廓乳头（circumvallate papillae）　有 10 余个，位于舌后部界沟前方，形体较大，陷于黏膜中，故顶部平坦，形似莲蓬。乳头周围的黏膜凹陷形成环沟，乳头表面为未角化的复层扁平上皮，沟两侧的上皮内有较多味蕾。固有层中有浆液性的味腺，导管开口于沟底。味腺分泌的稀薄液体不断冲洗味蕾表面的食物碎渣，以利于味蕾更好地感受物质刺激（图 3-3）。

4. 味蕾（taste bud）　为卵圆形小体，成人约有 3000 个，主要分布于菌状乳头和轮廓乳头的上皮内，少数散在于软腭、会厌及咽等上皮内。味蕾的基部位于上皮的基膜上，顶端小，有一小孔开口于上皮表面，称味孔。味蕾由 3 种细胞构成，长梭形的暗细胞和明细胞，以及味蕾深部锥形的基细胞。暗细胞和明细胞都是味细胞，电镜下游离面都有微绒毛伸入味孔，其基底面与味觉神经末梢形成突触，基底部胞质可含突触小泡样颗粒。基细胞是分化为暗细胞而后成熟为明细胞的一类未分化细胞。作为味觉感受器，味蕾可感受 4 种基本味觉：甜、苦、酸、咸，甜、咸感在舌尖，酸、苦感在舌的两侧及舌根（图 3-4）。

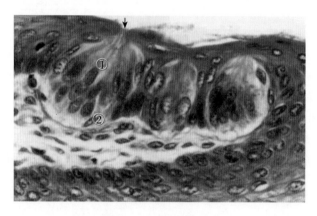

图 3-4　味蕾光镜图
①味细胞；②基细胞；↑味孔

5. 舌质与舌苔　舌有丰富的血管和神经支配，在疾病中变化迅速而明显，能较早地反映疾病的性质、轻重及变化趋势。舌是观察机体尤其是消化器官变化的体征之一，舌诊是中医学四诊中望诊重要内容之一。中医认为舌与脏腑经络等有密切的关系，"辨舌质可知五脏之虚实，验舌苔可为病邪之深浅"，因此常以舌质和舌苔的变化作为辨证施治的依据之一。

（三）牙

牙由牙本质、釉质、牙骨质和牙髓组成。牙露在外面的部分为牙冠，埋在牙槽骨内的部分为牙根，两者交界部为牙颈。牙中央有牙髓腔，和牙髓腔开口于根底部的牙根孔。牙根周围的牙周膜、牙槽骨骨膜及牙龈统称为牙周组织（图 3-5）。

1. 牙本质（dentine）　是牙的主体结构，

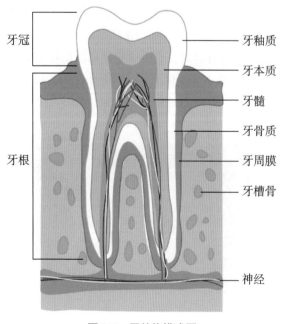

牙冠　　　牙釉质
　　　　　牙本质
　　　　　牙髓
　　　　　牙骨质
　　　　　牙周膜
牙根　　　牙槽骨

　　　　　神经

图 3-5　牙结构模式图

包绕着牙髓腔。牙本质主要由牙本质小管（dentinal tubule）与间质构成。牙本质小管从牙髓腔面向周围呈放射状走行，越向周边越细，且有分支吻合。牙本质的内表面有一层成牙本质细胞（odontoblast），可产生有机成分，其突起伸入牙本质小管，称牙本质纤维。牙本质小管之间为间质，由胶原纤维与钙化的基质构成，其化学成分与骨质相似，但无机成分占80%，比骨质坚硬。牙本质周边有一些钙化不全的部分，在牙磨片中呈现为不规则的球间隙，或者斑点状的颗粒层。

2. 釉质（enamel） 位于牙冠表面，其中无机物约占96%，有机物很少，为人体最坚硬的结构。釉质由釉柱和极少量的间质构成。釉柱呈棱柱状，主要成分为羟基磷灰石结晶。釉柱从与牙本质交界处向牙冠表面呈放射状排列。在牙磨片中，釉柱细长，另可见釉质内有一种以牙尖为中心的弧形线，称芮氏线（line of Retzius）。它是釉质的生长线，釉质在形成过程中通过间歇性钙盐沉积而形成。

3. 牙骨质（cementum） 包在牙根部的牙本质外面，其组成及结构与骨组织相似。近牙颈部的牙骨质较薄，内无骨细胞。

4. 牙髓（dental pulp） 为疏松结缔组织，内含自牙根孔进入的血管、淋巴管和神经纤维，对牙本质和釉质具有营养作用。牙髓与牙本质间有一层排列整齐的成牙本质细胞。感觉神经末梢包绕成牙本质细胞，并有极少量进入牙本质小管。牙髓神经接受感觉有两个特点：不能区别刺激的性质，对任何刺激均以痛觉反应出现；缺乏定位感觉，不易确定刺激发生的部位。

5. 牙周膜（peridental membrane） 是位于牙根与牙槽骨间的致密结缔组织，内含较粗的胶原纤维束，其一端埋入牙骨质，另一端伸入牙槽骨，将两者牢固连接。老年人常因牙周膜萎缩而引起牙松动或脱落。

6. 牙龈（gingiva） 是由复层扁平上皮及固有层组成的黏膜，包绕着牙颈。老年人的牙龈常萎缩，牙颈外露。

（四）咽

咽是消化管和呼吸道的交叉部位，分为口咽、鼻咽和喉咽三部分。

1. 黏膜 由上皮、固有层和黏膜肌层三部分组成。口咽表面覆以未角化的复层扁平上皮，鼻咽和喉咽主要为假复层纤毛柱状上皮。固有层的结缔组织内有丰富的淋巴组织及黏液性腺或混合性腺，深部有一层弹性纤维。黏膜肌层为薄层平滑肌，多为内环行、外纵行两层，它的收缩可改变黏膜的形态，产生黏膜的局部运动，有利于物质吸收、血液运行和腺体分泌。

2. 肌层 除消化管两端为骨骼肌外，其余均为平滑肌。按照肌纤维的走向不同，肌层分为内环行、外纵行两层，内层舒缩管腔，外层控制长短。

3. 外膜 为富有血管及神经纤维的结缔组织（纤维膜）。

三、食管

食管连接口咽和胃，管壁厚，肌层发达，黏膜与部分黏膜下层突向管腔，形成纵行皱襞，食物通过时皱襞可消失（图3-6、图3-7）。

1. 黏膜 上皮为未角化复层扁平上皮，与胃贲门连接处骤然变为单层柱状上皮，该处是食管肿瘤的好发部位之一。食管两端的固有层内可见少量黏液腺。黏膜肌层主要由纵行的平滑肌束和其间的弹性纤维组成。

2. 黏膜下层 含有黏液性的食管腺，其导管穿过黏膜层，开口于食管腔。

3. 肌层 分内环行和外纵行两层。上段为骨骼肌，中段骨骼肌和平滑肌混杂存在，下段为平滑肌。食管上、下两端的环行肌增厚，形成食管上、下括约肌，具有防止气体进入食管和阻止

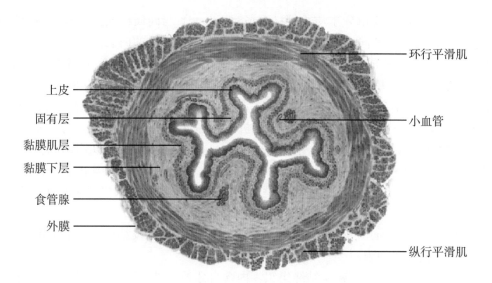

图 3-6 食管横切面光镜结构模式图

图中标注：环行平滑肌、上皮、固有层、黏膜肌层、黏膜下层、食管腺、外膜、小血管、纵行平滑肌

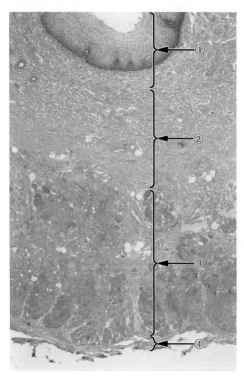

图 3-7 食管（HE 染色）
①黏膜；②黏膜下层；③肌层；④外膜

食物反流的功能。

4. 外膜 为纤维膜。

四、胃

胃呈囊袋状，是消化管最膨大的部分。空虚时腔面可见许多纵行皱襞，进食后皱襞消失。胃的主要功能是暂时贮存和初步消化食物，并可吸收部分水、无机盐和醇类等。胃黏膜中还有多种内分泌细胞，分泌激素参与调节机体功能。

（一）黏膜

胃黏膜表面有纵横交错的浅沟，将黏膜分成许多直径为 2 ~ 6 mm 的胃小区（gastric area）。黏膜表面上皮下陷，形成大约 350 万个不规则的小孔，称为胃小凹（gastric pit）（图 3-8、图 3-9），其底部有胃腺开口，每个胃小凹底部与 3 ~ 5 条腺体通连。

1. 上皮 主要由表面**黏液细胞**（**surface mucous cell**）构成，含少量内分泌细胞。表面黏液细胞呈单层柱状，细胞核椭圆形，位于细胞基底部；顶部细胞质内充满黏原颗粒，在 HE 染色切片中，黏原颗粒着色浅淡，呈空泡状（图 3-10）。表面黏液细胞的分泌物在胃黏膜表面形成不易被胃液溶解的黏液层，可以润滑胃黏膜，使其免受食物中坚硬物质的机械损伤，黏液中的 HCO_3^- 等对胃黏膜有重要的保护作用（详见后文）。表面黏液细胞由胃小凹底部的干细胞增殖更新，周期为 3 ~ 5 天。

2. 固有层 含有大量胃腺。根据部位不同可分为胃底腺、贲门腺和幽门腺。

（1）胃底腺（fundic gland）：分布于胃底和胃体，为单管状或分支管状腺。胃底腺由主细胞、壁细胞、颈黏液细胞、干细胞和内分泌细胞组成。胃底腺可分为颈部、体部和底部 3 部分。

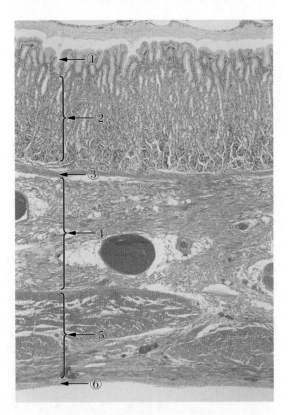

图 3-8　胃底光镜像（HE 染色）
①胃小凹；②胃底腺；③黏膜肌层；④黏膜下层；⑤肌层；⑥浆膜

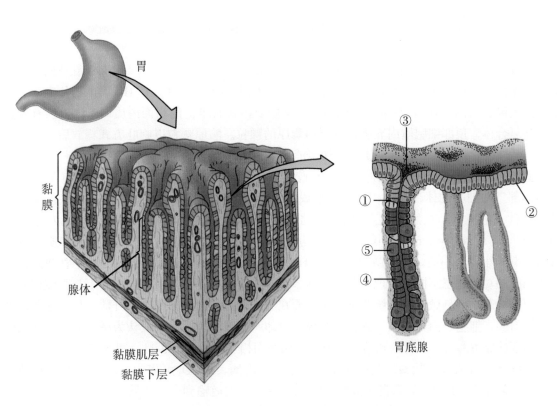

图 3-9　胃上皮和胃底腺立体模式图
①胃小凹；②表面黏液细胞；③胃小凹；④主细胞；⑤壁细胞

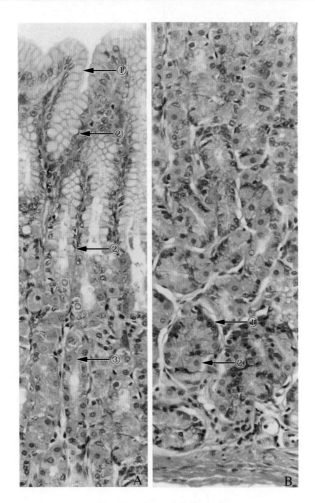

图 3-10　胃上皮和胃底腺
A：①表面黏液细胞；②颈黏液细胞；③壁细胞。B：①主细胞；②壁细胞

主细胞（chief cell）亦称为胃酶细胞（zymogenic cell），数量多，主要分布于腺体的体部和底部。细胞体积较小，呈锥形或柱状，细胞核圆形，位于细胞基底部。在 HE 染色切片上，主细胞胞质呈嗜碱性（图 3-10）。在电子显微镜下，细胞质内含有丰富的粗面内质网，核上区有发达的高尔基复合体，顶部细胞质内充满含胃蛋白酶原的颗粒。酶原颗粒以胞吐方式释放后，被盐酸激活为有活性的胃蛋白酶，对蛋白质进行初步消化。

壁细胞（parietal cell）亦称为泌酸细胞（oxyntic cell）或盐酸细胞，主要分布在腺体的颈部和体部。壁细胞的体积较大，多呈圆形或锥体形；细胞核圆形，居中，可见双核；细胞质呈强嗜酸性。电镜下，壁细胞游离面的细胞膜内陷形成迂曲分支的小管，称为细胞内分泌小管（intracellular secretory canaliculus）。细胞内分泌小管的腔面有微绒毛，其周围的细胞质内分布有表面光滑的小管与小泡，称为微管泡系统（tubulovesicular system）。细胞内分泌小管和微管泡系统随细胞的功能状态不同而表现出明显差异。在静止期，大部分的内分泌小管不与腺腔相通，微绒毛短而稀疏，但是微管泡系统非常发达。而在分泌期，细胞内分泌小管开放，长而迂曲，微绒毛增长增多，细胞表面积增大，微管泡系统数量却明显减少。所以一般认为微管泡系统是细胞内分泌小管的储备形式，二者的膜结构可通过膜循环而相互转换（图 3-11、图 3-12）。

壁细胞能合成分泌盐酸。其胞质中含大量碳酸酐酶，H_2CO_3 解离为 H^+ 和 HCO_3^-，H^+ 被主动运输至分泌小管，HCO_3^- 与来自血液的 Cl^- 交换，Cl^- 也被运输到分泌小管，与 H^+ 结合形成盐酸。盐酸有杀菌作用，还能激活胃蛋白酶原转化为胃蛋白酶。人的壁细胞还可分泌内因子（intrinsic factor），这是一种糖蛋白，可与食物中的维生素 B_{12} 形成复合物，防止维生素 B_{12} 在小肠内被酶分

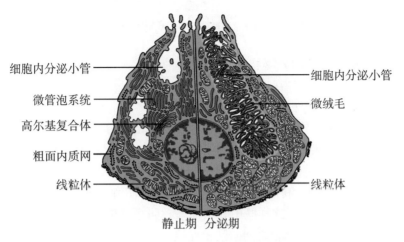

图 3-11　壁细胞超微结构模式图

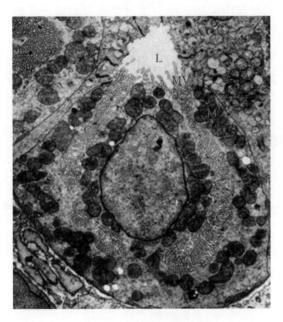

图 3-12　壁细胞电镜图

L：胃底腺腔；M：线粒体；MV：微绒毛；C：细胞内分泌小管

解，有利于维生素 B_{12} 的吸收，以供给红细胞生成所需。如果人体缺乏内因子，将引起维生素 B_{12} 吸收障碍，最终导致恶性贫血。

颈黏液细胞（mucous neck cell）数量少，位于胃底腺颈部，常呈楔形夹在其他细胞之间。细胞核扁平，位于细胞基底部，细胞核上方含有丰富的黏原颗粒，HE 染色浅淡。该细胞分泌可溶性的酸性黏液，参与形成胃黏膜表面的黏液层。

干细胞（stem cell）数量少，主要分布于胃底腺颈部至底部，在 HE 染色标本上不易辨认，可用放射自显影等方法显示。干细胞具有多向分化潜能，可分化为表面黏液细胞或其他胃底腺细胞。

内分泌细胞（endocrine cell）种类较多，散在分布于胃黏膜上皮及腺体内。HE 染色切片不易辨认，可用银染或免疫组织化学方法显示。

（2）**贲门腺**（cardiac gland）：分布于近贲门 1～3 cm 的区域，为分支管状的黏液腺，含有少量壁细胞。

（3）幽门腺（pyloric gland）：分布于胃幽门 4 ～ 5 cm 的区域，为分支较多而弯曲的管状黏液腺，含有较多的内分泌细胞。

胃底腺、贲门腺和幽门腺的分泌物共同组成胃液，成人每日分泌 1.5 ～ 2.5 L，胃液 pH 为 0.9 ～ 1.5，呈强酸性，除了含有胃蛋白酶、内因子、黏蛋白外，还有大量盐酸、KCl、NaCl 等成分。

3. 黏膜肌层　由内环行和外纵行两薄层平滑肌组成。

胃黏膜的自我保护机制：胃液内含有腐蚀性极强的盐酸和分解蛋白质的胃蛋白酶，但正常情况下却不会侵蚀和破坏胃黏膜，主要是由于胃黏膜表面存在着胃黏液 - 碳酸氢盐屏障。在胃黏膜上皮表面覆盖着一层厚 0.25 ～ 0.5 mm 的不溶性凝胶状黏液，其中含有大量 HCO_3^-。凝胶黏液层可阻断胃蛋白酶与上皮的接触，高浓度的 HCO_3^- 与渗入的 H^+ 结合形成 H_2CO_3，再分解为 H_2O 和 CO_2，使近上皮侧的 pH 约为 7.0，这样既中和了盐酸，防止高浓度盐酸对上皮的侵蚀，又抑制了胃蛋白酶的活性。此外，胃上皮细胞之间的紧密连接、充足的胃黏膜血流及胃上皮细胞的快速更新，也是构成胃黏膜自我保护的因素。黏液 - 碳酸氢盐屏障的破坏（如幽门螺杆菌感染、乙醇、阿司匹林及一些有害物质的破坏引发的胃酸分泌过多或者黏液产生减少），可导致胃液中盐酸和胃蛋白酶对黏膜的自身腐蚀和消化，形成胃溃疡。

幽门 - 十二指肠连接
处（HE 染色）

胃幽门与十二指肠连接处上皮细胞从表面黏液细胞骤然转变为吸收细胞和杯状细胞等，固有层的幽门腺转为小肠腺，十二指肠的黏膜下层还有特征性的十二指肠腺，此为病变好发部位。

（二）黏膜下层

黏膜下层由疏松结缔组织构成，含有较大的血管、淋巴管和神经，可见淋巴细胞、肥大细胞和成群的脂肪细胞。

（三）肌层

由内斜行、中环行和外纵行 3 层平滑肌组成，较厚。环行肌在贲门和幽门部增厚，分别形成贲门括约肌和幽门括约肌。

（四）外膜

外膜为浆膜。

五、小肠

小肠是消化管中最长的一段，分为十二指肠、空肠和回肠。小肠腔面有环行皱襞，黏膜表面有肠绒毛，黏膜上皮中吸收细胞的游离面有发达的微绒毛。环行皱襞、肠绒毛及微绒毛可使小肠腔表面积扩大约 600 倍。小肠腔内有胆汁、胰液和小肠液，含各种消化酶。小肠是消化系统消化、吸收的主要部位。

（一）黏膜

小肠腔面有许多**环行皱襞（circular folds）**，由黏膜和部分黏膜下层共同突向肠腔形成，使肠腔表面积扩大约 3 倍。皱襞从距幽门约 5 cm 处开始出现，在十二指肠末段和空肠头段最发达，往下逐渐减少、变低，至回肠中段以下消失。黏膜的上皮和固有层共同突向肠腔形成肠绒毛（intestinal villus）。肠绒毛长 0.5 ～ 1.5 mm，在十二指肠和空肠最发达，呈宽大的叶状和指状，至回肠逐渐变短。肠绒毛进一步扩大肠腔表面积约 10 倍（图 3-13）。

1. 上皮　为单层柱状，主要由吸收细胞、杯状细胞和少量内分泌细胞等组成。

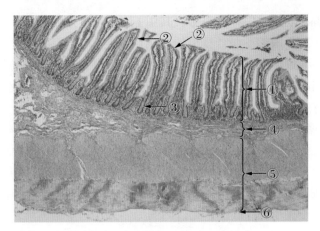

图 3-13　小肠壁纵切面（HE 染色）
①黏膜；②小肠绒毛；③小肠腺；④黏膜下层；⑤肌层；⑥浆膜

吸收细胞（absorptive cell）数量最多，呈高柱状，细胞核椭圆形，位于细胞基底部。光镜下，HE 染色切片中，吸收细胞游离面可见明显的嗜酸性较强的纹状缘（图 3-14），其在电镜下为密集而排列规则的微绒毛。每个吸收细胞游离面有 2000 ~ 3000 根微绒毛，使细胞游离面面积扩大约 20 倍。

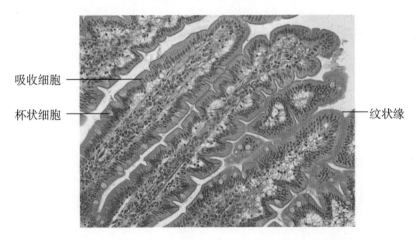

吸收细胞
杯状细胞
纹状缘

图 3-14　肠绒毛光镜像（HE 染色）

吸收细胞分泌产生糖蛋白，在微绒毛表面形成一层细胞衣，厚 0.1 ~ 0.5 μm，内含消化糖类和蛋白质的双糖酶和肽酶，同时还吸附有胰蛋白酶和胰淀粉酶等，故细胞衣是消化、吸收的重要部位。微绒毛内有纵行的微丝束，向下汇入细胞顶部的终末网。吸收细胞的细胞质内含有丰富的线粒体和滑面内质网，滑面内质网膜含有多种酶类，可以合成三酰甘油，三酰甘油随后与胆固醇、磷脂和载脂蛋白结合，经过高尔基复合体加工，形成乳糜微粒，最后实现脂肪的吸收和转运（图 3-15）。相邻细胞顶部之间有紧密连接、中间连接等结构，可阻止肠腔内物质经细胞间隙进入深部组织，保证选择性吸收的进行。吸收细胞还参与分泌性免疫球蛋白 A 的释放过程，十二指肠和空肠上段的吸收细胞还能分泌肠激酶，激活胰腺分泌的胰蛋白酶原，使之转化为具有活性的胰蛋白酶。

杯状细胞（goblet cell）散在分布于吸收细胞之间，分泌黏液，主要起润滑和保护作用。从十二指肠至回肠，杯状细胞的数量逐渐增多。

内分泌细胞（endocrine cell）种类很多，其中 I 细胞产生缩胆囊素 - 促胰酶素，兼有促进胰腺腺泡分泌胰酶和促进胆囊收缩、胆汁排出的作用；S 细胞产生促胰液素，可刺激胰导管上皮细胞分泌水和碳酸氢盐，导致胰液分泌量剧增。这两种细胞分布在十二指肠和空肠，当酸性食糜从胃排入肠时，刺激它们的分泌活动，其最终效果是促进碱性的胆汁和胰液中和胃酸，并为胰酶的消化作用提供碱性环境。

2．固有层　由致密结缔组织组成，含丰富的淋巴细胞、浆细胞、巨噬细胞、嗜酸性粒细胞、肥大细胞和大量的小肠腺（small intestinal gland）。

小肠腺为单管状腺，由上皮向固有层下陷形成，直接开口于肠腔。构成小肠腺的细胞除上皮细胞外，还有帕内特细胞（Paneth cell，又称潘氏细胞）和干细胞。帕内特细胞是小肠腺的特征性细胞，常三五成群分布在小肠腺底部，尤以回肠为多。细胞呈锥体形，细胞核上方的细胞质内充满粗大的嗜酸性分泌颗粒（图 3-16），内含肠防御素、溶菌酶等与防御功能相关的蛋白，参与黏膜免疫功能，在调节肠道菌群平衡中发挥重要作用。**干细胞**位于小肠腺下半部，散在于其他细胞间。干细胞可增殖分化为小肠上皮的各种细胞。肠绒毛上皮的更新周期通常为 3～6 天。

固有层淋巴组织丰富，在十二指肠和空肠多为弥散淋巴组织或孤立淋巴小结，在回肠则为众多淋巴小结聚集而成的集合淋巴小结，又称为派尔斑（Peyer's patches），可穿越黏膜肌层，到达黏膜下层。肠绒毛是小肠的特征性结构，其表面为上皮，中轴为固有层结缔组织，内有 1～2 条纵行毛细淋巴管，称为中央乳糜管（central lacteal），腔大，内皮细胞间隙宽，无基膜，利于吸收细胞释放出的乳糜微粒进入管腔（图 3-15）。中央乳糜管的周围有丰富的有孔毛细血管网，肠上皮吸收的氨基酸、葡萄糖等水溶性物质经此入血。肠绒毛内还有少量纵行平滑肌纤维，其收缩有利于物质吸收和血液运行。

3．黏膜肌层　由内环行和外纵行两薄层平滑肌组成。

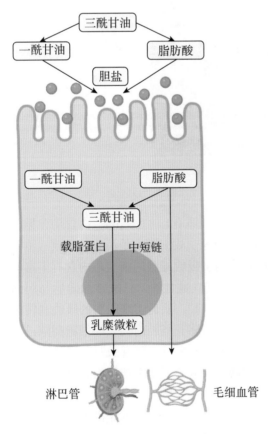

图 3-15　脂肪的消化和吸收过程

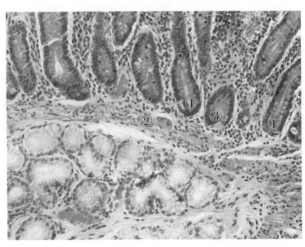

图 3-16　人小肠光镜像（HE 染色）
①帕内特细胞；②黏膜下神经丛；③小肠腺

（二）黏膜下层

小肠黏膜下层结缔组织中有较大的血管和淋巴管。十二指肠黏膜下层含有复管泡状的十二指肠腺（duodenal gland），又称为布伦纳腺（Brunner's gland），开口于小肠腺底部，分泌碱性黏液（pH 8.2 ~ 9.3），可保护十二指肠黏膜免受酸性胃液的侵蚀。十二指肠腺还可分泌表皮生长因子，促进小肠上皮细胞增殖。小肠上皮和腺体的分泌物统称为小肠液，成人每日分泌 1 ~ 3 L，pH 约为 7.6，除含上述分泌物外，还有大量水、NaCl、KCl 等。

（三）肌层

由内环行和外纵行两层平滑肌组成。

（四）外膜

除十二指肠后壁为纤维膜外，小肠其余部分均为浆膜。

L3-5a
知识拓展：帕内特细胞

六、大肠

大肠的盲肠和结肠组织学结构基本相同（图 3-17）。大肠由盲肠、阑尾、结肠、直肠和肛管组成，具有吸收水分与电解质、形成粪便的功能。

（一）盲肠与结肠

1. 黏膜　表面光滑，无肠绒毛。上皮为单层柱状，由柱状细胞和大量杯状细胞组成。固有层内含有大量单管状的大肠腺，由柱状细胞、杯状细胞、少量干细胞和内分泌细胞组成。固有层内可见孤立淋巴小结。黏膜肌由内环行和外纵行两层薄层平滑肌组成。

2. 黏膜下层　结缔组织内含有小动脉、小静脉和淋巴管，可见成群分布的脂肪细胞。

3. 肌层　由内环行和外纵行两层平滑肌组成。内环行肌节段性增厚形成结肠袋，外纵行肌局部增厚形成 3 条结肠带，结肠带之间纵行肌减少甚至缺失。

4. 外膜　除升结肠与降结肠后壁和直肠下段大部分为纤维膜外，其余各部为浆膜。外膜结缔组织内可见大量脂肪细胞积聚，形成肠脂垂。

（二）阑尾

阑尾管腔小、不规则，肠腺短而少。其特点是固有层内含有非常丰富的淋巴组织，形成许多淋巴小结，并突入到黏膜下层，使黏膜肌层不完整，黏膜和黏膜下层结构不明显（图 3-18）。

（三）直肠和肛管

直肠作为大肠的末端其结构与结肠相似。直肠内外有括约肌围绕。在齿状线以上的肛管黏膜结构和直肠相似，仅在肛管上段出现了纵行皱襞（肛柱）。在齿状线处，单层柱状上皮骤变为未角化的复层扁平上皮，肠腺与黏膜肌消失。痔环以下则为角化的复层扁平上皮，含有较多色素。黏膜下层的结缔组织中含有丰富的静脉丛，若静脉淤血扩张则形成痔。肌层为内环行、外纵行两层平滑肌，环行肌在肛管处增厚形成肛门内括约肌。近肛门处，纵行肌周围有骨盆底部骨骼肌形成的肛门外括约肌。

L3-6a
直肠解剖结构模式图

L3-7a
知识拓展：小肠和结
肠组织结构比较

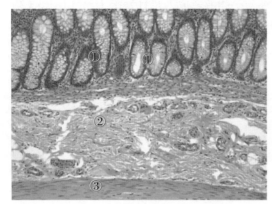

图 3-17　结肠光镜像（HE 染色）
①大肠腺；②黏膜肌；③黏膜下层

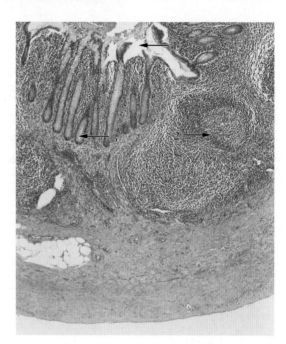

图 3-18　阑尾光镜像（HE 染色）
①阑尾腔；②淋巴小结；③肠腺

七、肠相关淋巴组织

　　消化管与外环境相通，各种细菌、病毒、寄生虫卵等病原体不可避免地随饮食进入。其中大部分被胃酸、消化酶以及帕内特细胞分泌的防御素和溶菌酶等破坏，其余有的以原形排出体外，有的则受到消化管淋巴组织的免疫性抵御。消化管淋巴组织又称为肠相关淋巴组织，包括黏膜淋巴小结，固有层中弥散分布的淋巴细胞、浆细胞、巨噬细胞，上皮内的淋巴细胞等成分以及肠系膜淋巴结。肠相关淋巴组织可以接受消化管内的抗原刺激，并通过向消化管内分泌免疫球蛋白进行免疫应答，它们与肠黏膜共同构成机体的一道重要防线。

　　在肠集合淋巴小结处，局部黏膜向肠腔呈圆顶状隆起，无小肠绒毛和肠腺。此处上皮内有散在的微皱褶细胞（microfold cell），又称为 M 细胞。M 细胞游离面有一些微皱褶与短小的微绒毛，基底面的质膜内陷形成一穹隆状凹腔，凹腔内含有一至多个淋巴细胞。M 细胞下方的基膜多不完整，有利于淋巴细胞通过。电镜下，M 细胞的细胞质很少，有较多线粒体和丰富的囊泡，后者是细胞转运抗原物质的一种形式。M 细胞可将摄取的抗原物质传递给凹腔内的 B 细胞，后者进入黏膜淋巴小结和肠系膜淋巴结内分化增殖，经淋巴细胞再循环途径大部分返回肠黏膜，并转变为浆细胞。浆细胞合成和分泌免疫球蛋白 A（IgA），与吸收细胞产生的分泌片结合，形成分泌性 IgA（sIgA）。sIgA 再被吸收细胞内吞进入细胞质，继而释入肠腔。sIgA 能特异性地与肠腔内抗原结合，中和病毒，抑制细菌增殖，减少抗原物质与上皮细胞的黏着与入侵，保护肠黏膜。此外，部分增殖的淋巴细胞还可通过血液循环流至其他器官组织（如呼吸道黏膜、女性生殖道黏膜和乳腺等），发挥相似的免疫作用，使消化管免疫成为全身免疫的一部分。

八、肠胃的内分泌细胞

　　在胃、肠的上皮及腺体中散布着 40 余种内分泌细胞，尤以胃幽门部和十二肠上段为多。由于胃肠道黏膜面积巨大，这些细胞的总量估计为 3×10^9，超过所有内分泌腺腺细胞的总和。因此，在某种意义上，胃肠是体内最大、最复杂的内分泌器官。所分泌的激素主要协调胃肠道自身的消化吸收功能，也参与调节其他器官的生理活动。

胃肠的内分泌细胞大多单个夹于其他上皮细胞之间，呈不规则的锥形；基底部附于基膜，并有基底侧突与邻近细胞相接触；底部胞质有大量分泌颗粒，分泌颗粒的大小、形状与电子密度依细胞种类而异。绝大多数的细胞具有面向管腔的游离面，称为开放型，游离面上有微绒毛，对管腔内食物和 pH 等化学信息具有较强感受性，从而引起内分泌活动的变化。少数细胞（主要是 D 细胞）被相邻细胞覆盖而未露出腔面，称为封闭型，主要受胃肠运动的机械刺激或其他激素的调节而改变其内分泌状态。分泌颗粒含肽和胺类激素，多在基底面细胞释放出来，经过血液循环运送作用于靶细胞；少数激素直接作用于邻近细胞，以旁分泌方式调节靶细胞的生理功能。在 HE 染色切片上，内分泌细胞多较圆，核圆、居中，胞质染色浅淡；目前主要用免疫组织化学法显示这些细胞。

框 3-1 Lgr5⁺ 细胞与胃肠道疾病

民以食为天，我们的生活中充满着美食气息，不管是五谷杂粮，还是山珍海味都要靠我们身体中的肠道进行营养吸收，给我们提供源源不断的能量。哺乳动物的肠道被单层上皮细胞覆盖，每 4～5 天更新一次。这种高细胞转化率使其成为研究细胞增殖和分化的一个非常有吸引力和全面的器官系统。肠道由增殖的隐窝（包含肠道干细胞）和绒毛（包含分化的特化细胞类型）组成。目前，富含亮氨酸重复序列的 G 蛋白偶联受体 5（Lgr5）作为肠道干细胞的标志物，实现了干细胞的可视化。

荷兰癌症研究所和奥地利科学技术研究所等多个单位组成的国际科研团队基于活体显微镜技术首次揭示了一种独特的干细胞调控模式：小肠干细胞利用从隐窝边缘向隐窝基部的逆向迁移来维持大量的具有功能性的干细胞。

Lgr5 的诱导可以增加细胞增殖和化疗耐药，并且 Lgr5 可以通过激活 Wnt/β-catenin 信号通路促进乳腺癌细胞的迁移、肿瘤形成和上皮 - 间质转化。清华大学常智杰实验室利用高通量测序分析证明肿瘤基因 *CREPT* 能够通过 Wnt/β-catenin 信号通路来调控 Lgr5⁺ 干细胞增殖和分化，从而促进肠上皮再生修复。

Hans Clevers 和 Toshiro Sato 在 2009 年建立了类器官的 3D 培养方法。这种三维培养技术使成年哺乳动物干细胞显示出其显著的自组装特性，所产生的肠上皮细胞有极性地有序排列，具有类似隐窝、绒毛样的结构域，包含肠上皮中的主要细胞类型，并保留了营养吸收和屏障功能等功能性特征。在该系统中，肠道隐窝甚至单个 Lgr5⁺ 干细胞可以在基质胶上用包括 R-Spondin1、Noggin 和 EGF 等微环境因子的培养基形成肠道器官，并能进行长期培养。

<h1 style="text-align:center">第二节　消化腺的组织结构</h1>

一、唾液腺

唾液腺（salivary gland）是经导管开口于口腔的外分泌腺的总称，因其分泌物排入口腔内混合成唾液而得名。小唾液腺位于口腔黏膜的固有层、黏膜下层或肌层内，如颊腺、腭腺等。大唾液腺主要包括腮腺、下颌下腺和舌下腺 3 对，为复管泡状腺。

（一）唾液腺的一般结构

大唾液腺由反复分支的导管和末端的腺泡构成腺的实质。腺体表面被覆薄层结缔组织被膜，其伸入腺体内，形成小叶间隔，将实质分隔成许多小叶，血管、淋巴管和神经走行于小叶间隔内。

唾液腺腺泡和导管结构模式图

1. 腺泡　腺体的分泌部，呈泡状或管泡状，由单层立方或锥体状腺细胞组成。腺细胞与基膜之间有扁平的肌样上皮细胞，细胞质内含有肌动蛋白丝，肌样上皮细胞的收缩有助于腺泡分泌物的排出。

根据腺细胞的形态和分泌物的性质，将腺泡分为浆液性腺泡、黏液性腺泡和混合性腺泡 3 种类型。

（1）**浆液性腺泡**（serous acinus）：由浆液细胞围成。HE 染色切片上，浆液细胞的基底部细胞质呈强嗜碱性，细胞核圆形，靠近细胞基底部。电镜下，细胞质内含大量的粗面内质网和核糖体，顶部细胞质内含有嗜酸性分泌颗粒。腺泡分泌物较稀薄，含唾液淀粉酶。

（2）**黏液性腺泡**（mucous acinus）：由黏液细胞围成。HE 染色切片上，细胞质染色浅，细胞核扁圆形，贴近细胞基底部。电镜下，顶部细胞质内含有粗大的黏原颗粒。腺泡分泌物黏稠，主要含糖蛋白，与水结合成为黏液，故又称为黏蛋白。

（3）**混合性腺泡**（mixed acinus）：由浆液细胞和黏液细胞共同组成。HE 染色切片上，常见数个浆液细胞排成半月形，附着在黏液性腺泡的底部或末端，此结构称为浆半月（serous demilune）。

2. 导管　根据导管的结构和分布部位可分为以下几段。

（1）**闰管**（intercalated duct）：直接与腺泡相连，管径细，管壁为单层扁平或单层立方上皮。

（2）**纹状管**（striated duct）：又称为分泌管（secretory duct），与闰管相连接，管径较粗，管壁为单层柱状上皮。细胞核圆形，位于细胞顶部。HE 染色切片上，细胞质呈嗜酸性，细胞基部有明显的纵纹样结构，电镜下为质膜内褶和褶间与之平行排列的线粒体。纹状管能主动吸收分泌物中的 Na^+ 并排出 K^+，从而调节唾液的电解质含量和唾液量，还可分泌一些杀菌性的保护蛋白，如免疫球蛋白 A（IgA）、溶菌酶和乳铁蛋白等。

（3）**小叶间导管和总导管**：位于小叶间结缔组织内的小叶间导管，由纹状管汇合而成，管径较粗，管壁为单层柱状上皮或假复层柱状上皮。其逐级汇合，最终形成一条或几条总导管，开口于口腔，近开口处渐移行为与口腔黏膜上皮一致的复层扁平上皮。

唾液腺的分泌受交感神经和副交感神经支配。交感神经兴奋时，分泌少量黏稠的液体，副交感神经兴奋时，分泌大量的稀薄液体。

（二）三对大唾液腺的特点

1. **腮腺**（parotid gland）（图 3-19）　机体最大的唾液腺，为纯浆液性腺，位于耳前方，闰管较长，纹状管较短。间质中有较多的脂肪细胞。分泌物稀薄，含唾液淀粉酶。

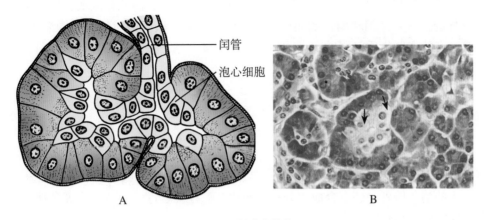

图 3-19 腮腺光镜像

2. 下颌下腺（submandibular gland）（图 3-20） 以浆液性腺泡为主的混合腺。闰管短，纹状管长。分泌物除含唾液淀粉酶外，还含生物活性多肽。这些多肽可直接入血或随唾液进入消化道，对多种组织和细胞的生理功能起调节作用。

3. 舌下腺（sublingual gland）（图 3-21） 以黏液性腺泡为主的混合腺，位于腭舌骨肌上方。无闰管，纹状管也较短。分泌物以黏液为主。

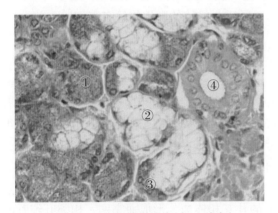

图 3-20 下颌下腺光镜像（HE 染色）
①浆液性腺泡；②黏液性腺泡；③浆半月；
④导管

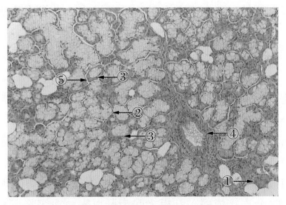

图 3-21 舌下腺光镜像（HE 染色）
①浆液性腺泡；②黏液性腺泡；③混合性腺泡；
④小叶间导管；⑤浆半月

（三）唾液

唾液由大、小唾液腺分泌的混合液组成，95%以上来自3对大唾液腺。唾液中的水分（99%）和黏液起润滑作用，唾液淀粉酶可使食物中的淀粉分解为麦芽糖。唾液中还含有溶菌酶，具有杀菌作用。另外，唾液腺间质内分布有淋巴细胞和浆细胞，后者分泌的 IgA 与腺细胞产生的蛋白质分泌片结合，形成分泌性 IgA，随唾液排入口腔，具有免疫作用。

（四）下颌下腺分泌的生物活性多肽

在鼠和人的下颌下腺发现或分离提取出近30种生物活性多肽，有的已被提纯，其分子结构也已清楚。这些多肽物质或直接分泌入血，或随唾液进入消化管道，再由胃、肠吸收入血，对多种组织和细胞的生理活动起重要调节作用。根据多肽的不同化学性质和生理作用，可将其分为四大类。①促细胞生长与分化的因子：如神经生长因子、表皮生长因子、内皮生长刺激因子、红细胞生成素、骨髓集落刺激因子等；②内环境稳定因子：如肾素、激肽释放酶、生长抑素、胰岛素和高血糖素样物质等；③消化酶：如淀粉酶、酸性磷酸酶、核糖核酸酶等；④细胞内调节因子：如酯肽酶等。有的多肽物质已制成商品试剂，如从小鼠下颌下腺提纯的神经生长因子和表皮生长因子已广泛用于实验研究。

二、肝

肝（liver）约占体重的 2%，分泌胆汁参与脂类物质的消化和吸收。肝的功能复杂多样，除了是人体最大的消化腺外，还有合成、分解、转化、贮存、解毒、参与免疫等多种重要的生理功能；胚胎时期的肝还具有造血功能。

肝的表面大部分由浆膜覆盖，小部分是纤维膜，肝门处的结缔组织随门静脉、肝固有动脉和肝管的分支深入肝实质，将实质分隔成许多肝小叶，小叶间各种管道聚集的部位是肝门管区。

肝的结构和功能与其他消化腺明显不同，其主要特点是：①肝细胞的排列特殊，不形成类似胰腺和唾液腺的腺泡；②肝内有丰富的血窦，肝动脉血以及由胃、肠、胰、脾的静脉汇合而成的门静脉血均汇入肝血窦内；③肝细胞既产生胆汁排入胆管，又合成多种蛋白质和脂类物质直接分泌入血；④由胃、肠吸收的物质除脂质外，全部经门静脉进入肝内，在肝细胞内进行合成、分解、转化、贮存；⑤胚胎时期的肝有造血功能，成人肝除具有潜在的造血功能外，还参与造血调节。此外，肝内还有大量的巨噬细胞，它能清除从胃、肠进入机体的微生物等有害物质。

（一）肝小叶

肝小叶（**hepatic lobule**）是肝的基本结构和功能单位。肝小叶呈多角棱柱体，长约 2 mm，宽约 1 mm，成人肝有 50 万～ 100 万个肝小叶。肝小叶之间为结缔组织，构成小叶间隔。人的肝小叶间结缔组织很少，肝小叶之间分界不明显（图 3-22）；但有些动物，如猪的肝小叶间结缔组织较多，肝小叶分界非常明显。肝小叶中央有一条沿其长轴走行的中央静脉（central vein），围绕中央静脉向周围呈放射状排列的是肝板和肝血窦。肝细胞以中央静脉为中心单行排列成凹凸不平的板状结构，称为**肝板**（**hepatic plate**），其切面观呈索状，称为肝索（hepatic cord）。相邻肝板互相吻合连接成网。肝板之间为肝血窦，血窦经肝板上的孔互相连通，形成血窦网。相邻肝细胞的质膜局部凹陷，形成微细的胆小管，在肝板内也相互连接成网（图 3-23）。

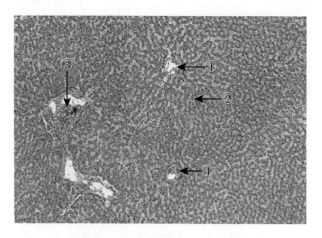

图 3-22 人肝光镜像（HE 染色）
①中央静脉；②肝索；③门管区

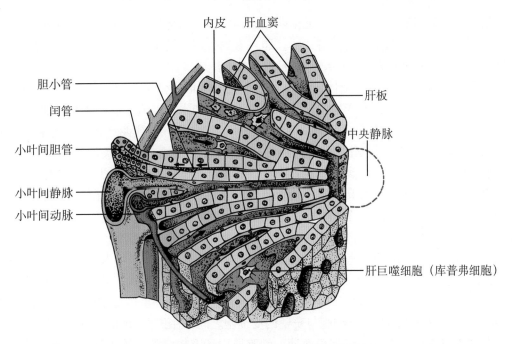

图 3-23　肝板、肝血窦和胆小管结构模式图

1. 中央静脉　位于肝小叶中央,内皮细胞外有少量结缔组织,管壁有肝血窦的开口。肝血窦的血流流入中央静脉,然后汇入小叶下静脉。

2. 肝细胞　是组成肝最基本的细胞,体积较大,呈多面体形。在 HE 染色切片中,肝细胞的细胞质多呈嗜酸性,当蛋白质合成功能旺盛时,出现散在的嗜碱性颗粒。此外,细胞质内还含有较多的糖原颗粒和少量的脂滴。细胞核大而圆,居中,着色浅,有一至数个核仁。部分肝细胞为双核细胞,多倍体核肝细胞数量很多,这是肝细胞的特点之一,可能与肝细胞活跃的功能及物质更新有关,而且与肝的强大再生能力密切相关。肝细胞有 3 种不同的功能面:血窦面、胆小管面和肝细胞连接面(图 3-24)。电镜下,血窦面和胆小管面有发达的微绒毛,相邻肝细胞连接面上有紧密连接、桥粒和缝隙连接等结构。肝细胞细胞质内可见到丰富而发达的各种细胞器和包涵物。

（1）**线粒体**:数量很多,每个肝细胞有 1000 ~ 2000 个,遍布于细胞质,常移向能量需求较多的部位,为肝细胞的功能活动提供能量。不同动物和不同部位的肝细胞线粒体数目有差别,大小和形状常因细胞所在位置的血供不同而变化。

（2）**粗面内质网（RER）**:分布于肝细胞质内,即光镜下散在的嗜碱性颗粒。肝细胞可合成分泌血浆中的白蛋白、大部分凝血酶原、纤维蛋白原、脂蛋白、补体蛋白及许多载体蛋白等。肝细胞粗面内质网合成的蛋白质经内质网池转移到高尔基复合体,组装形成运输小泡或直接经胞质的基质从血窦面排出。

（3）**滑面内质网（SER）**:广泛分布于肝细胞质中,其膜上分布着氧化还原酶、水解酶、转移酶、合成酶系等多种酶系。其主要功能是合成胆汁,进行脂肪和激素代谢,及解毒等。如肝硬化时,其对雌激素的灭活能力下降,在过量的雌激素的作用下患者出现肝掌和蜘蛛痣。肝细胞摄取的各种有机物可在 SER 进行连续的合成、分解、结合和转化等反应,肝细胞的胆汁合成、脂类物质代谢、糖代谢、激素代谢和由肠道吸收的有机异物(药物、腐败产物等)的生物转化等都在 SER 上进行。

（4）**高尔基复合体**:数量甚多,主要分布在胆小管周围及细胞核附近,参与肝细胞的胆汁分泌,蛋白质的加工、浓缩和贮存。由内质网合成的蛋白质和脂蛋白,一部分转移到高尔基复合物内储存加工,再经分泌小泡由血窦面排出。近胆小管处的高尔基复合体尤为发达,与胆小管面质膜的更新及胆汁的排出有关。

（5）**溶酶体**：数量和大小不一，功能活跃，结构多样，内部呈均质状、颗粒状或含有色素及退化的细胞器等，参与肝细胞内的分解代谢，胆色素的代谢、转运和铁的贮存过程等。此外，溶酶体在肝细胞结构更新及正常功能的维持中起着重要的作用。

（6）**过氧化物酶体**：又称为微体，多为大小不一的圆形小体，主要含过氧化氢酶和过氧化物酶。过氧化氢酶可将细胞代谢产生的过氧化氢还原成氧和水，以消除过氧化氢对细胞的毒性作用；肝细胞的过氧化物酶体内含特有的黄嘌呤氧化酶，它能将核酸代谢产物黄嘌呤氧化为尿酸，经尿排出；此外，肝细胞的过氧化物酶体内还含有与脂质、乙醇类代谢有关的酶。

（7）**包涵物**：包括糖原、脂滴、色素等物质，其含量随机体不同功能状况而变化，进食后糖原增多，饥饿时糖原减少；正常肝细胞内脂滴较少，但在某些病理情况下脂滴含量可增加。细胞质内的脂褐素的含量可随机体年龄的增长而增多。

肝具有强大的再生潜能。正常成体的肝细胞是一种长寿细胞，分裂象少见。但在肝受损尤其在肝部分切除后，残余肝细胞迅速出现快速活跃的分裂增殖，常可在半年内恢复正常肝体积。

3. 肝血窦（hepatic sinusoid）　是位于肝板之间的血流通路，腔大、不规则，通过肝板上的孔互相吻合成肝血窦网，血流由小叶周边汇入中央静脉。窦壁由一层内皮细胞围成，窦腔内可见肝巨噬细胞和大颗粒淋巴细胞。肝细胞与窦壁内皮细胞之间存在狭小的间隙，称为窦周隙。

（1）**血窦内皮细胞**：有孔，细胞扁而薄，细胞质内还有较多的吞饮小泡。细胞连接较松散，间隙较大，宽 $0.1 \sim 0.5~\mu m$。内皮外无基膜，仅见散在的网状纤维，对内皮起支持作用。肝血窦有较大的通透性，血浆中除乳糜微粒外，其他大分子物质均可自由出入，有利于肝细胞与血液进行物质交换。

（2）**肝巨噬细胞**：肝血窦内有散在的巨噬细胞，又称为**库普弗细胞（Kupffer cell）**。细胞形态不规则，常以其板状或丝状伪足附着在内皮细胞表面或伸出伪足穿过内皮细胞窗孔或内皮细胞间隙伸至窦周隙内。肝巨噬细胞具有活跃的变形运动和较强的吞噬、吞饮能力，在清除由肠道经门静脉进入肝内的病原微生物及异物等方面发挥着重要作用，而且能杀伤肿瘤细胞，处理、传递抗原，参与机体的免疫应答，并吞噬、清除衰老和损伤的血细胞。肝血窦内还有较多的大颗粒淋巴细胞，此种细胞是具有 NK 细胞活性和表面标志的淋巴细胞，在抵御病毒感染及防止肝肿瘤发生方面起着重要的作用。

（3）**窦周隙**（perisinusoidal space）**与贮脂细胞**：窦周隙又常称为 Disse 间隙，是肝细胞与血窦内皮细胞之间的狭窄间隙，宽约 $0.4~\mu m$，窦腔内充满来自血窦的血浆，肝细胞血窦面上的微绒毛浸于其中，是肝细胞与血液之间进行物质交换的场所。电镜下，有的相邻肝细胞间有细胞间通道与窦周隙相连，表面也有微绒毛，从而使肝细胞与血液之间有更大的交换面积。

窦周隙内有贮脂细胞（fat-storing cell），又称为**肝星形细胞（hepatic stellate cell，HSC）**，细胞形态不甚规则，有突起（图 3-24），在 HE 染色标本中不易辨认，而应用氯化金或硝酸银浸染法，或免疫细胞化学技术均可清楚显示。电镜下，贮脂细胞的主要特征是细胞质内含有许多大脂滴。贮脂细胞的功能是摄取和贮存维生素 A，以及合成细胞外基质和纤维。在慢性肝病时，贮脂细胞异常增生，逐渐向成纤维细胞转化，与肝纤维增生性病变的发生有关。

4. 胆小管（bile canaliculi）　是相邻肝细胞连接面的局部质膜凹陷并对接而成的微细小管，管腔狭小，直径为 $0.5 \sim 1.0~\mu m$，HE 染色切片中不易看到，用硝酸银浸染法或组织化学染色可清晰显示它们在肝板内连接成网状管道。电镜下，构成胆小管壁的肝细胞形成许多微绒毛突入管腔；胆小管周围的相邻肝细胞膜之间形成紧密连接和桥粒，以封闭胆小管周围的细胞间隙，防止胆汁通过肝细胞间通道进入窦周隙内。当肝细胞发生变性、坏死或胆道堵塞管内压增大时，胆小管正常结构遭到破坏，胆汁可溢入窦周隙，从而进入血液，形成黄疸。

L3-16a
兔肝胆小管光镜像(硝酸银浸染)

Note

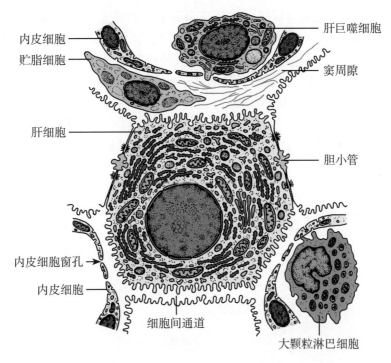

内皮细胞
贮脂细胞
肝细胞
内皮细胞窗孔
内皮细胞
细胞间通道
肝巨噬细胞
窦周隙
胆小管
大颗粒淋巴细胞

图 3-24　肝细胞、肝血窦、窦周隙及胆小管关系模式图

（二）肝门管区

门静脉、肝动脉和肝静脉在肝内反复分支，伴行于肝小叶周边的结缔组织。小叶间静脉是门静脉的分支，管壁薄，腔大而不规则，内皮外仅有极少量平滑肌；小叶间动脉是肝动脉的分支，管径较细，腔小，管壁相对较厚，内皮外有环行平滑肌。小叶间胆管是肝管的分支，管壁由单层立方或低柱状上皮构成。在肝切片中，相邻肝小叶结缔组织内，可见小叶间静脉、小叶间动脉和小叶间胆管的断面，该区域称为**门管区**（**portal area**）（图 3-25）。在非门管区的小叶间结缔组织内含有中央静脉汇合形成的小叶下静脉，管壁较厚。小叶下静脉在第二肝门汇合成肝静脉出肝。

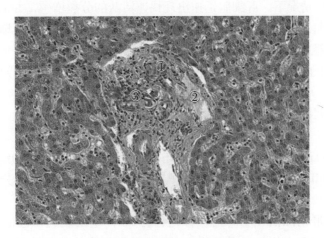

图 3-25　肝门管区（HE 染色）
①小叶间动脉；②小叶间静脉；③小叶间胆管

（三）肝的血液循环

肝的血供非常丰富，由肝门静脉和肝动脉双重供血。门静脉是肝的功能血管，其血量占

肝总血量的 80%，主要汇集来自胃肠道等处的静脉血，含丰富的营养物质。肝门静脉在肝门分左、右两支进入左、右肝叶，继续分支形成小叶间静脉，再分支成终末门**微静脉（terminal portal venule）**入肝血窦。肝动脉血含氧量高，是肝的营养血管，其血量占肝总血量的 20%。肝动脉入肝后与门静脉伴行分支，形成小叶间动脉，继续分支形成终末肝微动脉（terminal hepatic arteriole），最终也注入肝血窦。此外，小叶间动脉还分支供应肝被膜、间质和胆管等。因此，肝血窦内含有动、静脉混合血，其血流方向由小叶周边流向中央，最后汇入中央静脉。若干中央静脉汇合成小叶下静脉，单独走行于小叶间结缔组织内，然后再汇集成肝静脉，汇入下腔静脉（图 3-26）。

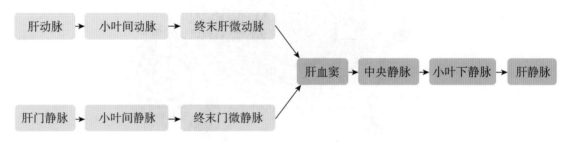

图 3-26　肝血液循环流程

知识拓展：库普弗细胞

（四）肝内胆汁排出途径

胆小管以盲端起自中央静脉周围的肝板内，分泌的胆汁经胆小管从肝小叶的中央流向周边，在小叶边缘处汇集成若干短小的闰管（Hering 管）。闰管较细，出肝小叶后，汇入小叶间胆管，小叶间胆管再汇合成左、右肝管，于肝门处出肝，形成肝总管，肝总管再与胆囊管汇合形成胆总管，与胰管汇合开口于十二指肠。

（五）肝再生

1. 肝再生的调控过程　肝的重要特征之一就是具有强大的再生能力。正常人体的肝细胞是一种长寿命细胞，极少见分裂相。但在肝受损伤后，尤其在肝大部分（2/3）切除后，在残余肝不发生炎症和纤维增生的情况下，肝细胞迅速出现快速活跃的分裂增殖，并能精准地调控自身体积的大小。动物实验证明，肝被切除 3/4 后，肝的生理功能仍可维持，并逐渐恢复原来的重量。肝病患者施行大部分或部分肝切除后也有再生能力，但因病变情况而异，一般可在半年内恢复正常肝体积。肝的再生受肝内外诸多因子的调控，在肝受损害或部分切除后，这些因子通过肝细胞相应受体作用于肝细胞，启动并促进肝细胞的增殖。

肝再生是由多种调控因子协同调控的有序进程，可以分为三个阶段。①启动阶段：G0 ～ G1 期；②增值阶段：G1 ～ S 期；③终止阶段：G1 ～ G0 期。

（1）启动阶段：目前认为肝再生启动受 TNF 和白介素（IL）-6 家族的细胞因子的控制。肝是炎症介质如 TNF-α 和 IL-6 等细胞因子识别的靶器官，这些细胞因子在部分肝切除后数分钟内由非实质性细胞释放。

启动阶段为部分肝切除后 4 小时内，首先有约 70 种基因表达，包括转录基因、细胞周期调控基因、应激和炎症反应相关基因、调节细胞骨架和细胞外基质基因等，它们在肝切除后约 30 分钟表达，并持续 4 小时左右，促使肝细胞由静止期（G0 期）进入细胞周期（G1 期）。

细胞启动后便开始复制，但这个阶段容易被逆转，其到细胞分裂的过程取决于一些因子如肝细胞生长因子（hepatocyte growth factor，HGF）、表皮生长因子（epidermal growth factor，EGF）及转化生长因子 -α（transforming growth factor-α，TGF-α）的持续刺激。若这些因子不存在，细胞便重新转入静止期。

（2）**增殖阶段**：在 HGF、TGF-α 等生长因子调控下，促进一些基因表达，使肝细胞不可逆进入 S 期进而增殖。

部分肝切除后 4～8 小时，紧接即刻早期基因之后表达的基因属于延迟早期基因（delayed early gene，DGE），是进展阶段早期特异性表达的基因，如 *bcl-xl* 和 *cdc2* 等，它们在 G0 期到 G1 期的转变过程中表达，并依赖于蛋白质的合成，是肝再生的重要调节因子。

细胞周期基因（cell cycle gene，CCG）是继延迟早期基因后被激活的特异性基因，产物包括细胞周期素和细胞周期蛋白依赖性激酶（cyclin-dependent kinase，CDK）等。CDK 的激活对细胞周期进程是必需的，CDK 与其调节亚基 cyclin 结合后形成的 cyclin-CDK 复合物能促使与细胞周期有关的蛋白基因表达。

（3）**终止阶段**：当再生肝的细胞数目恢复至正常水平后，肝再生活动立即停止，而不会无限制的增殖，这与凋亡机制和肝细胞生长抑制因子的作用有关。

凋亡在维持器官正常重量和功能中起重要作用，同时也参与肝再生调控。研究表明，Fas/FasL 在再生终止阶段启动细胞凋亡，终止肝再生。

2. 肝再生反应的效应细胞　肝再生至少涉及两类细胞：肝实质细胞和非实质细胞。前者占肝实质的 70%～80%，是肝最主要的功能细胞，也是肝再生主要的效应细胞。生理状态下，成熟的肝细胞大多处于高度分化的静息状态，一般只有 0.0012%～0.01% 的肝细胞在进行有丝分裂。但在肝组织受损时，肝细胞会迅速表现出强大的增殖和自我调控能力，修复损伤组织。

各种非实质细胞，如 Kupffer 细胞、内皮细胞及星状细胞（satellite cells）在肝再生进程中也扮演者重要的角色，这些非实质细胞的增殖本身就是肝再生的重要组成部分。另外，这些非实质细胞活化后，可以分泌多种细胞因子和生长因子，精确地调控肝再生进程。

值得关注的是，在人和动物肝内还存在具有肝细胞性质的肝干细胞（hepatic stem cell，HSC），最初被命名为肝卵圆细胞（hepatic oval cell，HOC），它能分化为成熟的肝细胞或胆管上皮细胞。在正常成人肝中，肝干细胞处于静息状态，仅维持很低的数量，部分肝切除后，残肝再生反应也不涉及这些细胞的激活，但在某些情况下，如严重的中毒损害、大面积坏死、肿瘤等，肝细胞增殖复制被阻断或延误时，肝组织就会启动干细胞增生反应。肝干细胞介导的肝再生，由肝干细胞、Kupffer 细胞、星状细胞共同完成，并通过细胞因子调控。当肝细胞由于切除、中毒等原因受损，肝细胞再生受阻时，在干细胞因子等趋化因子作用，骨髓间充质干细胞可以通过 Hering 管迁移到肝小叶，并在 Kupffer 细胞和贮脂细胞等分泌的细胞因子作用下分化成肝干细胞。Kupffer 细胞分泌产生的肿瘤坏死因子（TNF）具有促进肝干细胞增殖的功能；而 TGF-α、HGF 等来源于肝星状细胞的生长因子具有促进肝干细胞生长的功能，并能通过 TGF-β 调节肝干细胞凋亡，从而使肝干细胞介导的肝再生终止。

框 3-2　肝细胞的临床应用

脊椎动物的肝再生能力是经过 1 亿多年的进化发展而来的。为了维持体内平衡或从各种损伤中恢复，肝细胞必须再生：这一过程包括实质细胞和非实质细胞的更新以及肝结构的形成。肝硬化是由一种或多种病因长期或反复作用导致的弥漫性肝损害。在我国，肝硬化大多数为肝炎后肝硬化，少部分为酒精性肝硬化和血吸虫引起肝硬化。肝硬化目前尚无根治办法，主要预防手段为及早发现和阻止病程进展。治疗手段主要包括支持治疗、药物治疗、手术治疗。

随着骨髓间充质干细胞（BM-MSC）分化为肝细胞的深入研究，利用自体 BM-MSC 治疗肝硬化的临床研究正在世界各地开展。德黑兰医科大学消化系统疾病研究中心的 Mehdi

Mohamadnejad 对 4 例失代偿期肝硬化患者进行自体 BM-MSC 治疗，体外培养 BM-MSC，并用流式分选筛出 MSC，经外周静脉将 MSC 输入患者体内，结果提示治疗安全可行。

2013 年，Huch 与荷兰胡布勒支研究所的 Hans Clevers 教授一起开发了第一个肝类器官（在实验室由小鼠肝细胞生成的微型肝组织）。他们甚至成功地将这种类器官移植到小鼠体内，使其能够发挥肝功能。2015 年，他们成功利用这种肝类器官技术从人类肝活检中培养出人类肝。肝类器官由于具有患者的基因表达与突变特征，在体外能够较长时间地保持肝细胞功能，已被应用于疾病模拟及药物有效性研究，并具有进行原位或异位移植发挥治疗作用的应用潜能。

近年来，基于原代肝细胞构建的生物人工肝（BAL）显示出对肝衰竭的治疗作用，包括术后肝衰竭。生物人工肝的核心是体外生物反应器中的肝细胞，其发挥肝合成和代谢解毒等功能，并促进患者肝再生。而人的原代肝细胞来源有限，因此有必要建立不依赖原代细胞的生物人工肝系统。中国科学院分子细胞科学卓越创新中心惠利健研究组通过表达肝转录因子（FOXA3、HNF1A 和 HNF4A）将人成纤维细胞转分化为可增殖的功能肝细胞（hiHep），进而通过大规模扩增构建基于 hiHep 的新型生物人工肝（hiHep-BAL），最终实现 hiHep-BAL 治疗肝衰竭的临床应用。

三、胆囊与胆管

（一）胆囊

胆囊分底、体、颈 3 部，颈部连接胆囊管。胆囊壁由黏膜、肌层和外膜组成（图 3-27）。

1. **黏膜**　形成许多高而分支的皱襞，皱襞表面为单层柱状上皮，皱襞间的上皮向固有层凹陷，形成黏膜窦，窦内易有细菌或异物残留，引起炎症。当胆囊扩张时，黏膜窦消失。固有层较薄，无腺体，有较多的血管和淋巴管。上皮细胞具有分泌黏液、吸收胆汁中的水和无机盐的功能。

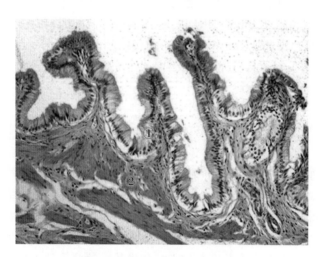

图 3-27　胆囊光镜像（HE 染色）
①黏膜；②肌层

2. **肌层和外膜**　肌层较薄，为平滑肌，排列不规则，大致呈纵行和螺旋形排列。外膜大部分为浆膜，少部分为纤维膜。胆囊管是近胆囊颈的一段，黏膜形成许多螺旋形皱襞，上皮为含少量杯状细胞的单层柱状上皮。固有层有黏液性腺。肌层较厚，以环行肌为主。

胆囊的功能是贮存和浓缩胆汁。脂肪性食物可刺激小肠内分泌细胞分泌胆囊收缩素，刺激肌层收缩，排出胆汁。

（二）胆管

1. **胆管的结构** 肝管与胆总管的管壁较厚，由黏膜、肌层和外膜组成。胆总管黏膜的上皮为单层柱状，有杯状细胞，固有层内有黏液腺。肌层平滑肌呈斜行和纵行肌束，较分散。外膜为疏松结缔组织。胆总管的下端与胰管汇合之前，环行平滑肌增厚，形成发达的胆总管括约肌，或称 Boyden 括约肌。胆总管与胰管汇合穿入十二指肠壁，局部扩大形成肝胰壶腹，或称 Vater 壶腹，此处的环行平滑肌增厚，形成壶腹括约肌，或称 Oddi 括约肌。括约肌的舒缩作用，控制胆汁和胰液的排出。

2. **胆管的功能调节** 胆管壁内存在交感神经和副交感神经。刺激交感神经，括约肌收缩，总胆管内压升高；刺激迷走神经，括约肌松弛，胆汁排入肠腔。

四、胰

案例 3-2

男性，38 岁，体胖，平日应酬多，喜吃肉、喝酒，35 岁后每年体检血脂均高。1 个月前与同事聚会，吃烧烤，喝酒，次日突然出现左中上腹持续性刀割样疼痛，并向背部放射。伴随多次恶心、呕吐，起初呕吐物为胃内容物，后为胆汁样物。急诊就医，体温 38.5 ℃，查体腹胀，有压痛、反跳痛。血清淀粉酶、脂肪酶明显升高，C 反应蛋白增高，B 超、CT 发现胰腺肿胀。诊断为"急性胰腺炎"，入院进行相关治疗，1 周后出院。

问题：
1. 请描述胰腺外分泌部的结构。
2. 请描述胰液的组成。

案例 3-2 解析

（一）外分泌部

胰腺的外分泌部为纯浆液性复管泡状腺。小叶间结缔组织中走行有导管、血管、淋巴管和神经。胰腺的腺泡细胞数量最多，占 82%。成人胰腺每 24 小时分泌胰液 1500 ～ 2000 ml（每天约 25 ml/kg 体重）（图 3-28）。

1. **腺泡** 基膜与腺细胞之间无肌样上皮细胞。腺细胞顶部的分泌颗粒数量，因功能状态不同而有差异，如饥饿时分泌颗粒增多，进食后分泌颗粒减少。腺细胞具有合成和分泌蛋白质细胞的超微结构特点，合成并分泌胰蛋白酶、胰脂肪酶和胰淀粉酶等组成胰液排入小肠，参与食物的消化，有些酶是以酶原的形式分泌，到小肠后再激活。胰腺细胞还分泌胰蛋白酶抑制物，可防止胰蛋白酶对胰组织的自身消化。腺泡腔内可见一些小的扁平或立方形细胞，称为**泡心细胞**（**centroacinar cell**），细胞质染色浅，细胞核圆形或卵圆形（图 3-28）。

2. **导管** 胰闰管较长，伸入腺泡腔的部分形成泡心细胞，其余为单层扁平或立方上皮。闰管汇合形成小叶内导管，无纹状管。小叶内导管在小叶间结缔组织内再汇合形成小叶间导管，后

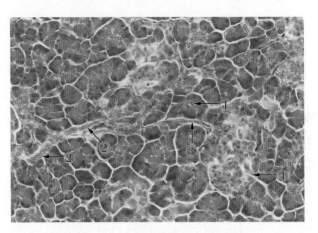

图 3-28　胰腺光镜像（HE 染色）

①泡心细胞；②闰管；③毛细血管；④胰岛

者最终汇合成一条主导管，贯穿胰全长，在胰头部与胆总管汇合，开口于十二指肠乳头。从小叶内导管到主导管，管腔逐渐增大，上皮由单层立方逐渐变为单层柱状，主导管为单层高柱状上皮，其中可见杯状细胞和散在的内分泌细胞。胰导管上皮细胞可以分泌水和电解质。

Konok 等提出了胰管黏膜屏障（pancreatic ductal mucosal barrier，PDMB）的概念，认为胰管上皮细胞及其黏液对胰管内容物有屏障作用，在正常生理状态下可防止胆汁、胰蛋白酶等反流入胰实质，防止胰液中的 HCO_3^- 反流至血流。因此，PDMB 有保护胰腺组织免受外源性和内源性物质的损伤的能力。每天分泌的胰液对胰管进行冲洗，也有保护 PDMB 的作用。在胰管内高压和有胆汁、乙醇和某些药物的情况下，PDMB 的屏障作用可受到损害。

3. **胰液**　为无色无味的碱性液体，其中的水和电解质主要由导管上皮细胞分泌，电解质成分中 HCO_3^- 的含量最高，能中和进入十二指肠的胃酸。成人每日分泌胰液 1 ~ 2 L。胰液中含有多种消化酶，可分为两类：一类是具有生物活性的酶，如脂肪酶、淀粉酶等，分别分解三酰甘油为脂肪酸、分解淀粉为麦芽糖等；另一类是以酶原形式存在的不具活性的酶，如胰蛋白酶原、糜蛋白酶原、弹性蛋白酶原等。排入小肠后被肠激酶或胰蛋白酶激活，成为有活性的酶，分解蛋白质为小分子的肽和氨基酸。腺细胞还分泌一种胰蛋白酶抑制物，可防止胰蛋白酶对胰组织的自身消化，并阻止胰蛋白酶对其他蛋白水解酶的激活作用。若这种内在机制失调或某些致病因素使胰蛋白酶原在胰内激活，可引起胰组织的分解破坏，导致胰腺炎。

4. **胰液分泌的调节**　胰腺的分泌受神经和体液的调节。①神经调节：交感和副交感神经随血管进入胰腺，其末梢分布于腺泡。副交感神经兴奋性促进胰液分泌，交感神经兴奋使分泌减少。②体液调节：消化管内分泌细胞分泌的某些激素也参与对胰腺分泌的调节，如促胰液素主要作用于小导管上皮细胞，使其分泌大量的水和碳酸氢盐，胰液量增多；胆囊收缩素 - 促胰酶素可促进腺泡细胞分泌大量消化酶，但胰液量不增多；胃泌素也有促进胰液分泌作用。

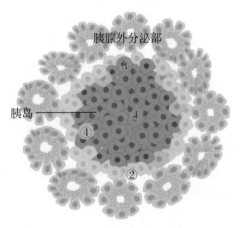

图 3-29　胰岛结构模式图

①B 细胞；② A 细胞；③ D 细胞；④ PP 细胞

（二）内分泌部——胰岛

胰岛（pancreas islet）是散在分布于胰外分泌部的内分泌细胞团，大小不一，HE 染色切片中染色浅（图 3-29），易与外分泌部区分。成人约有

100 万个胰岛，约占胰体积的 1.5%，胰尾的胰岛较多。胰岛细胞间有丰富的有孔毛细血管。人的胰岛有 A、B、D、PP、D1 等多种细胞。

1．A 细胞　又称为 α 细胞，约占胰岛细胞总数的 20%，细胞呈大的多边形。电镜下，A 细胞内含由单位膜包被的较大的分泌颗粒，呈圆形或卵圆形。A 细胞的主要功能是分泌胰高血糖素（glucagon），当外源营养物质不足时，胰高血糖素可以促进糖原分解和脂肪分解，将储存在肝细胞、脂肪细胞内的能源动员起来，满足机体活动的能量需要，防止低血糖的发生。胰高血糖素对肝细胞的作用，主要是通过激活细胞膜上的腺苷酸环化酶，使细胞内的 cAMP 增多，而促进糖原的分解，阻止糖原的合成，使血糖升高。低血糖、氨基酸能刺激胰高血糖素的分泌；而高血糖、脂肪酸则抑制胰高血糖素的分泌。胰高血糖素和胰岛素两者的相互拮抗和协调维持血糖的稳定。患 A 细胞肿瘤的患者，胰高血糖素分泌过多，血糖升高而从尿中排出，出现葡萄糖尿。

2．B 细胞　又称为 β 细胞，数量最多，约占胰岛细胞总数的 70%，细胞较小。其分泌颗粒大小不等，分泌的激素称为**胰岛素（insulin）**，促进细胞吸收血中的葡萄糖合成糖原或转化为脂肪，降低血糖。胰岛素和胰高血糖素联合作用，保持血糖的稳定。若胰岛素分泌相对不足或胰岛素受体减少，可致血糖升高并从尿排出，即为糖尿病。若胰岛素过多，可导致低血糖。

3．D 细胞　又称为 δ 细胞，数量较少，约占胰岛细胞总数的 5%。D 细胞散在分布于胰岛的 A、B 细胞之间。电镜下，D 细胞的分泌颗粒较大，内容物呈均质状。D 细胞分泌生长抑素（somatostatin），可通过旁分泌方式或直接经缝隙连接作用于邻近的 A、B、PP 等细胞，抑制这些细胞的分泌活动。生长抑素也可进入血液循环调节其他靶细胞的功能。

4．PP 细胞　数量很少，除主要存在于胰岛外，也见于外分泌部的导管上皮内或腺泡细胞间。PP 细胞的分泌颗粒较小，内含胰多肽（pancreatic polypeptide）。人胰多肽是一种抑制性激素，抑制胰液分泌、胃肠运动及胆囊收缩。

5．C 细胞　某些动物的胰岛内还存在少量不含分泌颗粒的 C 细胞，它是一类未分化的细胞，可分化为 A、B、D 等细胞。

6．G 细胞　分泌胃泌素的一类细胞。

7．D1 细胞　数量较少，占胰岛细胞总数的 2% ～ 5%，主要分布在胰岛周边，少数分布在胰外分泌部和血管周围。D1 细胞形态不规则，光镜下不易辨认，电镜下可见胞质内有细小分泌颗粒。D1 细胞可分泌血管活性肠肽（vasoactive intestinal peptide，VIP），刺激胰岛素和胰高血糖素的分泌，还抑制胃酶的分泌。

知识拓展：胰腺内分泌部和外分泌部的关系

框 3-3　干细胞在胰岛中的临床转化应用

近年来，胰岛移植作为新兴的糖尿病治疗方法取得了一定的成功。但供体胰岛的严重不足极大限制了这种方法的普及。

对于 2 型糖尿病患者来说，胰岛 β 细胞的再生和替代治疗是一种有效的干预方法，目前以动物模型为基础的临床前研究表明，在人体各组织器官中存在干细胞，具有自我更新和分化潜能，可以从 2 型糖尿病患者体内分离出成体干细胞，在体外定向诱导分化为胰岛 β 细胞，再移植回患者体内，达到长期治疗的目的。

中国科学院分子细胞科学卓越创新中心的曾艺课题组研究发现并鉴定了小鼠胰岛中的干细胞类群，基于这些干细胞，建立了小鼠胰岛类器官体外长期扩增的培养体系。这项工作建立的小鼠胰岛类器官的培养体系，能够作为体外的模型，研究生理及病理（遗传操纵、药物影响）条件下胰岛细胞的增殖、分化及其与微环境的相互作用。这为未来糖尿病的治疗，在体外获得大量有功能的胰岛 β 细胞开拓了新的途径、提供了理论和技术的支持。

（三）胰腺的神经调节和内、外分泌部的关系

来自内脏神经和迷走神经的交感神经和副交感神经纤维在腺泡周围和胰岛周围形成腺泡细胞周围丛和胰岛周围丛，并分别深入腺细胞之间和胰岛细胞之间。交感神经兴奋，使胰液分泌减少，并促进 A 细胞分泌，使血糖升高；副交感神经兴奋，促进胰酶分泌，并使 B 细胞分泌，导致血糖降低。

胰腺的内、外分泌部关系十分紧密。电镜观察下，腺泡细胞与胰岛细胞之间没有明显的结缔组织被膜分隔，表明两者的组织液或代谢产物可以相互沟通。胰岛素能够促进胰腺腺泡细胞合成蛋白质，并刺激腺泡细胞的生长和分化，如邻近胰岛的腺泡细胞的分裂象较其他部位的腺泡细胞更活跃；B 细胞释放胰岛素越多，腺泡细胞的分裂象就越多。胰岛素也可影响胰蛋白酶和胰脂肪酶的合成，在胰岛素的作用下，腺泡细胞的内质网弯曲和扩大，高尔基复合体变化不明显，但是酶原颗粒增大和酸性磷酸酶的活性剧增，表明胰岛素有促进腺泡细胞分泌的作用。胰多肽对胰腺的外分泌部有抑制作用，尤其是影响碳酸氢盐和胰蛋白酶的分泌，使胰液量减少，但不会导致胰腺腺泡萎缩。

第三节　消化系统的组织发生

案例 3-3

女性，新生儿，体重 3 kg，身高 48 cm。腹部脐处有半球状或囊状膨出，约 6 cm，橘子大小，淡灰色，外包被膜呈湿润、半透明、柔软状态。

问题：

1. 该新生儿所患先天畸形是什么？
2. 肿物表面薄薄的半透明膜是什么？肿物内又是何成分？
3. 该先天畸形产生的胚胎学基础是什么？

人胚发育第 3 ～ 4 周，三胚层胚盘的头、尾和周边向腹侧卷折，形成圆柱状的胚体。卵黄囊顶部的内胚层（endoderm）被卷入胚体内，形成一条纵行的封闭管道，即原始消化管（primitive gut）。原始消化管与卵黄囊相连的中段称为中肠（midgut），其头段称为前肠（foregut），尾段称为后肠（hindgut）。前肠的头端被口咽膜封闭，后肠的尾端被泄殖腔膜封闭。口咽膜和泄殖腔膜分别于人胚发育第 4 周和第 8 周破裂，原始消化管与外界相通。随着胚体和原始消化管的增长，卵黄囊相对变小，与中肠的连接部逐渐变细，形成卵黄蒂（yolk stalk），并于人胚发育第 6 周闭锁，之后退化消失（图 3-30）。

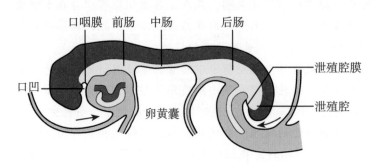

图 3-30　原始消化管示意图

随着人胚的发育，前肠分化为部分口腔底、舌、咽、胃和十二指肠上段、肝、胆、胰腺、下颌下腺、舌下腺以及呼吸系统的原基；中肠分化为十二指肠下段至横结肠右 2/3 部；后肠分化为横结肠的左 1/3 至肛管上段的消化管以及膀胱和尿道的大部分（图 3-31、图 3-32）。

消化管与呼吸道的上皮及腺的实质大多来自原始消化管的内胚层，而结缔组织、肌组织、血管内皮等则来自脏壁中胚层。

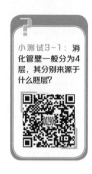

小测试3-1：消化管壁一般分为4层，其分别来源于什么胚层？

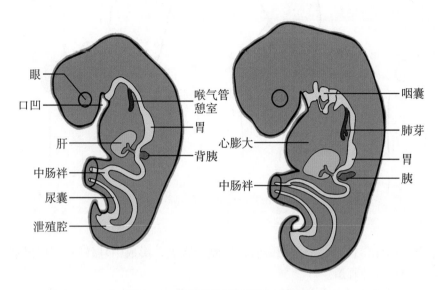

图 3-31　原始消化管早期演变示意图

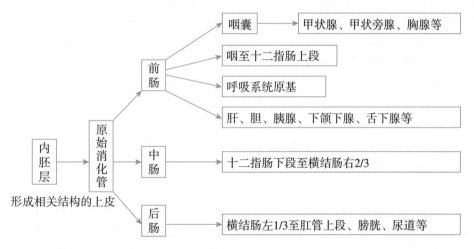

图 3-32　原始消化管发生简图

一、原始咽的发生及咽囊的演变

前肠头端膨大的部分称为原始咽（primitive pharynx），起自口咽膜，止于喉气管憩室起始部；呈左右宽、腹背窄、头端粗、尾端细的扁漏斗形。原始咽两侧壁内胚层向外膨出，形成 5 对囊状突起，称为咽囊（pharyngeal pouch），分别与其外侧的 5 对鳃沟相对。咽囊由头端向尾侧依次先后出现，演化为机体一些重要器官（图 3-33）。

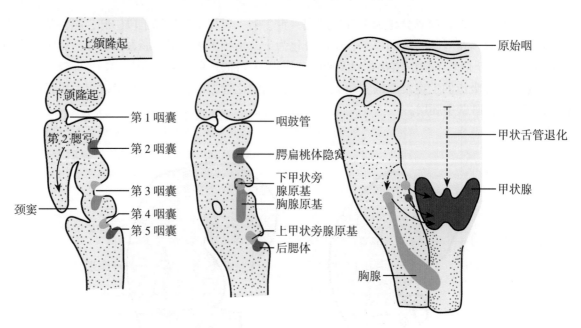

图 3-33　咽囊演变示意图

第 1 对咽囊：内侧份伸长，形成咽鼓管；外侧份膨大，形成中耳鼓室，其外侧的第 1 鳃膜形成鼓膜，第 1 鳃沟形成外耳道。

第 2 对咽囊：外侧份退化；内侧份形成腭扁桃体隐窝，其内胚层上皮分化为扁桃体表面上皮。上皮下的间充质分化为网状组织，淋巴细胞迁移到此处并大量增殖。

第 3 对咽囊：腹侧份上皮增生，形成一对向尾侧生长的细胞索，其尾段在未来的胸骨柄后方汇拢合并，形成胸腺原基；背侧份上皮增生，下移至甲状腺原基背侧，形成下一对甲状旁腺。

第 4 对咽囊：腹侧份退化；背侧份增生并迁移至甲状腺背侧，形成上一对甲状旁腺。

第 5 对咽囊：形成一个小细胞团，称为后鳃体（ultimobranchial body）。后鳃体的部分细胞迁入甲状腺原基，分化为滤泡旁细胞，也有学者认为，滤泡旁细胞来源于神经嵴细胞。

二、食管和胃的发生

原始咽尾侧至胃之间的一段原始消化管为食管发生的原基。人胚发育第 4 ～ 5 周，食管短而腔小，之后随着颈和胸部器官的发育而迅速延长。食管上皮细胞快速增殖，管腔曾一度狭窄甚至闭锁，至人胚发育第 8 周时，食管腔重现。9 ～ 13 周的胎儿，食管黏膜上皮多样，有单层和复层柱状上皮，也有复层扁平上皮，21 周后，复层扁平上皮增多，并逐步取代柱状上皮。

胃原基出现于人胚发育第 4 周，是前肠尾段形成的梭形膨大，以背系膜和腹系膜与体壁相连。因胃壁各部分生长速度不同，及受周围器官发育的影响，胃在发育过程中形态和位置均有变化。人胚发育第 5 周，其背侧缘生长较快，膨出形成胃大弯；腹侧缘生长缓慢，形成胃小弯。人胚发育第 7 ～ 8 周，胃大弯的头端向上膨出，形成胃底。由于胃背系膜生长迅速，形成突向左侧的网膜囊，使胃大弯由背侧转向左侧，胃小弯由腹侧转向右侧，胃沿胚体头尾轴顺时针旋转了 90°。由于肝的发育，胃的头端被推向左侧；胃的尾端因十二指肠贴于腹后壁而被固定。结果，胃由原来的垂直位变成由左上至右下的斜行位（图 3-34）。

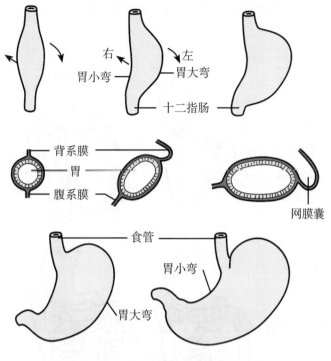

图 3-34　胃发生示意图

胚胎发育第 4 ～ 7 周时，胃上皮为复层柱状上皮，上皮外是间充质层；8 ～ 9 周黏膜表面出现胃小凹；9 ～ 12 周，开始出现芽状胃腺；12 ～ 13 周上皮转变为单层柱状；14 ～ 15 周，间充质层出现黏膜肌，黏膜与黏膜下层开始分隔，胃壁初具消化管的四层结构。而胃腺经历了从芽状腺到原始胃腺，再到单管状腺，至 20 周左右分支的过程，其中胃底腺壁细胞分化较早，原始胃腺阶段即可观察到，而主细胞在 20 周后才见于分化已较完善的胃腺底部。

三、肠的发生

肠由前肠的尾段、中肠和后肠分化发育而来。肠最初为一条纵行的直管，以背系膜连于腹后壁。人胚发育第 4 周，在胃的尾侧形成十二指肠。十二指肠生长迅速，很快形成一个凸向腹侧的"C"形十二指肠祥（duodenum loop）。当胃发生旋转时，十二指肠祥转向右侧，并通过背系膜固定于右侧腹后壁。

人胚发育第 5 周，由于中肠生长迅速，使肠管向腹侧弯曲而形成"U"形肠祥，称为中肠祥（midgut loop），其顶端连于卵黄蒂。肠系膜上动脉行于肠祥系膜的中轴部位。中肠祥以卵黄蒂为界，分为头支和尾支，尾支近卵黄蒂处有一个突起，称为盲肠突（caecal bud），为大肠和小肠的分界线，是盲肠和阑尾的原基（图 3-35）。

人胚发育第 6 周，中肠祥生长迅速，由于肝、中肾的发育，腹腔容积相对变小，导致中肠祥突入脐带内的胚外体腔，即脐腔（umbilical coelom），形成生理性脐疝。第 6 ～ 8 周，中肠祥在脐腔中继续增长，同时以肠系膜上动脉为轴逆时针旋转 90°（从胚腹侧观），中肠祥由矢状位转为水平位，即头支从上方转到右侧，尾支从下方转到左侧（图 3-35）。

人胚胎发育第 10 周，由于中肾萎缩、肝生长减缓，腹腔容积增大，中肠祥从脐腔返回腹腔，脐腔随之闭锁。中肠祥在退回腹腔时，头支在先，尾支继后，继续逆时针旋转 180°，使头支转至左侧，尾支转至右侧。头支形成空肠和回肠的大部分，位居腹腔中部；尾支形成回肠末端和横结肠的右 2/3。盲肠突最初位于肝下，后降至右髂窝，升结肠随之形成。盲肠突的近段形成盲肠，远段形成阑尾（图 3-35）。

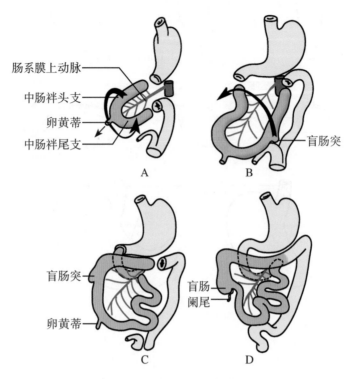

图 3-35　肠发生示意图

当中肠退回到腹腔时，后肠被推向左侧，形成横结肠的左 1/3、降结肠和乙状结肠。后肠末段的膨大部分为泄殖腔（cloaca），其腹侧前端与尿囊相连，末端以泄殖腔膜（cloacal membrane）封闭。人胚发育第 6 ~ 7 周，尿囊与后肠之间的间充质增生，形成一个突入泄殖腔的镰状隔膜，称为尿直肠隔（urorectal septum）。当其与泄殖腔膜融合后，泄殖腔即被分隔为腹侧的尿生殖窦（urogenital sinus）与背侧的原始直肠。尿生殖窦将发育成膀胱和尿道；原始直肠则分化为直肠和肛管上段（图 3-36）。泄殖腔膜也被分为腹侧的尿生殖窦膜（urogenital membrane）和背侧的肛膜（anal membrane）。肛膜的外方为外胚层向内凹陷形成的肛凹。第 8 周末，肛膜破裂，肛凹加深并演变为肛管的下段。肛管上段的上皮来源于内胚层，下段的上皮来源于外胚层，两者之间以齿状线分界（图 3-37）。

胚胎早期，大小肠结构不易区分。肠的分化如绒毛和肠腺的形成，以及肠上皮细胞的分化，都是从头部向尾端逐步进行的。

知识拓展：肠壁的分化

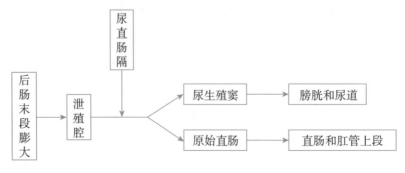

图 3-36　泄殖腔分隔简图

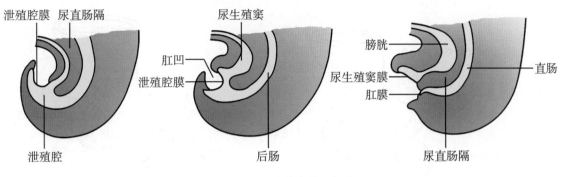

图 3-37 泄殖腔分隔示意图

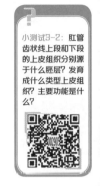

四、肝和胆的发生

人胚发育第 4 周初，前肠末端近卵黄囊处的腹侧壁内胚层上皮增生，形成一个囊状突起，称为肝憩室（hepatic diverticulum），为肝和胆的原基。肝憩室生长迅速并伸入到原始横膈内，末端膨大，并分为头、尾两支。头支较大，是肝的原基；尾支较小，是胆囊及胆道的原基。头支生长迅速，形成许多树枝状分支，近端分化为肝管及小叶间胆管，末端分支吻合成网，形成肝索。肝索上下叠加，形成肝板。卵黄静脉和脐静脉在肝索间反复分支，形成肝血窦。人胚胎发育第 9 周，中央静脉逐渐形成，肝板与肝血窦围绕中央静脉，形成肝小叶。人胚胎发育第 2 个月，肝细胞之间形成胆小管，内胚层上皮也相继形成肝内胆管。第 3 个月开始合成胆汁。

肝憩室尾支发育成胆囊和胆囊管。胆囊腔面衬以由内胚层分化来的单层柱状上皮，其结缔组织和肌层由胃腹系膜内的间充质分化而成。肝憩室的基部发育为胆总管，最初开口于十二指肠腹侧壁，随着十二指肠的转位，胆总管的开口逐渐移至十二指肠的背内侧，并与胰腺导管合并共同开口于十二指肠。胆、胆总管及肝管最初无腔，之后重建，至人胚发育第 7 周才出现管腔（图 3-38）。

胎儿期，肝细胞功能活跃，很早就能合成多种血浆蛋白和甲胎蛋白，出生后不久停止。人胚发育第 6 周，造血干细胞从卵黄囊迁移至肝内形成大量原始血细胞集落并开始造血，胚胎早期肝的造血功能非常旺盛，造血灶内除大量的红细胞之外，还有少量的粒细胞系和巨核细胞系的细胞。肝造血功能在人胚胎第 6 个月之后逐渐减弱，至出生时基本停止。人胚胎发育第 4 个月，肝细胞即分泌胆汁并有解毒功能。

五、胰腺的发生

人胚发育第 4 周末，前肠尾端内胚层细胞增生，形成两个憩室；先出现的一个位于背侧，与肝憩室相对，称为背胰芽（dorsal pancreas bud）；后出现的一个位于腹侧，紧靠肝憩室的尾侧缘，称为腹胰芽（ventral pancreas bud）。两者的上皮细胞增生并反复分支，形成腺泡和各级导管，背胰芽、腹胰芽分别分化成为背胰和腹胰，它们各有一条贯穿腺体全长的总导管，分别称为背胰管和腹胰管。人胚发育第 5 周，当肝憩室基部伸长，形成胆总管时，腹胰管便成了胆总管上的一个分支。由于胃和十二指肠方位的变化和肠壁的不均等生长，腹胰经右侧转向背侧并与背胰融合，形成一个胰腺。腹胰形成胰头的下份；背胰形成胰头上份、胰体和胰尾。背胰管的近侧段退化，远侧段与腹胰管通连，形成主胰导管，与胆总管汇合后，共同开口于十二指肠乳头（图 3-38）。

胰腺的实质来源于原始消化管的内胚层。人胚胎发育第 2～3 个月，胰腺导管内的干细胞进入间充质并分化成上皮细胞索，之后逐渐分化为各级导管和腺泡。人胚胎发育第 3 个月末，胰腺

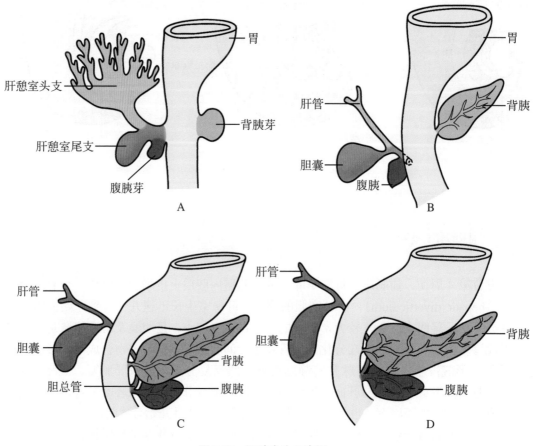

图 3-38　肝胰发生示意图
A、B：早期；C、D：晚期

小导管的部分上皮细胞增殖并向管腔外突出、聚集成团，最终脱离管壁形成独立的胰岛。人胚胎发育第 4 个月，胰岛内出现 A 细胞和 B 细胞。第 5 个月开始行使内分泌功能。

六、消化系统的常见先天畸形

1. **消化管闭锁或狭窄**　在消化管的发生过程中，管壁上皮细胞曾一度过度增生，堵塞管腔。当重建受阻时，致消化管某段管腔狭窄或闭锁，常见于食管和十二指肠（图 3-39）。

2. **回肠憩室**　又称为梅克尔憩室（Meckel diverticulum），是由于卵黄蒂退化不全所致，为回肠壁上距回盲部 40 ～ 50 cm 处的囊状突起，其顶端可有纤维索连于脐。一般无临床症状，有时可发生肠扭转或肠梗阻（图 3-40A）。

3. **脐粪瘘（umbilical fistula）**　又称为脐瘘。由于卵黄蒂未退化，在脐和肠之间残留瘘管所致，粪便可通过瘘管溢出（图 3-40B）。

4. **先天性脐疝**　由于脐腔未闭锁，导致脐部残留一个孔与腹腔相通，称为先天性脐疝（congenital umbilical hernia）。腹内压增高时，肠管可从脐部膨出（图 3-40C）。

5. **先天性巨结肠（congenital megacolon）**　又称"希尔施普龙病"（Hirschsprung disease），多见于乙状结肠，由于神经嵴细胞未能迁移至该段肠壁中，壁内副交感神经节细胞缺如，肠壁收缩乏力，肠腔内容物淤积而致肠管扩张。

6. **肛门闭锁（imperforate anus）**　又称为不通肛，由于肛膜未破或肛凹未能与直肠末端相通引起，并常因尿直肠隔发育不全而伴有直肠尿道瘘（图 3-41）。

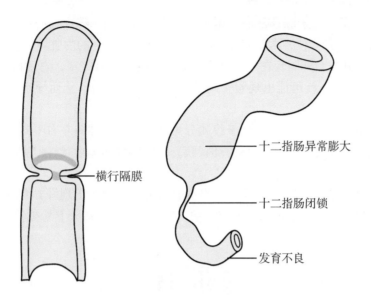

图 3-39 消化管狭窄或闭锁示意图

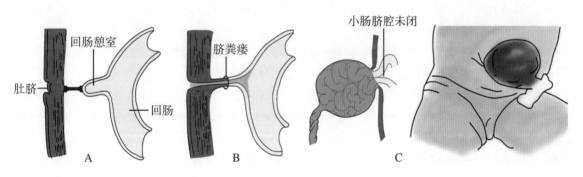

图 3-40 回肠憩室
（A）脐粪瘘；（B）先天性脐疝；（C）示意图

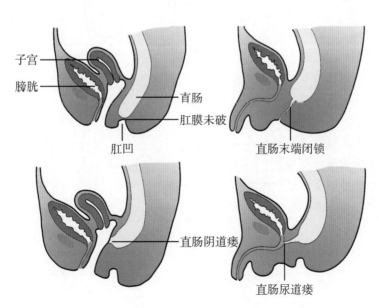

图 3-41 肛门闭锁示意图

7. **肠袢转位异常**　由于肠袢从脐腔退回腹腔时，未发生旋转，或转位不全，或反向转位，而形成各种各样的消化管异位，常伴有肝、脾、胰，甚至心、肺的内脏异位。

8. **胆管闭锁**　肝内、外胆管在发生过程中有一个管腔暂时闭塞，之后再重新管腔化的过程。如果管腔重建过程受阻，就可能出现胆管闭锁（biliary atresia），从而导致先天性新生儿阻塞性黄疸。

9. **环状胰**（anular pancreas）　由于腹胰分为两叶，并分别向左右不同方向绕至十二指肠背侧，融合形成环绕十二指肠的胰腺，称为环状胰。环状胰大多无症状，但有时会压迫十二指肠和胆总管，甚至引起十二指肠梗阻。

10. **肝分叶异常**　有肝左叶发育不全、肝异常分叶等，也可出现肝异常增生，如肝右叶向下伸出一舌状叶，可粘连于结肠肝曲，也可伸达脐部或右髂嵴，临床上易被误诊为肿瘤或肾下垂，一般不影响肝功能。

小　结

消化管指从口腔到肛门的连续性管道，包括口腔、咽、食管、胃、小肠、大肠和肛门。从食管到大肠，各段有相似的共同结构特征，其管壁组织结构由内向外依次分为黏膜、黏膜下层、肌层和外膜4层，更具有与其不同消化吸收功能相适应的特定组织结构，其中黏膜是各段消化管组织结构差异最大的部分。

唾液腺是经导管开口于口腔的外分泌腺的总称，大唾液腺主要包括腮腺、下颌下腺和舌下腺，为复管泡状腺，由反复分支的导管和末端的腺泡构成。

肝分泌胆汁参与脂类物质的消化和吸收，是人体最大的消化腺，肝功能复杂多样，在机体的新陈代谢中具有合成、分解、转化、贮存、解毒、参与免疫等多种重要作用；肝小叶是肝的基本结构和功能单位，肝细胞有3种不同的功能面：血窦面、胆小管面和肝细胞连接面。

胰腺由外分泌部和内分泌部组成，外分泌部为纯浆液性腺，分泌的胰液含多种消化酶，经导管入消化管道；内分泌部即胰岛，由分泌胰岛素、胰高血糖素等的内分泌细胞组成。

原始消化管的前肠分化为胃和十二指肠上段、肝、胆、胰腺等；中肠分化为十二指肠下段至横结肠右2/3部；后肠分化为横结肠的左1/3至肛管上段的消化管。

知识拓展：甲状舌管囊肿

知识拓展：颜面形成

第三章整合思考题解析

整合思考题

1. 分析小肠组织结构与其消化吸收功能的关系。
2. 简述胃黏膜耐受胃酸的机制。
3. 消化管各段的上段组织分别起源于原始消化管哪一段？比较胃和肠的组织结构。
4. 比较三大唾液腺的结构特点。
5. 描述肝小叶的组织结构。
6. 简述胰腺外分泌部的组织结构和功能。
7. 简述泄殖腔的分隔和发育。

（王作云　杨桂枝　徐　健）

第四章　消化系统的生理功能

导学目标

通过本章内容的学习，学生应能够：

※ **基本目标**

1. 说明消化和吸收的概念及其生理意义。
2. 解释消化道平滑肌的生理功能及生理特性。
3. 总结主要胃肠激素对消化功能的调节作用。
4. 总结消化道神经分布特点及自主神经在消化道功能调节中的生理意义。
5. 掌握胃和小肠的运动形式及其生理意义。
6. 分析胃液、胰液和胆汁的性质、成分、作用及分泌调节。
7. 理解小肠液的分泌及调节。
8. 理解大肠的运动形式及其调节。
9. 总结小肠吸收营养物质的结构基础、途径和机制。
10. 解释水、无机盐的吸收方式。
11. 理解糖类物质的吸收方式。
12. 区分蛋白质、脂质等的吸收方式及途径。

※ **发展目标**

1. 综合运用本章内容，理解 Cajal 间质细胞在消化道平滑肌运动中的关键作用。
2. 综合运用本章内容，理解胃肠平滑肌兴奋 - 收缩耦联的生理意义。
3. 综合运用本章内容，理解肠 - 脑轴在消化功能调节中的作用。
4. 综合运用本章内容，举例说明一个鸡腿堡在消化道的消化吸收过程。
5. 综合分析行胃大部切除术或回肠切除术后的患者可出现贫血的类型及原因。
6. 综合运用本章内容，解释营养物质的消化与吸收方式。

第一节　消化系统生理功能概述

消化系统（digestive system）主要由消化道和消化腺两大部分组成。消化道由口腔至肛门的肌性管道组成，长度为 8 ~ 10 m。在整个消化道的肌肉组织中，除口、咽、食管上端和肛门外括约肌是骨骼肌外，其余部分均为平滑肌。消化道平滑肌在功能上属于单位平滑肌，这种平滑肌细胞之间通过缝隙连接形成电耦联便于同步性活动。消化道的运动是促进食物的消化和吸收的重要因素。消化腺分为大消化腺和小消化腺两种，大消化腺包括三对唾液腺、肝和胰腺，小消化腺散在分布于消化道管壁的黏膜中，大、小消化腺分泌的消化液对食物分解为最终可吸收成分起关键作用。消化系统的基本功能是消化食物和吸收营养物质并把消化终产物及某些代谢产物排出体外。人体在新陈代谢过程中，不断地从外界环境中摄入蛋白质、脂肪、碳水化合物、维生素、无机盐和水等物质，其中，前3种是通常所说的营养物质，属于天然的大分子物质，不能被人体直接利用，而需要经过消化过程才能被吸收（图4-1）。

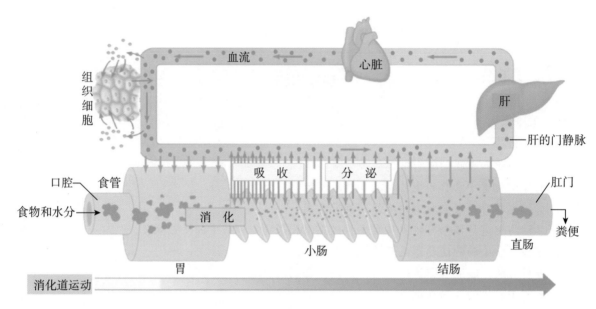

图 4-1　胃肠道消化和吸收模式图
（修订自 Human Physiology，8th ed）

消化道将摄入的食物分解成可吸收的小分子物质，这一过程称为消化（digestion）。消化的过程分为两种，一是通过消化道平滑肌节律性运动将食物进行研磨并与消化液混合、搅拌，同时将食糜依次向远端肠管推送，这一过程称为机械性消化（mechanical digestion）；另一种是通过消化腺分泌的消化酶将各种大分子营养物质分解成可吸收的小分子物质，这一过程称为化学性消化（chemical digestion）。经过消化后的营养成分透过消化道黏膜进入血液和淋巴液，这一过程称为吸收（absorption）。此外，营养物质中无机盐、水和大多数维生素可以直接被吸收利用，不能被消化和吸收的食物残渣以及体内代谢终产物以粪便的形式经直肠和肛门排出体外。消化和吸收是两个紧密联系的过程，受神经和体液等多种因素的调节来完成的。由此可见，消化系统通过食物的消化和吸收为机体的新陈代谢源源不断地提供养料和能量。此外，消化道作为开放的系统，不断从外界摄入的食物中接受抗原物质和病原微生物的刺激，成为名副其实的防御系统的第一道防线（表4-1）。研究表明，约70%的免疫细胞分布在消化道，构成消化道免疫稳态系统，在疾病防御中起着非常重要的作用。例如，胃肠道黏膜免疫系统吞噬和清除侵入胃肠道的病毒、细菌、毒素和抗原物质，肠道吸收营养物质的同时防止食物抗原产生过敏反应并阻止病原微生物侵入。

表 4-1 消化系统的基本生理功能

功能	概念			作用及生理意义
消化	消化道将食物分解为可吸收的小分子物质的过程	机械性消化	以平滑肌收缩为基础的消化道节律性收缩和舒张所起的消化作用	摄取、研磨食物并与消化液充分混合；推送食物，排除残渣（排便）
		化学性消化	通过消化道、胰腺和肝分泌的消化液对消化产物进一步的分解过程	将食物中的大分子物质分解为可吸收的小分子物质；维持消化道内适宜的酸碱度
吸收	通过消化道黏膜上皮细胞将经过消化的营养成分转运到血液或淋巴循环的过程			为机体的新陈代谢提供营养物质和水分等
内分泌	由消化道黏膜的内分泌细胞合成和分泌，在细胞之间传递信息的高效能生物活性物质，通过血液循环运输到靶细胞产生作用			机体最大的内分泌系统，调节多种生理功能，如消化和吸收、肠道稳态、摄食、糖脂代谢稳态等
免疫	胃肠道黏膜免疫系统吞噬和清除侵入胃肠道的病毒、细菌、毒素和抗原物质的过程			防止机体对食物抗原产生过敏反应，并阻止病原微生物侵入

一、消化道平滑肌的特性

消化道平滑肌运动是由消化道管壁上的纵行和环行两层平滑肌节律性的收缩和舒张来实现的。这种节律运动为消化道提供动力，参与食物的机械性消化，并通过促进食糜与消化液的混合来协调化学消化并促进吸收。

（一）消化道平滑肌的一般生理特性

消化道平滑肌除具有肌肉组织的共同特性，如兴奋性、传导性和收缩性外，还具有以下固有的特性。①具有自律性（automatic rhythmicity）：消化道平滑肌在离体或离开神经支配的情况下，置于适宜的环境中仍具有自动节律性收缩和舒张的特性，称为自动节律性，但其节律较心脏慢；②富有伸展性（extensibility）：随着消化道内的内容物增加，消化道平滑肌能够进行很大的伸展，以增加其容积的特性。因此，消化过程中随内容物增加消化道管腔的容积也明显增加，充分容纳食物的同时管腔压力变化不大；③兴奋性（excitability）低，收缩缓慢：消化道平滑肌的兴奋性较骨骼肌和心肌低，并且其收缩和舒张都很缓慢；④具有紧张性（tonicity）：消化道平滑肌经常保持一定的张力，即处于一种微弱的持续收缩状态，称为紧张性，这种紧张性不仅是消化道平滑肌其他运动形式的基础，也使胃、肠等维持一定的形状和位置；⑤对不同刺激的敏感性（sensitivity）不同：消化道平滑肌对于缺氧、牵张、温度和化学刺激等特别敏感，但对电刺激、刀割或针刺等机械刺激不敏感。

（二）消化道平滑肌的电生理特性

消化道平滑肌的电活动有明显的特征，即膜电位并不是保持在某一个固定水平，而是自动、缓慢、节律性去极化和复极化的波动。消化道平滑肌细胞膜电位变化可分为三种，即静息电位、慢波电位和动作电位。

1. 静息电位（resting potential） 消化道平滑肌的静息电位主要由 K^+ 的平衡电位形成，电位不稳定，波动性较大。将微电极插入胃肠平滑肌细胞内可记录到消化道平滑肌的静息电位，其实测值为 $-60 \sim -50$ mV。此外，Na^+、Cl^-、Ca^{2+} 和生电性钠泵也参与了静息电位的产生，这可能是其绝对值略小于骨骼肌和神经细胞静息电位的原因。

2. **慢波（slow wave）电位**　消化道平滑肌细胞在静息电位的基础上，膜电位自发、缓慢、节律性的、轻度的去极化和复极化的电变化称为慢波电位。因慢波频率对平滑肌的收缩节律起决定性作用，故又称基本电节律（basic electric rhythm）。慢波的波幅为 10～20 mV，持续时间由数秒至十几秒，频率随不同的部位而异，人胃的慢波频率为 3～6 次 / 分，十二指肠为 10～12 次 / 分，从十二指肠开始向下其频率逐渐下降，至回肠末端为 8～9 次 / 分，结肠为 7～8 次 / 分（图 4-2）。

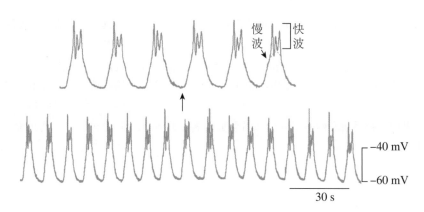

图 4-2　小鼠胃窦平滑肌细胞慢波和快波电位

研究表明，引起慢波的起搏细胞（pacemaker cell）是存在于纵行肌和环行肌之间的 Cajal 间质细胞（interstitial cell of Cajal，ICC）。ICC 根据分布不同主要分两种，一种是分布在环行肌和纵行肌之间与肌间神经丛重叠分布的肌层间 ICC（intermucular layer ICC，ICC-MY），该类 ICC 具有起搏功能，是消化道平滑肌自律性来源；另一种是分布于平滑肌细胞之间的肌间 ICC（intramuscular ICC，ICC-IM），ICC-IM 参与神经兴奋向平滑肌的传递过程。ICC 细胞膜上表达一种 anoctamin-1（ANO1）蛋白，ANO1 是一种钙激活的氯通道（calcium-activated chloride channel，CaCC），参与 ICC-MY 起搏电流（pacemaking current）的形成过程。ICC-MY 产生的慢波通过 ICC 网络扩布，同时通过 ICC 与平滑肌间的缝隙连接传递给平滑肌。

知识拓展：胃肠道平滑肌自律性产生的起搏细胞及其起搏机制

3. **动作电位（action potential）**　理化因素刺激或慢波的去极化达到阈电位（–40 mV）时，消化道平滑肌在慢波的波峰上出现数量不等的快速的电位波动，称为快波（fast wave）（图 4-2）。这种快速电位波动就是平滑肌细胞的动作电位，其时程为 10～20 ms，每个快波的幅度和出现的数量不等。通常兴奋性神经递质，如乙酰胆碱使慢波幅度、快波的频率和幅度均增加，而抑制性递质，如一氧化氮（nitric oxide，NO）则相反。与神经细胞或骨骼肌相比消化道平滑肌动作电位有以下特点：①消化道平滑肌细胞动作电位的去极化主要依赖于 L- 型钙通道开放引起的 Ca^{2+} 内流，因此锋电位上升慢，持续时间长；②复极化由 K^+ 外流所致，且 K^+ 的外向电流与 Ca^{2+} 的内向电流在时间过程上几乎相同，因此，锋电位的幅度较低，且大小不等。

一般来讲，消化道平滑肌在慢波的基础上产生快波，而快波启动平滑肌的收缩。研究表明，平滑肌细胞存在机械阈（mechanical threshold）和电阈（electrical threshold）两个临界膜电位值。当慢波去极化达到或超过机械阈时，细胞内 Ca^{2+} 增加到足以激活平滑肌细胞收缩的水平，平滑肌出现小幅度收缩（收缩幅度与慢波幅度呈正相关），而不一定引起动作电位；当慢波去极化达到或超过电阈时，则引起动作电位发放，即形成快波，这时进入细胞内的 Ca^{2+} 更多，收缩进一步增强，慢波上负载的动作电位数目越多或幅度越高，肌肉的收缩就越强。通常当胃肠平滑肌接受 ICC 的起搏电流或受到各种理化因素刺激使慢波去极化达到阈电位时，即可产生快波。

综上所述，平滑肌慢波、动作电位和收缩之间具有如下关系。动作电位在慢波去极化的基础上发生，收缩主要发生在动作电位之后。因此，慢波是平滑肌收缩的起步电位，是平滑肌收缩节律的控制波，它决定消化道运动的方向、节律和速度。

（三）胃肠平滑肌兴奋 - 收缩耦联

胃肠平滑肌收缩与骨骼肌和心肌一样也是通过兴奋 - 收缩耦联（excitation-contraction coupling）介导。胃肠平滑肌兴奋 - 收缩耦联也是由细胞内 Ca^{2+} 所介导，而 Ca^{2+} 来自细胞外 Ca^{2+} 内流和细胞内钙库的释放。细胞外 Ca^{2+} 进入细胞内的主要通道是电压依赖性钙通道（voltage-dependent calcium channel，VDCC）和受体操控的 Ca^{2+} 通道（receptor-operated Ca^{2+} channel，ROC），ROC 属于瞬时受体电位（transient receptor potential，TRP）通道家族。

胃肠平滑肌细胞兴奋 - 收缩耦联过程可以归纳为：平滑肌的兴奋性刺激，如神经、体液因素等作用于平滑肌细胞，激活 ROC 使膜电位去极化，一方面激活 VDCC 激活，另一方面刺激三磷酸肌醇诱导的钙释放 [inositol-（1,4,5）-triphosphate induced Ca^{2+}release，IICR] 过程，最终细胞内钙水平增加；Ca^{2+} 与钙调蛋白结合，激活肌球蛋白轻链激酶，使肌球蛋白分子亚单位磷酸化，肌球蛋白的横桥与肌动蛋白结合启动肌丝滑行即平滑肌收缩（图 4-3）。

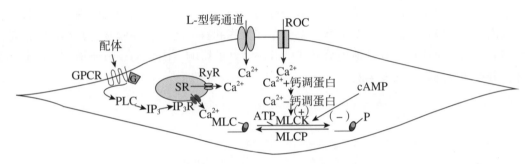

图 4-3　胃肠平滑肌兴奋 - 收缩耦联示意图
MLC：肌球蛋白轻链；MLCK：肌球蛋白轻链激酶；MLCP：肌球蛋白轻链磷酸酶

二、消化腺的分泌功能

消化液主要由口腔内的唾液腺还有广泛分布于消化道黏膜的胃腺、小肠腺、大肠腺以及胰腺和肝分泌。消化液成分由各种有机物（消化酶、黏液和抗体等）、无机盐和水组成，成人每日由各种消化腺分泌的消化液总量为 6 ~ 8 L，其中绝大部分被胃肠道黏膜重吸收，少量和食物残渣一起排出。消化液的主要功能为：①稀释食物，使其渗透压与血浆渗透压接近，利于营养物质的吸收；②为各种消化酶提供适宜的 pH 环境；③消化液中的多种消化酶水解食物中的大分子营养物质，使之便于被吸收；④消化液中的黏液、抗体等保护消化道黏膜免受理化因素的损伤和抵抗病原微生物的侵害。

消化液的分泌受神经、体液因素的调节，如迷走神经兴奋时刺激消化腺体，包括唾液腺、胃腺、肠腺、胰腺和胆汁的分泌增加。交感神经兴奋对腺体分泌起双重作用，如单独刺激交感神经使腺体分泌轻度增加，而在副交感神经或体液因素使腺体分泌增加情况下，刺激交感神经则使腺体分泌减少。肠神经也可以调节消化液的分泌，如肠黏膜的化学刺激或扩张的机械刺激能够通过局部的黏膜下神经丛调节消化液的分泌。体液因素，如消化道黏膜分泌的各种胃肠激素通过内分泌或旁分泌作用于消化道黏膜，或肠腔内的各种化学物质也可以通过直接刺激黏膜调节消化液分泌。

知识拓展：人体各种消化液的特点

知识拓展：消化腺外分泌过程

知识拓展：肝的分泌功能

三、消化道的内分泌功能

胃肠道中内分泌细胞总数远远超过体内其他内分泌细胞的总和，因此被认为是体内最大，也是最复杂的内分泌器官。胃肠道黏膜中分布着 40 多种内分泌细胞，合成和分泌多种具有生物学活性的化学物质，由于其主要在胃肠道内发挥作用，因此把这些具有生物学活性的化学物质统称为胃肠激素（gastrointestinal hormone，gut hormone）。

（一）消化道的内分泌细胞

胃肠道黏膜中的内分泌细胞具有摄取胺的前体、进行脱羧产生肽类或活性胺的能力。通常将这类细胞统称为胺前体摄取和脱羧细胞（amine precursor uptake and decarboxylation cell，APUD cell），简称 APUD 细胞。APUD 细胞也广泛存在于神经系统、甲状腺、肾上腺髓质、腺垂体等组织。

在形态学上，胃肠道内分泌细胞分为开放型和闭合型两类，其大多数为开放型细胞，少数为闭合型细胞。开放型细胞的形态特征是细胞呈锥形，顶端有微绒毛伸入胃肠腔内，直接接受理化刺激，从而引起分泌活动。闭合型细胞主要分布在胃底和胃体的黏膜和胰腺，其形态特征是无微绒毛，因此它的分泌受神经和其他内分泌或旁分泌激素的影响（图 4-4）。胃肠道主要内分泌细胞的名称、分布和分泌物质见表 4-2。

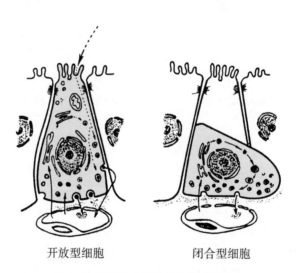

开放型细胞　　　　　闭合型细胞

图 4-4　消化道内分泌细胞形态模式图
箭头所示为激素的合成和释放过程

表 4-2　消化道主要内分泌细胞的种类、分泌物质和分布

细胞种类	分泌物质	分布部位
α 细胞	胰高血糖素（glucagon）	胰岛
β 细胞	胰岛素（insulin）	胰岛
D 细胞	生长抑素（somatostatin）	胰岛、胃、小肠、结肠
PP 细胞	胰多肽（pancreatic polypeptide）	胰岛、胰腺外分泌部、胃、小肠、大肠
G 细胞	促胃液素（gastrin）	胃窦、十二指肠
X/A 样细胞	食欲刺激素（ghrelin）	胃、小肠

续表

细胞种类	分泌物质	分布部位
I 细胞	缩胆囊素（cholecystokinin）	小肠上部
K 细胞	抑胃肽（gastric inhibitory polypeptide）	小肠上部
S 细胞	促胰液素（secretin）	小肠上部
MO 细胞	胃动素（motilin）	小肠上部
N 细胞	神经降压素（neurotensin）	回肠
L 细胞	胰高血糖素样肽 -1（glucagon-like peptide-1）	小肠下部、结肠

（二）胃肠激素的分泌方式

胃肠激素分泌后，大多数（如促胃液素、促胰液素、缩胆囊素、抑胃肽等）经血液循环途径发挥作用，即远距分泌，也称内分泌（endocrine）；有些则局部释放作用于其附近的细胞（如生长抑素），称为旁分泌（paracrine）；有些胃肠激素作为神经递质或神经调质（如 VIP、P 物质等）起作用，属于神经分泌（neurocrine）；也有一些胃肠激素（如促胃液素、胰多肽）可直接分泌入胃肠腔内发挥作用，称为腔分泌（solinocrine）；还有些胃肠激素分泌到细胞外，扩散到组织间隙，再反过来作用于分泌该激素的细胞本身，称为自分泌（autocrine）。消化道内还存在有大量的分泌单胺类物质的内分泌细胞，如肠嗜铬细胞（enterochromaffin cells）释放 5-HT 等，肠嗜铬样细胞（enterochromaffin-like cells，ECL cells）释放组胺等。它们往往表现为多种分泌方式（图 4-5）。

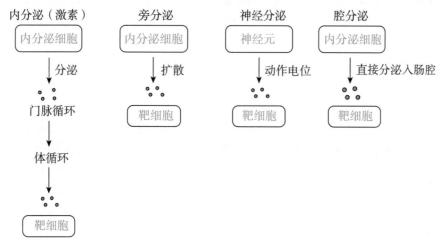

图 4-5　胃肠道激素的分泌方式

（三）胃肠激素的主要作用

1. 调节消化腺的分泌和消化道的运动　不同胃肠激素对不同的消化腺、平滑肌和括约肌产生不同的调节作用（表 4-3）。一种激素可调节多种消化功能，而一种消化功能又往往接受多种激素的调节。

表 4-3　消化道主要内分泌激素及其生理功能

激素名称	分泌细胞	引起释放的刺激	主要生理作用
促胃液素	胃窦、十二指肠、空肠上段 G 细胞	蛋白质消化产物、迷走神经兴奋、胃扩张	促进胃酸和胃蛋白酶原分泌；使胃窦和幽门括约肌收缩；促进胃排空，促进胃肠运动和胃肠上皮生长
缩胆囊素	十二指肠、空肠 I 细胞	蛋白质消化产物、脂肪酸	刺激胰液分泌、胆囊收缩和 Oddi 括约肌松弛，增强小肠和大肠运动，抑制胃排空，促进胰腺 / 胆囊外分泌部的生长
促胰液素	十二指肠 S 细胞	H^+、脂肪酸	刺激胰液、胆汁中的 HCO_3^- 分泌，抑制胃酸分泌和胃排空，促进胰腺外分泌部的生长
抑胃肽	十二指肠、空肠 K 细胞	葡萄糖、脂肪酸和氨基酸	刺激胰岛素分泌，抑制胃液分泌，抑制胃排空
胃动素	小肠上部 MO 细胞	迷走神经、盐酸和脂肪	在消化间期刺激胃和小肠的运动
食欲刺激素	胃 X/A 样细胞	饥饿、血糖或血脂降低、必需氨基酸	增加摄食量，增强胃动力，抑制胰岛素分泌
胰高血糖素样肽 -1	小肠 L 细胞	葡萄糖、脂肪酸和氨基酸	促进胰岛素分泌，抑制摄食、胃动力、胃酸分泌

2. 调节其他激素的释放　胃肠激素如促胃液素 (gastrin)、促胰液素 (secretin)、缩胆囊素 (cholecystokinin，CCK) 在大剂量时都有促进胰岛素分泌的作用，而抑胃肽 (gastric inhibitory polypeptide，GIP) 在生理条件下即可刺激胰岛素的分泌。胰高血糖素 (glucagon) 可通过升高血糖浓度而间接刺激胰岛素分泌，也可直接刺激胰岛 β 细胞分泌胰岛素。

3. 发挥营养作用 (trophism)　某些胃肠激素对消化道组织的代谢和生长具有促进作用，称为营养作用。这种作用可能与促进胃肠道黏膜的 DNA、RNA 和蛋白质合成有关。临床观察到，切除胃窦的患者，由于血清促胃液素减少，胃黏膜发生萎缩；而患有促胃液素瘤的患者则多伴有胃黏膜增生肥厚。

4. 调节代谢功能　消化道内分泌激素广泛参与机体能量代谢的调节，包括摄食、糖脂稳态等 (表 4-3)。这些内分泌激素大多数具有抑制摄食的作用，而胃 X/A 样细胞分泌的食欲刺激素是目前已知的唯一一种刺激摄食的消化道激素。L 细胞分泌的胰高血糖素样肽 -1 (glucogan-like peptide1，GLP-1) 除了具有改善糖代谢功能之外，还能抑制摄食、减轻体重，因此，GLP-1 临床上已经作为糖尿病和肥胖治疗的一线药物。此外，传统胃肠道激素如促胰液素最近也被发现具有抑制摄食、刺激脂肪产热的作用。

5. 影响免疫功能　胃肠激素对免疫细胞增生及细胞因子的释放、免疫球蛋白的生成、白细胞的趋化与吞噬作用等有广泛的影响。此外，很多免疫细胞也能产生胃肠激素，如巨噬细胞可分泌 P 物质、生长抑素、铃蟾素等。

（四）脑 - 肠肽

一些最初在胃肠道内发现的肽类激素也存在于中枢神经系统，而原来认为只存在于中枢神经系统的神经肽也在消化道中被发现，这些双重分布的多肽被统称为脑 - 肠肽 (brain-gut peptide)。已发现的脑 - 肠肽有促胃液素、CCK、胃动素 (motilin)、生长抑素、神经降压素等 20 多种。脑 - 肠肽概念的提出，揭示了神经系统和消化系统之间存在着密切的内脏联系。脑 - 肠肽具有广泛的生物学活性，如参与消化道运动、消化腺的分泌、摄食活动、代谢、免疫功能和细胞保护等功能的调节。

四、消化系统的神经支配

消化道的神经支配包括内在神经系统（intrinsic nervous system）和外来神经系统（extrinsic nervous system）两个部分，两者相互协调，共同调节胃肠功能（图4-6）。内在神经系统是由胃肠道壁内神经丛组成，中枢神经系统通过自主神经系统（交感和副交感）直接或通过壁内神经丛间接支配胃肠道平滑肌、腺体和血管等。此外，胃肠道也通过交感和副交感神经给中枢神经系统传递反馈信息，影响中枢神经系统的功能。所以，中枢神经系统和胃肠道之间广泛信息互动和相互影响的双向环路称为脑-肠轴（brain-gut axis）。脑-肠轴涉及中枢神经系统（大脑和脊髓）与肠道内在神经系统、内分泌系统和免疫系统之间复杂的相互关系。

知识拓展：脑-肠轴及其生理功能和意义

脑-肠轴的重要性在于它不仅影响着消化系统的功能，如肠道的运动、分泌和免疫反应等，还通过肠道菌群的活动影响脑的功能，如情绪、认知和行为等功能。总之，脑-肠轴是中枢神经系统和胃肠道之间的神经、体液、免疫等双向网络的总称，在调节胃肠道功能和内环境稳态中起着关键作用。

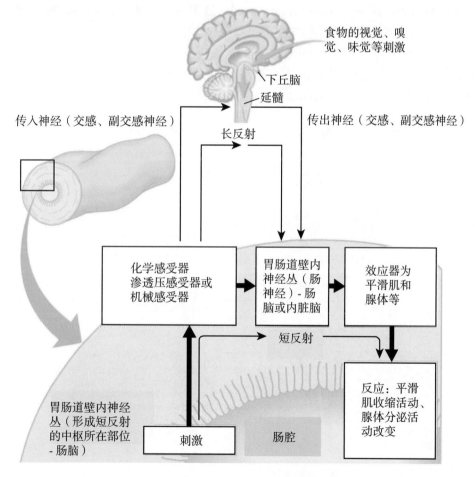

图 4-6　消化道的神经支配示意图

（一）外来神经系统

消化道除口腔、食管上段及肛门外括约肌外，都受交感神经和副交感神经的双重支配，其中副交感神经对消化道平滑肌运动和腺体分泌起兴奋作用，而交感神经起抑制作用。因此，任何激活交感神经的条件（例如运动、愤怒等情绪）都可能减慢或干扰消化功能。

1. 交感神经　支配胃肠的交感神经节前纤维起源于脊髓胸 5 至腰 2 节段侧角，在腹腔神经节、肠系膜神经节或腹下神经节更换神经元，节后纤维大部分分布于壁内神经丛内的胆碱能神经元，抑制其兴奋性；少数交感神经节后纤维也直接支配胃肠道平滑肌、血管平滑肌及胃肠道腺细胞（图 4-7）。交感神经节后纤维释放的递质为去甲肾上腺素，故称为肾上腺素能纤维（adrenergic fiber）通过兴奋肾上腺素能受体，抑制胃肠平滑肌运动和腺体的分泌，同时引起胃肠道括约肌和肠系膜血管收缩，使局部血流量减少。

2. 副交感神经　支配胃肠的副交感神经来自迷走神经和盆神经，其节前纤维直接进入胃肠壁内神经丛，与肠神经元发生突触联系，发出节后纤维支配腺体、上皮细胞、血管和平滑肌细胞（图 4-7）。副交感神经的节后纤维释放的递质为乙酰胆碱，因此称为胆碱能纤维（cholinergic fiber），通过兴奋 M 型胆碱能受体引起胃肠道运动增强、腺体分泌增加。少数胃肠副交感神经节后纤维为非胆碱非肾上腺素能（non-adrenergic non-cholinergic，NANC）纤维，如末梢释放一氧化氮即一氧化氮能神经（nitric oxide energic nerve），肽类物质如血管活性肠肽（vasoactive intestinal peptide，VIP）、P 物质、脑啡肽和生长抑素即肽能神经（peptidergic nerve），末梢释放三磷酸腺苷的神经称为嘌呤能神经（purinergic nerve），这类神经纤维主要起抑制性调节作用，在胃的容受性舒张、机械性刺激引起的小肠充血等过程中起作用。

在交感和副交感神经中，除上述的传出神经外，还存在大量的传入神经，它们可将消化道感受器的各种信息传入中枢，以调节消化系统的活动。在迷走神经中同时包含传入和传出途径的反射被称为迷走 - 迷走反射（vago-vagal reflex）。

知识拓展：迷走 - 迷走反射的反射弧

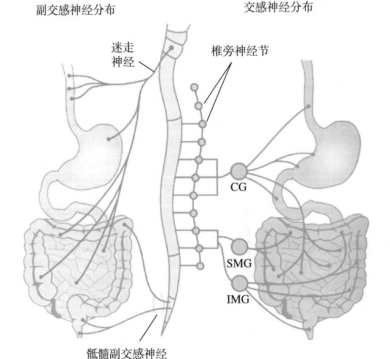

图 4-7　胃肠道自主神经分布示意图
（修订自 Human Physiology，4th ed）
CG：腹腔神经节；SMG：肠系膜上神经节；IMG：肠系膜下神经节

（二）内在神经系统

胃肠道管壁从食管中段到肛门存在内在神经丛系统，又称为肠神经系统（enteric nervous system，ENS），它由分布于黏膜下层的黏膜下神经丛（submucosal plexus）和分布于纵行肌和环行肌之间的肌间神经丛（myenteric plexus）组成（图 4-8）。ENS 包含神经元和神经胶质细胞，其中神经元数量多达 10^8 个，种类有感觉神经元、中间神经元和运动神经元，外来的自主神经可以直接或通过 ENS 间接支配胃肠道。

1. 肌间神经丛 又称 Auerbachm 神经丛，它的神经网络与 Cajal 细胞（ICC）网络重叠分布，其主要为运动神经元，包括兴奋性和抑制性神经元，主要作用于消化道平滑肌细胞和 ICC。肌间神经丛中还有少量的感觉和中间神经元，感觉神经元可以接受肠腔内的理化刺激，如胃肠扩张、胃肠激素等体液因素的刺激，反射性地调节胃肠平滑肌运动。兴奋性神经元释放的递质除了乙酰胆碱，还有 P 物质和缓激肽（bradykinin）等。抑制性神经元除释放去甲肾上腺素外，还有非肾上腺素非胆碱能递质，如 P 物质、NO、VIP、生长抑素、ATP 等，这些递质对消化道平滑肌运动起抑制性调节作用。

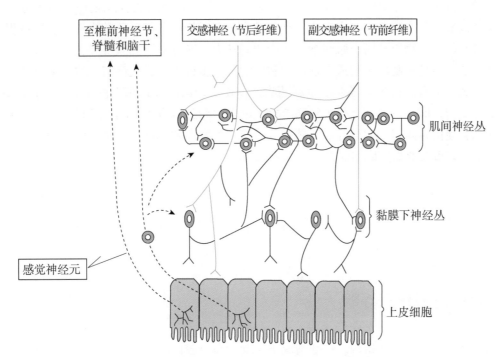

知识拓展：胃肠平滑肌运动单位 SIP 合胞体的生理意义

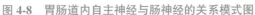

图 4-8 胃肠道内自主神经与肠神经的关系模式图

2. 黏膜下神经丛 又称 Meissner 神经丛，主要作用是调节胃肠黏膜腺体、内分泌细胞和上皮细胞的分泌以及吸收功能，也可以通过调节黏膜下血管活动影响黏膜局部血流量。

肌间神经丛和黏膜下神经丛之间存在广泛神经联系，使这两个神经丛整合为一个功能性神经系统，协调消化道的运动、分泌和吸收功能，这个神经系统包含大量的神经元和神经胶质细胞，构成了 ENS。ENS 是外周神经系统中唯一的可以独立完成反射活动的神经系统，并具有神经元数量和种类繁多，以及复杂多样的化学递质和调质的特点，几乎所有中枢神经系统中的递质和调质均存在于 ENS 的神经元内，这一点与中枢神经系统相似。此外，ENS 具有类似于大脑的记忆和情绪功能，因而称之为"肠脑"（gutbrain）或第二大脑（图 4-6）。中枢神经系统通过交感和副交感神经系统影响 ENS 的活动，肠道也通过躯体和内脏传入纤维向中枢神经系统发送感觉信息。这种脑 - 肠之间的双向联系不仅在维持正常胃肠功能中有重要作用，同时也影响中枢神经系统功能。

五、肠道微生态的概念及意义

微生物广泛分布于人体表面的皮肤、口腔、消化道、呼吸道和生殖道等部位，其编码的基因在数量上远超人类自身编码的基因，达到 150 倍以上。因此，人体是一个共生微生物的载体，超过人体细胞总数十倍的微生物寄生在人体。人类肠道微生物群是一个复杂的生态系统，可以介导人类宿主与其环境的相互作用。肠道微生物群代表了一个复杂的生态系统，有上千种微生物定植或过路，消化道寄生的大量微生物被统称为肠道微生物群，简称肠道菌群（gut microflora）。肠道菌群主要分为益生菌、中性菌和有害菌三种，正常生理情况下三种菌群相互影响，保持某种平衡，不引起疾病，同时菌群与人体相互影响、相互作用，成为具有共生关系的统一体，称为肠道微生态系统（enteric microecological system）。正常成年人的肠道菌群大致可分为主要（优势）菌群和次要菌群。主要菌群占肠道菌群总数的 90% 以上，多为专性厌氧菌，包括双歧杆菌属、消化球菌属、拟杆菌属、乳杆菌属、梭杆菌属等；次要菌群以兼性厌氧菌和需氧菌为主，包括肠球菌属、肠杆菌属、埃希菌属、克雷伯菌属等。

肠道菌群除参与结肠内分解食物残渣、参与维生素和氨基酸的合成之外，还参与人体生长发育、能量调节、免疫防御、物质代谢、衰老及内分泌调控等多种重要的生理和病理过程。研究表明，菌群及代谢产物通过肠内肌间神经丛影响肠动力；通过对肠黏膜屏障紧密连接蛋白影响肠道通透性；通过多种机制影响肠道炎性反应和肿瘤等。多种因素，包括宿主遗传易感性、环境因素、生活方式、饮食、抗生素或非抗生素药物的使用等，影响肠道菌群的组成。最近研究表明，肠道菌群的失衡，即生态失调，与神经系统疾病的发生和进展有关。肠道菌群的干预在神经系统疾病，如孤独症谱系障碍、帕金森病、精神分裂症、多发性硬化症、阿尔茨海默病、癫痫和卒中等的治疗中具有重要的临床应用前景。

第二节　胃肠道运动、消化酶的分泌调节

一、口腔内消化与吞咽

食物的消化是从口腔开始的。一般情况下，食物在口腔内停留的时间仅 15 ~ 20 秒，但却能引起整个消化系统功能状态的改变，为后续的消化和吸收做好准备。在口腔内，通过咀嚼和唾液中酶的作用，食物得到初步消化形成食团，并经吞咽动作通过食管进入胃内。

（一）咀嚼

咀嚼（mastication）是由各咀嚼肌按一定顺序、节律性的收缩和舒张构成的复杂的动作。咀嚼肌（包括咬肌、颞肌、翼内肌、翼外肌等）是骨骼肌，可做随意运动。当食物刺激口腔内感受器和咀嚼肌的本体感受器时，产生传入冲动，可反射性地引起咀嚼。

咀嚼时通过上、下牙以相当大的压力相互接触，将食物切割或磨碎，对食物进行机械性加工，并将切碎的食物与唾液混合形成食团（bolus）以便吞咽。咀嚼还使唾液淀粉酶与食物充分接触而进行初步的化学性消化，并能加强食物对口腔内各种感受器的刺激，反射性地引起胃、胰、肝和胆囊的活动加强，为下一步消化和吸收做准备。

（二）吞咽

吞咽（swallowing）是指口腔内的食团由舌背推动经咽和食管进入胃的过程。吞咽动作是一系列高度协调的反射活动。根据食团在吞咽时经过的部位，可将吞咽动作分为以下三个时期。

1. **口腔期（oral phase）**　食团从口腔进入咽的时期为口腔期。主要通过舌的运动把食团由舌背推入咽部，是受大脑皮质控制的随意运动。

2. **咽期（pharyngeal phase）**　食团从咽部进入食管上端的时期为咽期。食团刺激咽部的触觉感受器，冲动传到位于延髓和脑桥下端网状结构的吞咽中枢，发动一系列快速反射动作，软腭上举，咽后壁向前突出，以封闭鼻、口、喉通路，防止食物进入气管或反流到鼻腔；同时食管上括约肌舒张，以利于食团从咽部进入食管。

3. **食管期（esophageal phase）**　食团由食管上端经贲门进入胃的时期为食管期。此期食团刺激软腭、咽和食管等部位的感受器，冲动传入吞咽中枢引发反射性动作，主要通过食管的蠕动实现。蠕动（peristalsis）由平滑肌的顺序舒缩引起，形成一种舒张波在前、收缩波在后，将食团向食管下端推进的波形运动。蠕动是空腔器官平滑肌普遍存在的一种运动形式（图4-9）。

食管下端距离胃贲门处有一段长 3 ~ 5 cm 的高压区，此处的压力比胃内压高 5 ~ 10 mmHg，虽然在解剖上并不存在括约肌，但在正常情况下，这一高压区能阻止胃内容物反流入食管，起类似括约肌的作用，故将其称为食管下括约肌（low

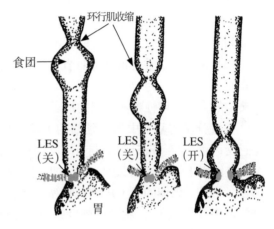

图4-9　食管蠕动的模式图

esophageal sphincter，LES）（图4-9）。食管下括约肌受迷走神经抑制性和兴奋性纤维的双重支配。当食物进入食管后，刺激食管壁的机械感受器，反射性地引起迷走神经的抑制性纤维末梢释放 VIP 和 NO，使食管下括约肌舒张，允许食物进入胃内。当食团通过食管进入胃后，引起迷走神经的兴奋性纤维末梢释放乙酰胆碱（ACh），使食管下括约肌收缩，防止胃内容物反流入食管。食物入胃后引起促胃液素和胃动素等的释放，促进食管下括约肌收缩；而促胰液素、缩胆囊素和前列腺素 A_2 等则能使其舒张。此外，妊娠、吸烟和过量饮酒等可使食管下括约肌的张力降低。当食管下 2/3 部的肌间神经丛受损时，食管下括约肌不能松弛，导致食团入胃受阻，出现吞咽困难、胸骨下疼痛、食物反流等症状，称为食管失弛缓症。

（三）唾液的分泌

人的口腔内有三对大唾液腺，即腮腺、下颌下腺和舌下腺，以及众多散在分布的小唾液腺。唾液（saliva）就是由这些腺体分泌的混合液，每天分泌量为 800 ~ 1500 ml。

1. **唾液的性质和成分**　唾液为无色、无味、近于中性（pH 6.6 ~ 7.1）的低渗液体，其中水分约占 99%，还有少量的有机物、无机物和一定量的气体（如 O_2 和 CO_2）。有机物主要为黏蛋白，还包括免疫球蛋白、氨基酸、尿素、尿酸、唾液淀粉酶（salivary amylase）和溶菌酶等；无机物包括 Na^+、K^+、Ca^{2+}、Cl^- 和 SCN^-（硫氰酸盐）等。

唾液的渗透压随分泌率的变化而有所不同。从腺泡细胞排出时，唾液渗透压与血浆相等，而当分泌率降低时，导管上皮细胞对唾液中的 Na^+ 和 Cl^- 的重吸收增加，使渗透压可降低至约 50 mOsm/(kg·H_2O)；随分泌率的增加，重吸收作用减弱，唾液渗透压可升高至约 300 mOsm/(kg·H_2O)。

2. **唾液的作用**　唾液的主要作用包括：①湿润和溶解食物，使之便于吞咽，并有助于引起味觉；②唾液淀粉酶可水解淀粉为麦芽糖，该酶的最适 pH 为 7.0，随食物入胃后，当 pH 低于

4.5 时完全失活；③清洁和保护口腔，清除口腔内食物残渣，稀释、中和有毒物质，其中溶菌酶和免疫球蛋白具有杀菌和杀病毒作用；④排泄某些进入体内的重金属（如铅、汞）、氰化物和狂犬病毒等。

3. 唾液分泌的调节　在安静情况下，唾液约以 0.5 ml/min 的速度分泌，量少、稀薄，主要作用是湿润口腔，称为基础分泌。进食时唾液分泌明显增多，完全属于神经调节，包括条件反射和非条件反射。

（1）非条件反射性唾液分泌：食物对舌、口腔和咽部黏膜的机械性、化学性和温热性刺激引起的唾液分泌为非条件反射性分泌。非条件反射性唾液分泌可分为口腔期及食管、胃和小肠期。食物进入口腔，刺激口腔内的机械性、化学性和温热性感受器，冲动沿第Ⅴ、第Ⅶ、第Ⅸ、第Ⅹ对脑神经传入延髓，然后通过第Ⅶ、第Ⅸ对脑神经的副交感和交感神经纤维到达唾液腺（以副交感神经为主），引起唾液分泌。来自食管、胃和十二指肠上部的反射也能引起唾液分泌，通常在吞咽刺激性的食物或发生恶心时唾液分泌增多，其主要生理意义在于稀释或中和刺激性物质。

（2）条件反射性唾液分泌：食物的性状、颜色、气味、进食环境、进食信号，甚至与食物和进食有关的第二信号（言语）等，均可引起明显的唾液分泌，称为条件反射性分泌。"望梅止渴"是典型的条件反射性唾液分泌的例子。

唾液分泌的基本中枢是延髓的上泌涎核和下泌涎核，此外，下丘脑和大脑皮质的嗅觉、味觉感受区也参与唾液分泌的调节。支配唾液腺的传出神经主要是副交感神经，其兴奋时末梢释放 ACh，作用于腺细胞 M 受体，通过促进细胞内 IP_3 生成，触发钙库释放 Ca^{2+}，使腺细胞分泌功能加强。另外，腺体的肌上皮细胞收缩，血管舒张，血流量增加，从而增加细胞代谢，最终使唾液分泌增多（图 4-10）。副交感神经兴奋引起的唾液分泌，主要是量多而固体成分少的稀薄的唾液分泌。唾液腺还受交感神经的支配。交感神经末梢释放去甲肾上腺素，作用于腺细胞 β 受体，使细胞内 cAMP 增加，促进唾液腺分泌量少而固体成分多的黏稠的唾液。

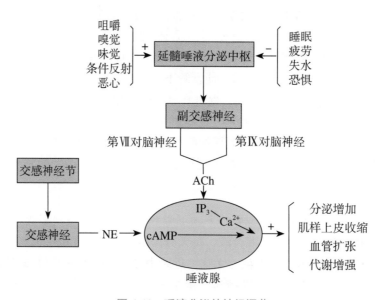

图 4-10　唾液分泌的神经调节

二、胃内消化

胃是消化道中最膨大的部分，具有暂时贮存和初步消化食物的功能。成人胃的容量为 1 ~ 2 L。

食物入胃后，经过胃壁肌肉运动的机械性消化和胃液的化学性消化形成食糜（chyme），再逐次少量地通过幽门排入十二指肠。

（一）胃的运动

胃在消化期和非消化期具有不同的运动功能。消化期胃运动的主要功能是接纳和储存食物，对食物进行机械性消化，使食物与胃液充分混合成为糊状的食糜，然后以适当的速率排入十二指肠。非消化期的胃运动则主要是清除胃内的残留物。

根据胃壁肌层结构和胃运动功能的特点，可将胃分为头区和尾区两部分。头区包括胃底和胃体的上 1/3 部分，其运动较弱，主要功能是接纳和储存食物，调节胃内压以及促进液体的排空；尾区指胃体其余的 2/3 和胃窦，其运动较强，主要功能是磨碎食物，使之与胃液充分混合，形成食糜，并以适合小肠消化吸收的速度将食糜排入十二指肠。

1. 胃运动的主要形式

（1）紧张性收缩： 胃壁平滑肌经常处于一定程度的缓慢持续收缩状态，称为紧张性收缩（tonic contraction）。其在形成一定的胃内压并维持胃的形状和位置，防止胃下垂中具有重要意义。胃紧张性收缩在空腹时即已存在，胃充盈后加强，使胃内压升高，一方面促使胃液渗入食团内部，有利于化学性消化；另一方面由于胃内压增加，协助食糜向十二指肠方向移动。

（2）容受性舒张： 当咀嚼和吞咽时，食物对口腔、咽、食管等处感受器的刺激可反射性地引起胃头区肌肉的舒张，称为容受性舒张（receptive relaxation）。正常成人空腹时胃容量约 50 ml，进食后可达 1.5 L，胃发生容受性舒张能使容量大大增加以适应大量食物入胃，而胃内压却无显著升高。容受性舒张的主要作用是接纳和储存食物。胃的容受性舒张可由吞咽、扩张食管或刺激迷走神经中枢端引起，是通过迷走 - 迷走反射实现的。但参与该反射的迷走神经传出纤维末梢释放抑制性递质，可能是某种肽类物质（如 VIP）或 NO，从而使胃壁肌肉舒张。另外，食物对胃壁的扩张刺激也可以通过迷走 - 迷走反射和内在神经丛反射引起胃壁的舒张，其末梢释放的抑制性递质也是 NO，这种反射称为适应性舒张（adaptive relaxation），其作用主要是根据所摄入的食物特性而调节胃张力。

（3）蠕动： 在空腹时基本不出现胃的蠕动，食物入胃后 5 分钟左右，蠕动便开始。蠕动从胃的中部开始，蠕动波初起时较小，在向幽门传播过程中，波幅和传播速度逐渐增加。胃的蠕动波频率约为 3 次 / 分，每个蠕动波约需 1 分钟到达幽门，表现为一波未平、一波又起。当蠕动波接近幽门时明显增强，形成一个很深的收缩环，幽门开放，可将少量食糜（1 ~ 2 ml）推入十二指肠，故称为"幽门泵"。其后胃窦收缩，幽门关闭，幽门腔中央的食糜不能前行，而被反向推回到近侧胃窦或胃体（图 4-11）。因此，大部分胃窦内容物是通过蠕动环向上挤压向胃体，而不是通过幽门。食糜的这种后退有利于食物和消化液的混合，也对块状食物起碾磨粉碎作用。

胃蠕动的频率受胃平滑肌的慢波控制。胃的慢波起源于胃大弯上部，沿纵行肌向幽门方向传播，频率约 3 次 / 分。迷走神经兴奋、促胃液素和胃动素均可使胃的慢波和动作电位的频率增加，从而使胃的收缩频率和强度增加；交感神经兴奋、促胰液素和抑胃肽则起抑制作用。

2. 胃排空（gastric emptying）及其控制　胃内食糜由胃排入十二指肠的过程称为胃排空。影响胃排空速度的因素主要包括以下三点。

（1）食糜的理化性质和化学组成： 一般来说，稀的流体食物比稠的固体食物排空快，颗粒小的食物比大块的食物排空快，等渗溶液比非等渗溶液排空快。在三种主要食物中，排空最慢的是脂肪，其次是蛋白质，排空最快的是糖类。混合食物由胃完全排空通常需要 4 ~ 6 小时。

（2）胃内因素促进胃排空： 胃运动是胃排空的动力。胃内容物体积增大使胃壁扩张，刺激胃壁内的机械感受器，冲动通过壁内神经丛的局部反射，以及迷走 - 迷走反射，使胃运动加强。一般来说，胃排空的速率与胃内食物量的平方根呈正比。食物的扩张刺激和化学成分还可引起促胃

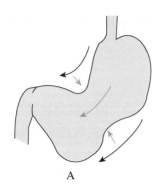
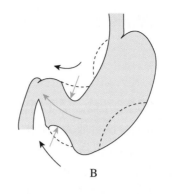
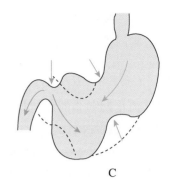

A B C

图 4-11　胃的蠕动示意图

A. 胃蠕动始于胃的中部，向幽门方向推进；B. 胃蠕动可将食糜推入十二指肠；C. 强有力的蠕动波可将部分食糜反向推回到近侧胃窦或胃体，使食糜在胃内进一步被磨碎

液素的释放，促胃液素除促进胃液分泌外，还能加强胃运动，增强幽门泵的活性，其总的效应是促进胃排空。此外，多种胃肠激素如胃动素、食欲刺激素等均具有促进胃运动、促进胃排空的作用。

（3）**十二指肠内因素抑制胃排空**：在十二指肠壁上存在着多种感受器，当食糜进入十二指肠时，酸、脂肪、渗透压及机械扩张都可刺激这些感受器，反射性抑制胃运动，减缓甚至阻止胃排空，这种反射称为肠 - 胃反射（enterogastric reflex），其传出冲动可通过迷走神经、壁内神经丛等途径到达胃。肠 - 胃反射对十二指肠食糜中刺激物和胃酸的存在特别敏感，当十二指肠食糜的 pH 降到 3.5 ～ 4.0 时，即可通过肠 - 胃反射抑制胃排空，延缓酸性食糜进入十二指肠，直到十二指肠食糜被胰液和其他分泌物中和为止，使十二指肠黏膜免受强酸的侵蚀。酸性食糜和脂肪进入十二指肠后，还可引起小肠黏膜释放多种激素，如促胰液素、胆囊收缩素、抑胃肽等，抑制胃运动和胃排空。

胃内因素与十二指肠因素互相配合，共同影响胃排空。随着盐酸在肠内被中和以及食物消化产物被吸收，对胃的抑制性影响便逐渐消失，胃运动又逐渐增强，再推送少量食糜进入十二指肠。如此反复，直到食糜全部由胃排入十二指肠为止。可见，胃排空是在神经和体液因素的控制下间断进行，这是由促进和抑制胃运动的两种机制相互作用，使胃内食糜的排空能很好地适应十二指肠内消化和吸收的速度。

3．**非消化期的胃运动**　移行性复合运动（migrating motor complex，MMC）是指在清醒空腹状态下胃肠出现的以间歇性强力收缩伴有较长静息期为特征的周期性运动，这种运动开始于胃体上部，并向肠道方向扩布。MMC 的每一周期为 90 ～ 120 分钟，它可将胃肠内上次进食后遗留的残渣、脱落的细胞碎片、细菌以及空腹时吞下的唾液等清除干净，因而起着"清道夫"的作用。MMC 的发生和移行受肠道神经系统和胃肠激素的调节，MMC 活动减弱可引起功能性消化不良和肠道内细菌过度繁殖等病症。

4．**呕吐（vomiting）**　是经过一系列复杂的反射活动，将胃及肠内容物从口腔强力排出的过程。当舌根、咽部、胃、大小肠、胆总管、泌尿生殖器官、视觉和前庭器官（如晕船时）等处的感受器受到刺激时都可引起呕吐。冲动经迷走神经和交感神经传入到延髓外侧网状结构背外侧缘的呕吐中枢，传出冲动则沿迷走神经、交感神经、膈神经和脊神经等传至胃、小肠、膈肌和腹壁肌肉等。颅内压增高（脑水肿、脑肿瘤等情况）可直接刺激该中枢而引起喷射性呕吐。由于呕吐中枢在解剖和功能上与呼吸中枢、心血管中枢均有密切联系，因而呕吐时常伴随呼吸和心血管方面的反应。

呕吐前常有恶心、流涎、呼吸急促和心搏加快而不规则等表现。呕吐时，胃和食管下端舒张，膈肌和腹肌强烈收缩，从而挤压胃内容物通过食管进入口腔。同时，十二指肠和空肠上端的蠕动增快并可转为痉挛。由于胃舒张而十二指肠收缩，压力差倒转，使十二指肠内容物流入胃内，故呕吐物中常混有胆汁和小肠液。呕吐是一种具有保护意义的防御性反射，可把胃内有害的物质排出。但持续剧烈的呕吐可造成体内水、电解质和酸碱平衡紊乱。

（二）胃液的分泌

胃对食物的化学性消化是通过胃黏膜中多种外分泌腺细胞分泌的胃液来实现的。胃黏膜中的外分泌腺包括：①贲门腺（cardiac gland），分布于胃与食管连接处的宽为 1 ~ 4 cm 的环状区内，为黏液腺，分泌碱性黏液；②泌酸腺（oxyntic gland），分布于胃底和胃体部，由壁细胞（parietal cell）、主细胞（chief cell）和颈黏液细胞（neck mucous cell）三种细胞组成；③幽门腺（pyloric gland），分布于幽门部，分泌碱性黏液。此外，胃黏膜内还含有多种内分泌细胞，如分泌促胃液素的 G 细胞、分泌生长抑素的 D 细胞、分泌组胺的肠嗜铬样（ECL）细胞和分泌食欲刺激素（ghrelin）的 X/A 样细胞等。

1. 胃液的性质、成分和作用　纯净的胃液（gastric juice）是一种无色的酸性液体，pH 为 0.9 ~ 1.5，含水量为 91% ~ 97%。正常成年人每日分泌的胃液量为 1.5 ~ 2.5 L。胃液成分主要包括盐酸、胃蛋白酶原、黏液、碳酸氢盐（HCO_3^-）、内因子、Na^+、K^+ 和水等。空腹时的基础胃液分泌量很少；进食情况下胃液的分泌量可大大增加，称消化期胃液分泌，一般进食后半小时左右胃液分泌达高峰。

（1）盐酸（hydrochloric acid，HCl）：胃液中的盐酸主要由泌酸腺的壁细胞分泌，也称胃酸（gastric acid）。胃酸有游离酸和结合酸两种形式，两者在胃液中的总浓度称为胃液总酸度。结合酸为与蛋白质结合的盐酸蛋白酸，在纯胃液中绝大部分是游离酸。空腹 6 小时后，在无任何食物刺激的情况下，胃酸也有少量分泌，称为基础胃酸分泌。基础胃酸分泌在不同人或同一人在不同时间也有所不同，一般为 0 ~ 5 mmol/h，且有昼夜节律性，即早晨 5—11 时分泌率最低，下午 6 时至次晨 1 时分泌率最高。在食物或某些药物刺激下，酸排出量可明显增加，正常人的胃酸最大排出量可达 20 ~ 25 mmol/h。男性的胃酸分泌多于女性；50 岁以后，分泌速率即有所下降。一般认为最大胃酸分泌量与壁细胞的数量和功能状态有关。

胃液中 H^+ 浓度为 150 ~ 170 mmol/L，比血浆 H^+ 浓度高约 3×10^6 倍，胃液中 Cl^- 浓度为 170 mmol/L，约 1.7 倍于血浆 Cl^- 浓度。因此，壁细胞分泌 H^+ 是逆巨大浓度梯度进行的主动过程。研究表明，这种逆浓度梯度分泌的能量来源与壁细胞细胞膜上质子泵（proton pump）的活动有关。质子泵是一种转运蛋白，镶嵌于壁细胞顶端膜内陷形成的分泌小管膜上，具有转运 H^+、K^+ 和催化 ATP 水解的功能，故也称 H^+-K^+-ATP 酶。

壁细胞分泌盐酸的基本过程如图 4-12 所示：壁细胞分泌的 H^+ 来自于胞质中水的解离（$H_2O \rightarrow H^+ + OH^-$），质子泵分泌 H^+ 的前提是分泌小管内 K^+ 的存在，而分泌小管内的 K^+ 是壁细胞受刺激时，经细胞顶端膜上的 K^+ 通道由胞质进入分泌小管的，细胞基底侧膜上的 Na^+-K^+-ATP 酶可使细胞外的 K^+ 通过与细胞内的 Na^+ 交换而进入细胞内，以补充由顶端膜丢失的部分 K^+。质子泵每分解 1 分子 ATP 所释放的能量，可驱动一个 H^+ 从胞质进入分泌小管腔，同时驱动一个 K^+ 从分泌小管腔进入胞质。H^+ 与 K^+ 的交换是 1 对 1 的，因而是电中性交换；H^+ 被质子泵泵出后，留在胞质中的 OH^- 在碳酸酐酶（carbonic anhydrase，CA）的催化下迅速与 CO_2 结合，形成 HCO_3^-（$OH^- + CO_2 \rightarrow HCO_3^-$）；生成的 HCO_3^- 在细胞的基底侧膜通过 Cl^--HCO_3^- 交换体被转运出细胞，随后 HCO_3^- 进入血液，而 Cl^- 被转运入胞质，并通过细胞顶端膜特异的 Cl^- 通道进入分泌小管腔，与 H^+ 形成 HCl。

消化期胃酸大量分泌的同时，有大量的 HCO_3^- 进入血液，使血液暂时碱化，形成餐后碱潮（postprandial alkaline tide）现象。壁细胞分泌小管上的质子泵可被其选择性抑制剂奥美拉唑（omeprazole）所阻断，目前该药已在临床上用来有效地抑制胃酸分泌。

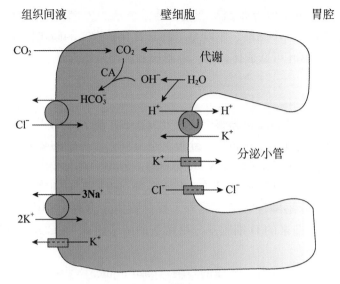

图 4-12　壁细胞分泌盐酸的基本过程模式图

CA：碳酸酐酶

胃内的盐酸具有多种生理作用：①杀死随食物进入胃内的细菌，对维持胃和小肠内的无菌状态具有重要意义；②激活胃蛋白酶原，使之转变为有活性的胃蛋白酶，并且盐酸为胃蛋白酶作用提供了必要的酸性环境；③使食物中的蛋白质变性而易于水解；④盐酸进入小肠后，可引起促胰液素的释放，从而促进胰液、胆汁和小肠液的分泌；⑤盐酸所造成的酸性环境，有助于小肠对铁和钙的吸收。值得注意是，若盐酸分泌过多，会对人体产生不利的影响。过高的胃酸对胃和十二指肠黏膜有侵蚀作用，因而是溃疡病发病的重要原因之一。如果胃酸分泌过少，常可产生腹胀、腹泻等消化不良的症状。

（2）**胃蛋白酶原（pepsinogen）**：是胃液中最重要的消化酶，主要由泌酸腺的主细胞合成与分泌，此外，颈黏液细胞、贲门腺和幽门腺的黏液细胞以及十二指肠近端的腺体也能分泌。胃蛋白酶原以无活性的酶原颗粒形式贮存在主细胞内。迷走神经兴奋、进食及促胃液素等刺激可促进其释放。分泌入胃腔内的胃蛋白酶原在胃酸作用下或在已激活的胃蛋白酶作用下，脱去一个小分子的肽段，转变为有活性的胃蛋白酶（pepsin），其分子量也由 4.35×10^4 减少到 3.5×10^4。

胃蛋白酶能水解食物中的蛋白质，其主要分解产物是胨和胨，而产生的小分子多肽或氨基酸较少。胃蛋白酶只有在酸性较强的环境中才能发挥作用，其最适 pH 为 1.8 ~ 3.5。当 pH 超过 5.0 时，胃蛋白酶将完全失活。

（3）**黏液和碳酸氢盐**：胃液中含有大量的黏液，它们是由胃黏膜表面的上皮细胞、泌酸腺、贲门腺和幽门腺的黏液细胞共同分泌，其主要成分是糖蛋白。由于黏液具有较高的黏滞性和形成凝胶的特性，分泌后即覆盖在胃黏膜的表面，形成一个厚约 500 μm 的凝胶层，它具有润滑作用，可减少粗糙的食物对胃黏膜的机械性损伤。

胃内 HCO_3^- 主要是由胃黏膜的非泌酸细胞分泌，仅有少量的 HCO_3^- 是从组织间液渗入胃腔内。由于胃黏膜表面存在 500 μm 的黏液凝胶层，其黏稠度为水的 30 ~ 260 倍，可显著减慢离子在其中的扩散速度，所以，胃腔中的 H^+ 向黏膜上皮细胞方向扩散的速度，和黏液凝胶层近黏膜细胞侧的 HCO_3^- 向胃腔扩散的速度均明显减慢，并且两者在凝胶层内可以不断发生中和反应，从而形成一个跨黏液层的 pH 梯度。黏液层近胃腔侧呈酸性，pH 约 2.0，而靠近上皮细胞侧呈中性，pH 值约 7.0，因此可有效地防止胃内 H^+ 对胃黏膜的直接侵蚀作用，以及胃蛋白酶对胃黏膜的消化作用。由胃黏膜表面的黏液联合 HCO_3^- 组成的抗胃黏膜损伤的屏障称为黏液 - 碳酸氢盐屏障（mucus-bicarbonate barrier）（图 4-13）。

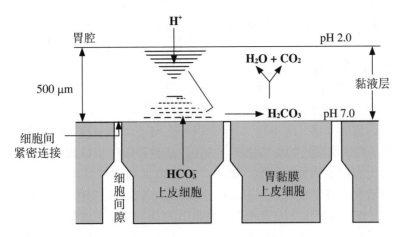

图 4-13　胃黏液 - 碳酸氢盐屏障模式图

此外，机体还有多重胃黏膜保护机制，例如胃上皮细胞的顶端膜和相邻细胞侧膜之间存在的紧密连接构成了胃黏膜屏障（gastric mucosal barrier），可防止胃腔内的 H^+ 向黏膜上皮细胞内扩散。胃和十二指肠黏膜还具有很强的细胞保护作用（见下文）。

（4）**内因子（intrinsic factor）**：是由壁细胞分泌的一种糖蛋白，它有两个活性部位，一个活性部位与进入胃内的维生素 B_{12} 结合成内因子 - 维生素 B_{12} 复合物，保护维生素 B_{12} 在肠道内不被水解酶破坏；当内因子 - 维生素 B_{12} 复合物运行至远端回肠后，内因子的另一个活性部位可与回肠黏膜上相应的受体结合，促进维生素 B_{12} 在远端回肠吸收。维生素 B_{12} 是红细胞成熟必需的辅酶，其吸收障碍会引起巨幼红细胞性贫血。各种能引起胃液分泌的刺激，如迷走神经兴奋、组胺和促胃液素等都可使内因子分泌增加。而胃大部切除、广泛性萎缩性胃炎和胃酸缺乏的患者，内因子分泌减少。

2. 胃和十二指肠的细胞保护作用　人的上消化道（从口到十二指肠近段）经常会受到许多理化因素的刺激（高渗和低渗液体、温度 0 ~ 90 ℃ 的不同食物、pH 1.5 ~ 11.5 的各种食物和药物）。另外，黏膜还可能暴露于有毒物质（如高浓度的乙醇溶液、阿司匹林和其他非甾体抗炎药等）。但是，黏膜层并未经常受损伤以至糜烂、溃疡和出血。这是因为胃和十二指肠黏膜能合成和释放某些能够防止或减轻各种有害刺激对细胞损伤的物质，具有很强的细胞保护作用（cytoprotection）。

（1）**直接细胞保护作用**：胃和十二指肠的黏膜和肌层能合成和释放某些前列腺素（PGE_2、PGI_2）和表皮生长因子（EGF），有抑制胃酸和胃蛋白酶原的分泌、刺激黏液和碳酸氢盐的分泌、促使胃黏膜的微血管扩张、增加黏膜血流量等作用，从而有助于胃黏膜的修复和维持其完整性。某些胃肠激素，如铃蟾素、神经降压素、生长抑素和降钙素基因相关肽等，也对胃黏膜具有明显的保护作用。通常把这种作用称为直接细胞保护作用。

（2）**适应性细胞保护作用**：胃内食物、胃酸、胃蛋白酶以及倒流的胆汁等，可经常性地对胃黏膜构成弱刺激，使胃黏膜持续少量地释放前列腺素和生长抑素等，也能有效地减轻或防止强刺激对胃黏膜的损伤，这一现象被称为适应性细胞保护作用。

有害因素能影响和破坏胃黏膜的抗损伤能力，如大量饮酒或大量服用阿司匹林、吲哚美辛等非甾体抗炎药，可抑制黏液和 HCO_3^- 的分泌，破坏黏液 - 碳酸氢盐屏障，还能抑制胃黏膜合成前列腺素，降低细胞保护作用，从而损伤胃黏膜。幽门螺杆菌能产生大量活性很高的尿素酶，将尿素分解为氨和 CO_2。氨能中和胃酸，从而使这种细菌能在酸度很高的胃内生存。尿素酶和氨的积聚还能损伤胃黏液层和黏膜细胞，破坏黏液 - 碳酸氢盐屏障和胃黏膜屏障，致使 H^+ 向黏膜逆向扩散，从而导致消化性溃疡的发生。硫糖铝等药物能与胃黏膜黏蛋白络合，并具有抗酸作用，对胃黏液 - 碳酸氢盐屏障和胃黏膜屏障都有保护和加强作用，因而被用于临床治疗消化性溃疡。

3. **胃液分泌的调节**　进食是胃液分泌的自然刺激物，进食可通过神经和体液因素调节胃液的分泌。

（1）促进胃液分泌的因素

1）迷走神经：迷走神经中有传出纤维直接到达胃黏膜泌酸腺中的壁细胞，通过末梢释放乙酰胆碱（ACh），作用于壁细胞膜上的胆碱能（M_3 型）受体，通过受体 -G_q-PLC-IP_3-Ca^{2+} 和 DG-PKC 信号通路，引起胃酸分泌（图 4-14），该作用可被 M 受体拮抗剂阿托品阻断。此外，也有迷走神经纤维支配胃泌酸区黏膜内的肠嗜铬样（ECL）细胞和幽门部 G 细胞，分别引起组胺和促胃液素的分泌，间接引起壁细胞分泌胃酸。其中，支配 ECL 细胞的纤维末梢释放 ACh，而支配 G 细胞的纤维末梢释放促胃液素释放肽（gastrin-releasing peptide，GRP，又称铃蟾素，bombesin）。另外，迷走神经中还有传出纤维支配胃和小肠黏膜中的 D 细胞，释放的递质也是 ACh，其作用是抑制 D 细胞释放生长抑素（somatostatin），消除或减弱生长抑素对 G 细胞释放促胃液素的抑制作用，实质上起增强促胃液素释放的作用，间接促进壁细胞分泌胃酸。

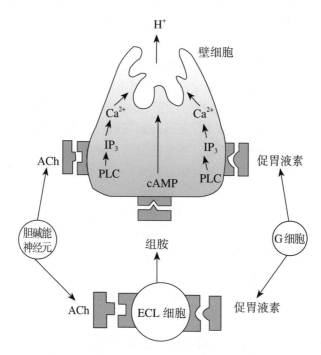

图 4-14　乙酰胆碱、促胃液素和组胺对壁细胞的作用及相互关系示意图

2）促胃液素（gastrin）：是由胃窦及十二指肠和空肠上段黏膜中 G 细胞分泌的一种肽类激素，释放后主要通过血液循环运送到靶细胞发挥作用。促胃液素作用广泛，可以直接刺激胃酸和胃蛋白酶原的分泌；也可以通过刺激 ECL 细胞分泌组胺，间接促进壁细胞分泌胃酸；还可加强胃肠和胆囊的运动，促进胰液和胆汁的分泌；对胃肠黏膜组织具有营养作用。促胃液素通过作用于促胃液素 / 缩胆囊素 B（CCK_B）受体，强烈刺激壁细胞分泌胃酸（与 ACh 对壁细胞的效应相同，只是受体不同）（图 4-14）。引起促胃液素分泌的主要刺激物是存在于胃窦部的蛋白质消化产物，如蛋白胨、多肽和氨基酸，机械扩张胃窦部和迷走神经兴奋也可使促胃液素分泌增加。促胃液素的分泌和作用也受其他胃肠激素的影响，如生长抑素可抑制 G 细胞分泌促胃液素，还能抑制促胃液素基因的表达。促胰液素、胰高血糖素、抑胃肽和血管活性肠肽对促胃液素的分泌都有抑制作用。胃酸对促胃液素的分泌具有负反馈调节作用。

3）组胺（histamine）：主要是由胃泌酸区黏膜中的 ECL 细胞分泌，可通过局部扩散作用于邻近的壁细胞，与壁细胞上的组胺（H_2）受体结合通过受体 -G_s-AC-PKA 信号通路，使包括质子泵在内的有关蛋白磷酸化，引起胃酸分泌。西咪替丁及其类似物可阻断组胺与 H_2 受体结合而抑制胃酸分泌，有助于消化性溃疡的愈合。ECL 细胞膜上还存在 CCK_B 受体和 M_3 受体，可分别与促胃液素和 ACh 结合引起组胺释放而促进胃酸分泌（图 4-14）。

此外，Ca^{2+}、低血糖、咖啡因和乙醇等也可刺激胃酸的分泌。

引起壁细胞分泌胃酸的大多数刺激均能促进主细胞分泌胃蛋白酶原及颈黏液细胞分泌黏液。ACh 是主细胞分泌胃蛋白酶原的强刺激物质，促胃液素也可直接作用于主细胞促进胃蛋白酶原的分泌，十二指肠黏膜中的内分泌细胞分泌的促胰液素和缩胆囊素也能刺激胃蛋白酶原的分泌。

（2）抑制胃液分泌的因素：正常消化期的胃液分泌还受到各种抑制性因素的调节，因此胃液分泌是兴奋性和抑制性两类因素共同作用的结果。在消化期内，抑制胃液分泌的因素除精神、情绪因素外，主要有盐酸、脂肪和高张溶液。

1）盐酸：消化期在食物入胃后可刺激 HCl 分泌。当 HCl 分泌过多时，可负反馈抑制胃酸分泌。一般情况下，当胃窦的 pH 降到 1.2 ~ 1.5 时，便可对胃液分泌产生抑制作用。其机制可能是 HCl 直接抑制了胃窦黏膜中的 G 细胞，减少促胃液素释放；HCl 还能刺激胃黏膜 D 细胞分泌生长抑素，间接抑制促胃液素和胃液的分泌。当十二指肠内 pH 降到 2.5 以下时，也能抑制胃酸分泌，其机制可能是胃酸刺激小肠黏膜释放促胰液素，后者对胃泌素引起的酸分泌具有明显的抑制作用。

2）脂肪：消化期当食物中的脂肪及其消化产物进入小肠后，可刺激小肠黏膜分泌多种胃肠激素，如促胰液素、缩胆囊素、抑胃肽、神经降压素和胰高血糖素等，这些具有抑制胃液分泌和胃运动作用的激素，统称为肠抑胃素（enterogastrone）。20 世纪 30 年代，我国生理学家林可胜等发现从小肠黏膜中可提取出一种物质，当由静脉注射该物质后，可使胃液分泌的量、酸度和消化力减低并抑制胃运动，将此物命名为肠抑胃素。然而，肠抑胃素至今未能提纯，现在认为它可能不是一个独立的激素，而是几种具有上述作用的激素的总称。

3）高张溶液：十二指肠内高张溶液对胃液分泌有抑制作用，高张溶液可刺激小肠内渗透压感受器，通过肠 - 胃反射抑制胃液分泌，还可通过刺激小肠黏膜释放一种或几种抑制性激素而抑制胃液分泌。

（3）消化期胃液分泌的调节：空腹时，胃液的分泌量很少。进食可刺激胃液大量分泌，称为消化期的胃液分泌。根据消化道接受食物刺激的部位，将消化期的胃液分泌分成头期、胃期和肠期三个时期。事实上，这三个时期几乎是同时开始、并互相重叠。

1）头期胃液分泌：进食时，食物的颜色、形状、气味、声音以及咀嚼、吞咽动作，可刺激眼、耳、鼻、口腔、咽、食管等位于头部的感受器，通过传入冲动反射性地引起胃液分泌，称为头期胃液分泌。

头期胃液分泌可用假饲（sham feeding）实验证实。事先给狗手术制备一个食管瘘和一个胃瘘，当狗进食时，摄入的食物经口腔进入食管后，随即从食管瘘流出体外，食物并未进入胃内，但这时却有胃液从胃瘘流出。引起头期胃液分泌的机制包括条件反射和非条件反射。前者是由和食物有关的形象、气味、声音等刺激了视、嗅、听等感受器而引起；后者则是当咀嚼和吞咽食物时，刺激了口腔、舌和咽喉等处的化学和机械感受器而引起。这些感受器的传入冲动传到位于延髓、下丘脑、边缘叶和大脑皮质的反射中枢。迷走神经是这些反射共同的传出神经，其末梢主要支配胃腺，直接引起胃液分泌；同时还支配胃窦内的 G 细胞，通过刺激 G 细胞释放促胃液素，后者经血液循环到胃腺，间接促进胃液分泌。当切断支配胃的迷走神经后，假饲不再引起胃液分泌。

头期胃液分泌的特点：持续时间长（可持续 2 ~ 4 小时），分泌量多（约占消化期分泌总量的 30%），酸度及胃蛋白酶原的含量均很高。头期胃液分泌量的大小与食欲有很大关系，美味食物引起的胃液分泌远高于不可口的食物，人在情绪抑郁或惊恐时，头期胃液分泌可受到显著抑制。

2）胃期胃液分泌：指食物入胃后引起的胃液分泌。将食糜、肉的提取液、蛋白胨液等通过瘘管直接注入胃内，可直接刺激胃壁上的机械感受器和化学感受器，促进胃液大量分泌，其主要途径为：①机械扩张刺激胃底、胃体部的感受器，通过迷走 - 迷走反射和壁内神经丛的短反射，引起胃液分泌；②扩张刺激胃幽门部，通过壁内神经丛作用于 G 细胞，引起促胃液素的释放；③食物的化学成分，主要是蛋白质的消化产物肽和氨基酸，直接作用于 G 细胞，引起促胃液素的释放。而糖和脂肪本身并不直接刺激促胃液素分泌。此外，咖啡、茶、牛奶、乙醇、Ca^{2+} 等也能引起胃液大量分泌。

胃期胃液分泌的特点：胃液分泌量约占进食后总分泌量的 60%，胃液酸度和胃蛋白酶的含量也很高。

3）肠期胃液分泌：食物进入上段小肠引起的胃液分泌称为肠期胃液分泌。将食糜、肉的提取液、蛋白胨液等通过瘘管直接注入十二指肠内可引起胃液分泌轻度增加，说明当食物离开胃后，还有继续刺激胃液分泌的作用。直接机械扩张游离的空肠袢，也具有引起胃液分泌作用。

在切断支配胃的外来神经后，食物作用于小肠仍可引起胃液分泌，说明肠期的胃液分泌主要是通过体液调节实现的，而神经调节可能并不重要。当食物进入小肠后，通过对小肠黏膜的机械性和化学性刺激，可使之分泌一种或几种胃肠激素，通过血液循环再作用于胃。在切除胃窦的患者中发现，进食后血浆促胃液素浓度仍有升高，说明十二指肠释放的促胃液素是肠期胃液分泌的体液因素之一。在食糜的作用下，十二指肠黏膜除能释放促胃液素外，还能释放一种称为肠泌酸素（entero-oxyntin）的激素，也能刺激胃酸分泌。此外，研究发现静脉注射混合氨基酸可引起胃酸分泌，提示由小肠吸收的氨基酸也可能参与肠期的胃液分泌。

肠期胃液分泌的特点：分泌量少，大约占进食后胃液分泌总量的 10%，酸度不高，消化力（指酶的含量）也不很强。这可能与酸、脂肪、高张溶液在小肠内对胃液分泌产生的抑制作用有关。

三、小肠内消化

食糜由胃进入十二指肠后便开始小肠内消化的过程。小肠是完成消化作用的主要部位，在胰液、胆汁和小肠液的化学性消化以及小肠运动的机械性消化作用下，食糜中的营养物质被分解为可以被小肠上皮细胞吸收的小分子物质，并在此处被吸收。

（一）小肠的运动

1. 小肠的运动形式

（1）**紧张性收缩**：是指小肠平滑肌始终处于一种微弱但持续的收缩状态，是小肠其他运动形式有效进行的基础。紧张性收缩使小肠肠腔内维持一定的基础压力，保持一定的肠道形状。同时紧张性收缩也影响肠内容物的混合与运送速度。当小肠紧张性收缩加强时，肠内容物的混合与运送速度增快。

（2）**分节运动**（**segmental motility**）：是以小肠壁环行肌分节段、交替收缩和舒张为主的节律性运动。分节运动表现为间隔一定间距的小肠环行肌同时收缩，把肠腔内的食糜分成许多节段，随后，原来收缩的部位舒张，而舒张的部位收缩，如此反复进行，使食糜不断地分开、混合（图4-15）。空腹时分节运动几乎不存在，食糜进入小肠后逐步加强。小肠分节运动的频率和基本电节律的频率相同，在小肠上部频率较高，在十二指肠约为 11 次 / 分，向小肠远端频率逐步降低，呈阶梯式递减，至回肠末端减为约 8 次 / 分。

分节运动对小肠的消化和吸收具有重要意义：①使食糜与消化液充分混合，有利于消化；②使食糜与肠壁紧密接触，并不断挤压肠壁，促进血液与淋巴液回流，促进营养物质的吸收；③分节运动本身对食糜的推进作用很小，但分节运动存在由上而下的频率梯度，这种活动梯度对食糜有一定推进作用。

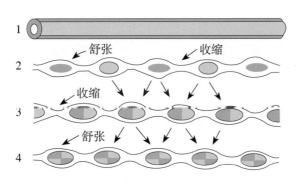

图 4-15　小肠分节运动模式图

1：肠管表面观；2 ~ 4：肠管纵切面观，表示不同阶段的食糜节段分割与合拢的组合情况

（3）蠕动：是指小肠肠壁自近端向远端依次发生的推进性的波形运动。小肠蠕动波行进速度很慢，为 0.5 ~ 2.0 cm/s，近端小肠的蠕动速度快于远端。每个蠕动波将食糜向前推进 3 ~ 5 cm 后便自行消失。蠕动的意义在于将经过分节运动的食糜向前推进一步，到达新的肠段后再进行分节运动。

此外，小肠还有一种进行速度快（2 ~ 25 cm/s）、传播距离较远的蠕动，称为蠕动冲（peristaltic rush），可在几分钟内将食糜从小肠的始端一直推到末端，有时可推送到大肠。蠕动冲可能是由吞咽动作或食糜对十二指肠的刺激引起的。在回肠末端也可出现逆蠕动，意义在于防止食糜过早通过回盲瓣进入大肠，使食物在小肠能充分地消化吸收。

（4）移行性复合运动（MMC）：小肠在消化间期也存在与胃相似的周期性移行性复合运动。其作用是将胃肠道内的残留物清除干净，并且阻止结肠内的细菌迁移至回肠末端。

2．小肠运动的调节

（1）神经调节：小肠平滑肌受内在神经系统和自主神经的双重控制。肠内容物的机械性和化学性刺激可以通过内在神经丛局部反射引起小肠蠕动加强。副交感神经兴奋可以加强小肠运动，而交感神经兴奋则抑制小肠运动。切断支配小肠的外来神经后，蠕动仍可进行，说明内在神经系统对小肠运动起主要调节作用。

（2）体液调节：促胃液素、P 物质、脑啡肽、5- 羟色胺等可以增强小肠运动；而促胰液素、生长抑素和肾上腺素等可抑制小肠运动。

知识拓展：回盲括约肌的功能

（二）胰液的分泌

胰腺由内分泌部和外分泌部两部分组成。内分泌部即胰岛，能分泌多种激素，如胰岛素、胰高血糖素和生长抑素等，参与机体代谢活动的调节。外分泌部由腺泡和导管组成，分泌含多种消化酶的胰液。

1．胰液的成分和作用　胰液是无色、无味的碱性液体，pH 为 7.8 ~ 8.4，渗透压与血浆大致相等。人每日分泌的胰液量为 1 ~ 2 L。胰液中的主要成分是水、电解质以及多种消化酶。

（1）电解质：胰液中主要阳离子有 Na^+、K^+、Ca^{2+}、Mg^{2+}，主要阴离子有 HCO_3^- 和 Cl^-。HCO_3^- 主要由胰腺的小导管上皮细胞分泌，该细胞内含有较高浓度的碳酸酐酶，在它的催化下，CO_2 与水生成 H_2CO_3，而后解离成 HCO_3^-。胰液的酸碱度取决于 HCO_3^- 的浓度，其浓度随分泌速度的增加而增加，最高浓度可以达到 140 mmol/L，这也是胰液呈碱性的原因。HCO_3^- 的主要作用是中和进入十二指肠的胃酸，保护肠黏膜不受胃酸侵蚀，同时保证消化酶在适宜的 pH 环境下发挥功能。

（2）**消化酶**：胰液中的消化酶由胰腺的腺泡细胞分泌，具有很强的消化能力。

1）胰淀粉酶（pancreatic amylase）：属于 α- 淀粉酶，能将食物中的淀粉分解为糊精、麦芽糖和麦芽寡糖，但不能水解纤维素。胰淀粉酶的催化效率高，不需要激活即具有活性，最适 pH 为 6.7 ~ 7.0。

2）胰脂肪酶（pancreatic lipase）：以活性形式分泌，最适 pH 为 7.5 ~ 8.5。胰脂肪酶可以水解三酰甘油为一酰甘油、脂肪酸和甘油，该过程需要在胰腺分泌的另一种小分子蛋白质辅脂酶（colipase）和肝分泌的胆盐的协助下发挥作用。辅脂酶与胆盐微胶粒（即乳化的脂滴）有较强的亲和性，并且可以与胰脂肪酶结合，形成胰脂肪酶 - 辅脂酶 - 胆盐三元络合物，并牢固地附着在脂滴表面，防止胆盐将脂肪酶从脂滴表面清除下去。因此，辅脂酶的作用可比喻为附着在脂滴表面的"锚"。

此外，胰液中还有胆固醇酯酶和磷脂酶 A_2，分别水解胆固醇酯和卵磷脂。

3）胰蛋白酶（trypsin）和糜蛋白酶（chymotrypsin）：这两种酶均以无活性的酶原形式分泌。肠液中的肠激酶（enterokinase）是激活胰蛋白酶原（trypsinogen）的特异性酶，可使胰蛋白酶原变为有活性的胰蛋白酶，已被激活的胰蛋白酶也能激活胰蛋白酶原而形成正反馈，加速其活化。此外，酸、组织液等也能使胰蛋白酶原活化。活化的胰蛋白酶同时可以激活糜蛋白酶原（chymotrypsinogen）为有活性的糜蛋白酶。胰蛋白酶和糜蛋白酶的作用相似，均能将蛋白质分解为胨和脲，当他们协同作用于蛋白质时，可以将其分解为小分子多肽和游离氨基酸。糜蛋白酶还有较强的凝乳作用。

此外，胰液中还含有羧基肽酶、核糖核酸酶、脱氧核糖核酸酶等水解酶。它们也以酶原的形式分泌，可被胰蛋白酶激活。激活后，羧基肽酶可作用于多肽末端的肽键，释出具有自由羧基的氨基酸，核酸酶则可使相应的核酸部分水解为单核苷酸。

知识拓展：胰蛋白酶不会导致胰腺自身消化的原因

综上所述，胰液中含有水解糖、脂肪和蛋白质三类营养物质的消化酶，因而是最重要的消化液。当胰液分泌障碍时，即使其他消化液分泌都正常，食物中的脂肪和蛋白质仍不能完全消化和吸收，常可引起脂肪泻，但糖的消化和吸收一般不受影响。

2. 胰液分泌的调节

（1）**消化间期胰液分泌的调节**：在消化间期，胰液分泌量很少，仅占最大分泌量的10% ~ 20%，但每 60 ~ 120 分钟有短暂的周期性分泌。胰液基础分泌的周期性变化与胃肠的消化间期运动波同步，对两次进食间残留在肠腔的脱落上皮细胞和细菌的消化与清除具有一定的意义。

（2）**消化期胰液分泌的调节**：进食可引起胰液大量分泌，其调节也分为头期、胃期和肠期。头期以神经调节为主，胃期和肠期以体液调节为主（图 4-16）。

1）头期：食物的色、香、味等刺激可引起胰液的分泌，约占消化期胰液分泌量的20%。视觉、嗅觉感受器接受食物的颜色、气味等刺激，通过条件反射引起胰液的分泌；食物也可直接刺激口、咽部的感受器，通过非条件反射引起胰液的分泌。反射的传出神经是迷走神经，末梢释放的 ACh 主要作用于胰腺的腺泡细胞，而对导管上皮细胞的作用较弱，因此头期分泌的胰液酶含量高，而水和电解质含量少。

2）胃期：食物进入胃之后，对胃产生机械性、化学性刺激，通过迷走 - 迷走反射引起胰液分泌，占消化期胰液分泌量的5% ~ 10%。该期分泌的胰液同样是含酶多，但水和电解质含量少。此外，机械性、化学性刺激还可以刺激胃黏膜释放促胃液素，间接引起胰液分泌。

3）肠期：是胰液分泌的主要时期，该期胰液分泌量占总分泌量的70%，并且酶与碳酸氢盐的含量都很高。进入十二指肠的食糜成分对胰液的分泌有很强的刺激作用。该期胰液分泌主要受体液调节，调节因素为促胰液素和缩胆囊素。神经调节也部分参与，消化产物可以刺激小肠黏膜，并通过迷走 - 迷走反射引起胰液分泌。

促胰液素（secretin）是由小肠上段黏膜的 S 细胞分泌，主要作用于胰腺导管上皮细胞，引起

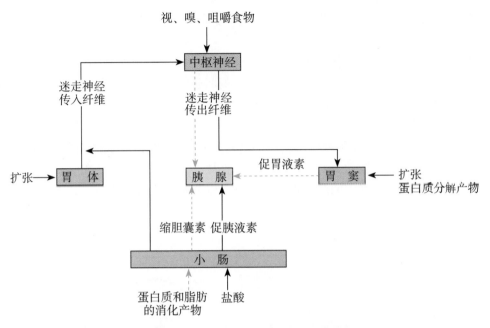

图 4-16 胰液分泌的神经和体液调节示意图
实线表示引起水样分泌，虚线表示引起酶的分泌

水和 HCO_3^- 分泌，使胰液量增加，但酶含量很低。此外，促胰液素还可以刺激胆汁分泌，抑制胃酸分泌和胃排空。盐酸是引起促胰液素分泌的最强刺激物，蛋白质、脂肪的水解产物也能刺激其分泌，而糖类几乎没有作用。

缩胆囊素（cholecystokinin，CCK）是由小肠黏膜 I 细胞分泌。引起缩胆囊素释放的因素由强到弱依次为蛋白质分解产物、脂肪酸、盐酸和脂肪，糖类一般没有作用。在胃肠道，缩胆囊素的主要作用为刺激胰腺腺泡细胞分泌胰酶，其引起的胰酶分泌量占总分泌量的 70% ~ 80%；缩胆囊素另一重要作用是促进胆囊平滑肌收缩，刺激奥狄（Oddi）括约肌舒张，促进胆汁的排放。

知识拓展：胰液分泌的反馈性调节

（三）胆汁的分泌与排出

胆汁（bile）由肝细胞产生，在消化间期储存于胆囊，消化期从肝和胆囊排出，进入十二指肠参与消化。

1. 胆汁的性质和成分　胆汁是一种有色、苦味的液体。成年人每日分泌胆汁 800 ~ 1000 ml。刚从肝细胞分泌出来的胆汁称为肝胆汁，呈金黄色或橘黄色，pH 约为 7.4。储存于胆囊内的胆汁称为胆囊胆汁，因浓缩而颜色加深，呈深棕色或墨绿色，因 HCO_3^- 被胆囊吸收而呈弱酸性，pH 约为 6.8。胆汁的成分复杂，除水、Na^+、K^+、Ca^{2+}、HCO_3^- 等无机成分外，还有胆盐、胆色素、胆固醇、卵磷脂和黏蛋白等有机成分，胆汁中没有消化酶。

肝细胞每天能合成约 6 克胆盐。胆盐的前体物质是胆固醇，胆固醇来自于食物或由肝细胞在脂质代谢中合成，胆固醇首先转变为胆汁酸或鹅脱氧胆酸，然后与甘氨酸或牛磺酸结合形成钠盐或钾盐。胆盐是胆汁参与脂肪消化和吸收的主要成分。胆色素是血红素的分解产物，包括胆红素及其氧化物胆绿素。胆色素的种类和浓度决定了胆汁的颜色。在正常情况下，胆汁中绝大部分胆红素以溶于水的结合形式（双葡萄糖醛酸胆红素）存在，仅约 1% 以不溶于水的游离形式存在，后者能与 Ca^{2+} 结合成胆红素钙而发生沉淀。在某些情况下胆汁中游离型胆红素增多，便有可能形成胆红素结石。肝合成的胆固醇约一半转化为胆汁酸，另一半则随胆汁排入小肠。胆汁中的磷脂主要是卵磷脂，有乳化脂肪的作用。

在正常情况下，胆汁中的胆盐、胆固醇和卵磷脂保持适当的比例，这是维持胆固醇呈溶解状

Note

态的必要条件。若比例失调，胆固醇比例过多时，胆固醇易形成结晶，可能导致胆结石。

2. 胆汁的作用

（1）**乳化脂肪，促进脂肪消化分解**：胆汁中的胆盐、胆固醇和卵磷脂等都可作为乳化剂，降低脂肪的表面张力，使脂肪乳化成直径 3 ~ 10 μm 的脂肪微滴，分散在肠腔内，从而增加胰脂肪酶的作用面积，促进脂肪的消化分解（图 4-17A）。

（2）**促进脂肪的吸收**：胆盐和卵磷脂是双嗜性分子，可以聚合形成疏水基团朝内、亲水基团朝外的微胶粒（micelle）。在肠腔中，脂肪的消化产物如脂肪酸、一酰甘油，以及胆固醇、脂溶性维生素等可以渗入到微胶粒内部，形成混合微胶粒。混合微胶粒可以携带不溶于水的脂肪消化产物通过覆盖在小肠刷状缘表面的静水层到达肠上皮细胞，从而促进脂肪消化产物的吸收（图 4-17B）。

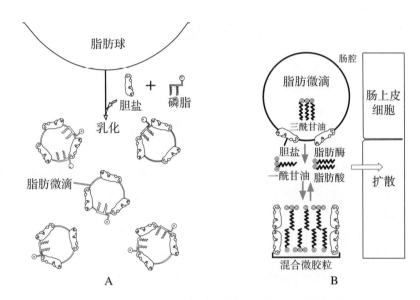

图 4-17　胆盐对脂肪消化和吸收的促进作用示意图
（A）乳化作用，促进消化；（B）形成混合微胶粒，促进脂肪分解产物吸收

（3）**促进脂溶性维生素的吸收**：胆汁在促进脂肪分解产物吸收的同时，也促进脂溶性维生素 A、维生素 D、维生素 E、维生素 K 的吸收。

（4）**中和胃酸及利胆作用**：胆汁排入十二指肠后，可中和一部分胃酸；胆盐大部分在回肠末端被吸收入血，经过门静脉运送到肝，再由肝细胞分泌入胆汁，被排入小肠内，此过程称为胆盐的肠 - 肝循环（enterohepatic circulation of bile salt）。通过肠 - 肝循环到达肝细胞的胆盐还可刺激肝细胞合成和分泌胆汁，此作用称为胆盐的利胆作用。

3. **胆汁分泌和排出的调节**　肝细胞持续不断分泌胆汁，在消化间期，胆汁储存于胆囊内。胆囊吸收了肝胆汁的水和无机盐，使其浓缩 4 ~ 10 倍。在消化期，胆汁可由肝和胆囊大量排至十二指肠，因此，消化道内的食物是引起胆汁分泌和排出的自然刺激物，其中以高蛋白食物刺激作用最强，高脂肪和混合食物次之，而糖类食物作用最弱。在胆汁排出过程中，胆囊和 Oddi 括约肌的活动相协调，胆囊收缩，Oddi 括约肌舒张，胆汁排入十二指肠。

胆汁的分泌与排出受到神经和体液因素的调节，以体液调节更为重要。

（1）**神经调节**：进食动作以及食物对胃、小肠黏膜的机械性和化学性刺激，可以通过神经反射引起胆汁分泌少量增加和胆囊收缩轻度加强。反射的传出神经是迷走神经，迷走神经通过其末梢释放 ACh，可直接作用于肝细胞和胆囊，增加胆汁分泌和引起胆囊收缩，也可通过促胃液素的释放而间接促进胆汁分泌和胆囊收缩。

（2）体液调节

促胃液素：可通过血液循环作用于肝细胞和胆囊，促进肝细胞分泌胆汁和胆囊收缩；也可先引起盐酸分泌，盐酸刺激十二指肠黏膜，引起释放促胰液素而促进胆汁分泌。

促胰液素：主要作用是促进胰液分泌，对肝胆汁分泌也有一定刺激作用，主要促进胆管上皮细胞分泌大量的水和 HCO_3^-，而对肝细胞分泌胆盐的作用不显著。

缩胆囊素：是引起胆囊收缩作用最强的激素，并且使 Oddi 括约肌舒张，从而使胆汁大量排出。缩胆囊素对胆管上皮细胞也有一定的刺激作用，使胆汁中的水和 HCO_3^- 轻度增加。

胆盐：通过胆盐的肠 - 肝循环返回肝的胆盐有刺激肝胆汁分泌的作用，但对胆囊的运动无明显影响。

（四）小肠液的分泌

1. 小肠液的性质、成分和作用　小肠内有两种腺体，即十二指肠腺和小肠腺。十二指肠腺又称勃氏腺（Brunner's gland），分布于十二指肠黏膜下层，分泌含黏蛋白的碱性黏稠液体，其作用为中和进入十二指肠的胃酸，保护十二指肠黏膜不受胃酸的侵蚀；同时具有润滑作用，保护肠黏膜不受食糜的机械损伤。小肠腺又称李氏腺（Lieberkühn gland），分布于全部小肠的黏膜层内，分泌的液体是小肠液的主要成分。小肠液是一种弱碱性液体，pH 约为 7.6，渗透压与血浆渗透压相近。小肠液的分泌量变化范围很大，正常成人分泌量为每日 1～3 L。小肠液有助于稀释肠腔内容物，降低肠腔渗透压，有助于食糜的消化和吸收。

小肠液中含有一种重要的酶——肠激酶，它是一种丝氨酸蛋白酶，可将胰液中的胰蛋白酶原活化为胰蛋白酶。在肠上皮细胞刷状缘内含有多种肽酶和寡糖酶，对进入上皮细胞的营养物质进一步消化，将寡肽分解为氨基酸，将蔗糖、乳糖等二糖分解为单糖。但当这些酶随脱落的肠上皮细胞进入肠腔后，则对小肠内的消化不再起作用。

2. 小肠液分泌的调节　小肠液的分泌受神经和体液因素的双重调节。交感神经、迷走神经对小肠液分泌的作用不明显。食糜对肠黏膜的机械性刺激和化学性刺激通过壁内神经丛的局部神经反射在小肠液分泌的调节中发挥作用。其中，小肠黏膜对扩张刺激最为敏感，小肠内食糜量越多，小肠液的分泌越多。

体液因素如促胃液素、促胰液素、缩胆囊素等都具有刺激小肠液分泌的作用。

知识拓展：大肠内细菌的活动

知识拓展：食物纤维素对肠道功能的影响

四、大肠内消化

大肠全长约 1.5 m，包括阑尾、盲肠、结肠和直肠，通过肛管开口于肛门。食糜的消化和吸收在小肠已大部分完成，而大肠没有重要的消化功能，其主要生理作用是：①吸收水和电解质，参与机体对水、电解质平衡的调节；②吸收由结肠内微生物产生的 B 族维生素和维生素 K；③完成对食物残渣的加工，形成并暂时储存粪便，控制排便。大肠各段的功能有所不同，右半结肠的主要功能是吸收，左半结肠则是形成和储存粪便，直肠起排便作用。此外，大肠肠壁上有内分泌细胞，可分泌数种激素。大肠还有较强的免疫功能，如大肠的免疫组织接受肠道抗原刺激后可产生局部的免疫应答。

（一）大肠的运动

大肠有多种运动形式，但运动少且缓慢，对刺激的反应也较迟缓，有利于水分的充分吸收。

1. 袋状往返运动（haustral shuttling）　是空腹和安静时最常见的一种运动形式，是由结肠环行肌交替发生节段性收缩所引起的非推进性结肠运动，使结肠袋中的内容物向上、下两个方向

Note

做短距离往返位移，主要作用是促进水分的吸收。

2．**分节或多袋推进运动**（segmental or multihaustral propulsion）　是一个结肠袋或一段结肠收缩，其内容物被推移到下一段结肠的运动形式，多在餐后或副交感神经兴奋时出现。

3．**蠕动**　大肠的蠕动由一些稳定向前的收缩波所组成，收缩波前面的肠壁舒张，该段肠腔内常充有气体；收缩波后面的肠壁则保持在收缩状态，使这段肠管闭合并排空。

进食后数小时，大肠有一种传播速度很快且传播距离很远的蠕动，称为集团蠕动（mass peristalsis）。它通常从横结肠开始，表现为一系列的多袋推进运动或蠕动，可以较快的速度将一部分大肠内容物推送至降结肠或乙状结肠。集团蠕动常见于进食后，最常发生在早餐后 60 分钟内，可能是胃内食糜进入十二指肠，刺激肠黏膜通过壁内神经丛引起十二指肠 - 结肠反射所致。

（二）大肠液的分泌

结肠的黏膜有许多含分泌腺的隐窝（crypt），其表面的柱状上皮细胞及杯状细胞的分泌物富含黏液。肠液中所含电解质成分主要是 Na^+、K^+ 和 HCO_3^-，呈碱性。浓稠的大肠黏液能润滑粪便，使其易于下行，并可保护肠壁免受机械损伤，免遭细菌侵蚀；大肠液中的溶菌酶与大肠内菌群调节有关；大肠黏膜内分泌细胞可分泌 5-HT、VIP、P 物质、生长抑素、铃蟾素、胰高血糖素和脑啡肽等。

影响大肠液分泌的因素包括：食物残渣对肠壁的机械性刺激通过壁内神经丛的局部反射促进大肠液分泌；副交感神经兴奋可使其分泌增加，而交感神经兴奋则使其分泌减少；中枢神经亦影响大肠液的分泌，在情绪极度紊乱时，大肠液分泌增加，致使人们频频产生便意、排便次数增加；胃肠激素、肾上腺皮质激素等都可影响大肠液的分泌。

（三）排便反射

食物残渣在结肠内停留的时间较长，一般在十余小时。在此过程中，水分的吸收、食物残渣经过细菌的发酵和腐败作用后形成粪便（feces）。粪便中除食物残渣外还包括脱落的肠上皮细胞、大量细菌、肝排出的胆色素衍生物，以及由肠壁排出的某些重金属如钙、镁、汞等盐类。

正常人的直肠内通常没有粪便。当结肠发生强烈的推进性运动时，粪便即被送入直肠，当直肠内容物的总量达 150 ～ 200 ml，压力达 55 mmHg（7.33 kPa）时，就会引起排便反射（defecation reflex）。排便反射是一系列复杂的反射活动，其初级中枢在骶髓，且受大脑皮质控制，主观意识可以加强或抑制排便。当粪便充盈直肠使肠壁感受器兴奋时，冲动沿盆神经和腹下神经传入腰骶部脊髓内的低级排便中枢，同时上传至大脑皮质引起便意。如果条件允许，大脑皮质即发出冲动使脊髓初级排便中枢活动加强，此时，传出冲动沿盆神经下传，使降结肠、乙状结肠和直肠收缩，肛门内括约肌舒张；同时，阴部神经的传出冲动减少，引起肛门外括约肌舒张，使粪便排出体外。此外，由于支配腹肌和膈肌的神经兴奋，腹肌和膈肌也发生收缩，腹内压增加，进一步促进粪便的排出。如果条件不允许，大脑皮质发出冲动抑制脊髓初级排便中枢的活动，抑制排便反射（图 4-18）。人们若对便意经常予以制止，将使直肠对粪便刺激逐渐失去正常的敏感性，加之粪便在结肠内停留过久，水分吸收过多而变得干硬，引起排便困难，这是导致功能性便秘最常见的原因之一。

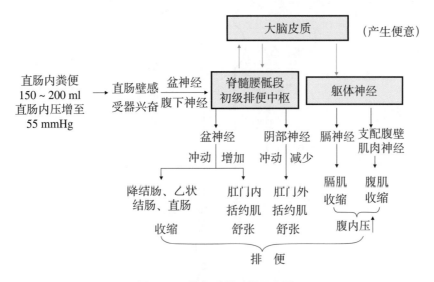

图 4-18 排便反射过程示意图

第三节 营养物质的吸收

○ 案例 4-1

男性，6个月。出生后1个半月开始腹泻，日达10余次。稀水样便，量多，有恶臭。服用多黏菌素E、庆大霉素、新霉素等药物不见好转。入院查体：营养不良貌，精神萎靡，面色苍白，哭声微弱，皮肤无弹性，四肢不温，排尿清长，心音低钝，腹胀满。粪便常规以脂肪球为主，粪便培养阴性。消化道钡餐试验见钡剂不整齐凝集、黏膜皱襞变粗，肠曲呈分节现象，X线诊断为肠吸收不良综合征。

问题：
1. 什么是肠吸收不良综合征？
2. 小肠吸收糖类的过程是什么？
3. 小肠吸收蛋白质的过程是什么？

案例 4-1 解析

吸收（absorption）是指消化道内的物质或者消化后的产物，通过消化道黏膜的上皮细胞进入血液和淋巴液的过程。人体每天完成各种活动及新陈代谢过程中，消耗许多能量，而食物中的糖类、脂肪和蛋白质是人体能量的主要来源。消化道通过消化和分解这些大分子营养物质变成可吸收的小分子物质便于吸收，所以吸收是在消化的基础上进行的。

由于消化道不同部位的组织结构不同，食物在消化道各部位内被消化的程度以及停留的时间也不同，消化道不同部位对消化产物具有不同的吸收能力和吸收速度。食物在口腔和食管几乎不被吸收，胃仅能吸收少量的水分和一些高脂溶性的物质（如乙醇等），大量消化后的营养物质、水和电解质主要在小肠吸收，大肠主要吸收水分和无机盐。因此，吸收营养物质的主要部位是小肠（图 4-19）。

Note

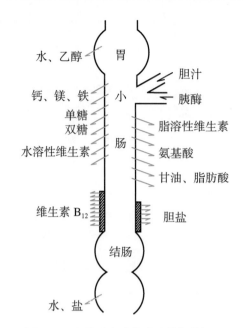

图 4-19　各物质在消化道吸收部位概况

一、小肠吸收的结构基础

知识拓展：小肠绒毛

　　小肠具有强大的吸收能力，与其巨大的吸收面积密切相关。正常成年人的小肠长 4～5 m，由于小肠黏膜有许多环行皱襞（circular folds）向肠腔突出，可使吸收面积增加约 3 倍（图 4-20）。此外，小肠黏膜的表面有大量绒毛（villi），向肠腔突出达 1 mm，又使小肠吸收面积增大约 10 倍。在电镜下可以看到，绒毛上皮的细胞顶端又伸出许多突起，形成微绒毛（microvilli），每一柱状上皮细胞约有 1700 条微绒毛，它们又使小肠黏膜的表面积增加约 20 倍。由于环行皱襞、绒毛和微绒毛的存在，小肠的总吸收面积达 200～250 m^2。小肠除了具有巨大的吸收面积外，食糜在小肠内停留时间较长（为 3～8 小时），并且小肠已把食糜消化为适合吸收的小分子物质，这些都有利于小肠在吸收中发挥主要作用。另外，小肠绒毛内部含有丰富的毛细血管和中央乳糜管结构，有利于吸收的物质进入到血液和淋巴；绒毛内的平滑肌纤维节律性收缩使绒毛摆动有助于物质的吸收。与小肠相比，胃和大肠的皱襞和绒毛的结构远不如小肠发达，微绒毛也短而稀少，因此吸收能力较差。

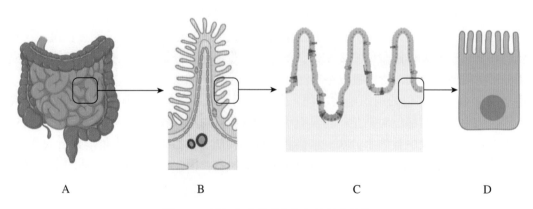

A　　　　　　　B　　　　　　　C　　　　　　　D

图 4-20　增加小肠黏膜表面积的基本结构
（A）肠袢；（B）环行皱襞；（C）绒毛；（D）微绒毛

二、小肠吸收的途径和机制

在消化道内，营养物质和水通过两条途径进入血液或淋巴。一是跨细胞途径（transcellular pathway），即通过肠上皮细胞的腔面膜进入细胞内，再经细胞基底侧膜进入血液或者淋巴液；二是细胞旁途径（paracellular pathway），即通过相邻小肠上皮细胞之间的紧密连接进入细胞间隙，再进入血液和淋巴液（图 4-21）。通常营养物质的吸收需要经过几种方式的配合才能完成。营养物质透过细胞膜的吸收机制包括被动转运（如扩散、渗透和滤过）、主动转运以及入胞和出胞等，其转运机制参见《人体形态与功能总论》相关章节。

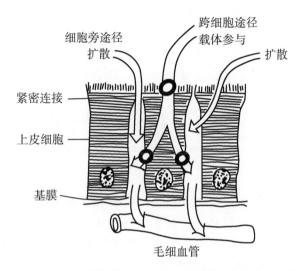

图 4-21　小肠黏膜吸收水和小分子溶质的两条途径示意图

三、小肠内营养物质的吸收

（一）水的吸收

人体每日摄入的水为 1 ~ 2 L，消化腺分泌 6 ~ 8 L 液体，而随粪便排出的水分只有约 150 ml，由此可知，小肠每日吸收约 8 L 水。水在小肠的吸收属于被动转运，各种溶质的吸收（特别是 NaCl 的主动吸收）所产生黏膜两侧的渗透压梯度，是小肠对水分子吸收的主要驱动力。跨黏膜渗透的渗透压梯度一般只有 3 ~ 5 mOsm/L，但由于小肠黏膜上皮细胞及细胞之间的紧密连接对水具有很高的通透性，所以水很容易被吸收。严重呕吐、腹泻可以导致人体丢失大量水分和电解质，从而引起人体脱水和电解质紊乱。

（二）无机盐的吸收

小肠黏膜对各种无机盐吸收的难易程度不同，一价的碱性盐如钠、钾、铵盐吸收速度很快，而多价碱性盐类如镁、钙等盐吸收很慢。

1. 钠的吸收　正常成人每天摄入 5 ~ 8 g 钠，同时每天有 20 ~ 30 g 钠被分泌到小肠液，在机体保持钠离子稳态的情况下，小肠每天吸收 25 ~ 35 g 钠，约相当于体内总钠量的 1/7。

小肠黏膜上皮细胞通过主动转运方式吸收钠，需要消耗能量。小肠上皮细胞内 Na^+ 浓度远低于周围液体，而且细胞内的电压也比其顶端膜外低 40 mV 左右。肠上皮细胞的基底侧膜存在钠泵，由于钠泵的活动将细胞内的 Na^+ 主动转运入血浆，使胞内 Na^+ 浓度降低。肠腔内的 Na^+ 借助于刷状缘上的载体，通过易化扩散的形式进入细胞内（图 4-22）。由于 Na^+ 往往是和单糖或氨基酸共用同一载体，所以钠的主动吸收为单糖和氨基酸的吸收提供动力。

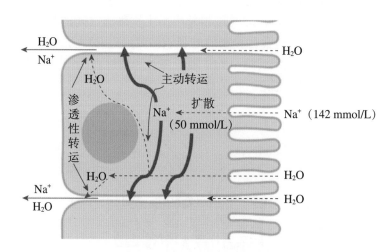

图 4-22 小肠黏膜对钠和水的吸收过程示意图

2. 铁的吸收 人体每日摄取的铁约 10 mg，其中 1/10 被小肠吸收。吸收铁的主要部位是小肠上部（图 4-23）。吸收的过程包括上皮细胞对肠腔中铁的摄取和向血浆的转运，这两个过程都需要消耗能量。上皮细胞顶端膜上存在铁的载体，称为二价金属转运体 1（divalent metal transporter 1，DMT1），它对 Fe^{2+} 的转运效率比 Fe^{3+} 高 2 ~ 15 倍，因此 Fe^{2+} 更容易被吸收。维生素 C 能将 Fe^{3+} 还原为 Fe^{2+}，可以促进铁的吸收。胃酸有利于铁的溶解，故也对铁的吸收有促进作用。当机体铁需要量增加时，铁的载体表达增多，小肠吸收铁的能力增高。Fe^{2+} 进入细胞后，只有小部分通过基底侧膜铁转运蛋白 1（ferroportin 1，FP1）被主动转运出细胞，并进入血液。而大部分 Fe^{2+} 被氧化为 Fe^{3+}，并与细胞内的脱铁铁蛋白（apoferritin）结合成铁蛋白（ferritin，Fe-BP）被贮存，以后再慢慢向血液中释放。当细胞内贮存的铁过多时，上皮细胞内铁蛋白含量增多。胃大部切除或胃酸分泌减少的患者，由于铁的吸收受影响可导致缺铁性贫血。

3. 钙的吸收 食物中的结合钙需要转变为钙离子才能被吸收，因此凡能使钙沉淀的因素，如与钙结合形成硫酸钙、磷酸钙等，都能阻止钙的吸收。1,25- 二羟维生素 D_3 能促进钙从肠腔进入肠黏膜细胞，又能协助钙从细胞进入血液。肠腔内的钙除了来自食物，还来自消化腺的分泌。儿童、孕妇和乳母因对钙的需求量增加而使其吸收量也增加。

小肠黏膜对 Ca^{2+} 的吸收通过跨上皮细胞和细胞旁途径两种形式进行。十二指肠是跨上皮细胞主动吸收 Ca^{2+} 的主要部位。跨上皮细胞途径主要包括以下三个步骤：① Ca^{2+} 顺着肠腔和上皮细胞间的电化学梯度通过顶端膜上的特异钙通道进入细胞。②进入胞质的 Ca^{2+} 与钙结合蛋白（calcium-binding protein，CaBP）结合。由于 Ca^{2+} 与钙结合蛋白能迅速结合，虽有大量 Ca^{2+} 通过钙通道进入细胞内，但胞质内的游离 Ca^{2+} 浓度仍可保持在低水平。③在上皮细胞基底侧膜上的钙泵和 Na^+-Ca^{2+} 交换将细胞内的 Ca^{2+} 排出到细胞间隙。

（三）糖类的吸收

食物中的糖类必须水解为单糖后才能被机体吸收利用，吸收的部位主要在小肠的上部。由于各种单糖与转运体的亲和力不同，不同的单糖吸收的速率有很大的差别，己糖的吸收很快，而戊糖则很慢。在己糖中，又以半乳糖和葡萄糖的吸收速率最快，果糖次之，甘露糖最慢。

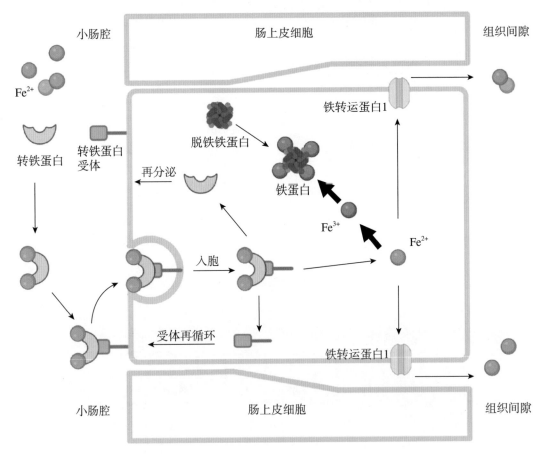

图 4-23 小肠黏膜对铁的吸收过程

单糖的吸收主要是葡萄糖，约占总量的 80%。小肠对单糖的吸收是由 Na^+ 泵间接提供能量的继发性主动转运过程。小肠黏膜上皮细胞的基底侧膜上的 Na^+ 泵将胞内的 Na^+ 主动转运出胞，导致胞内 Na^+ 浓度较低，然后使肠腔内的 Na^+ 以易化扩散的方式通过肠上皮细胞的刷状缘进入细胞内。黏膜上皮细胞的刷状缘上有一种依赖 Na^+ 的葡萄糖载体，即钠 - 葡萄糖耦联转运体 -1（sodium-glucose cotransporter-1，SGLT-1），能选择性地将葡萄糖或半乳糖从刷状缘的肠腔面转运进入细胞内，SGLT-1 在转运单糖时，通常 1 个 SGLT-1 可与 2 个 Na^+ 和 1 分子葡萄糖或半乳糖结合形成复合体；细胞基底侧膜上的非 Na^+ 依赖性葡萄糖转运体（glucose transporter，GLUT）可将胞质中的葡萄糖以易化扩散方式吸收入血（图 4-24）。

（四）蛋白质的吸收

食物的蛋白质经过胃液、小肠液、胰液和胆汁的消化分解作用后，其产物包括自由氨基酸和寡肽。小肠黏膜上皮细胞刷状缘的膜上存在着继续水解寡肽的两组酶，即膜肽酶及胞浆肽酶，可将寡肽水解为自由氨基酸和一些二肽和三肽。肠腔内的氨基酸吸收机制与葡萄糖相同，也是通过钠依赖性转运系统以继发性主动转运的方式进入小肠上皮细胞内。在小肠黏膜内存在着选择性地转运中性、碱性、酸性氨基酸以及亚氨基酸和甘氨酸的转运系统，其中中性氨基酸转运系统的转运速度比酸性和碱性氨基酸转运系统快（图 4-25）。此外，研究表明，少量的食物蛋白质可完整地进入血液，虽然这种吸收的量少，从营养角度意义不大，但可作为抗原引起过敏反应或中毒反应，这对人体是不利的。

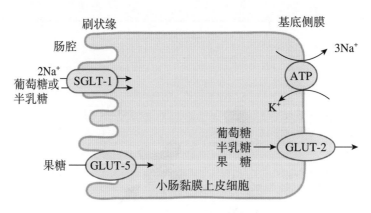

图 4-24　单糖的吸收机制示意图

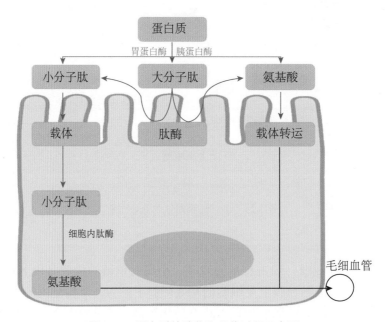

图 4-25　蛋白质的消化和吸收过程示意图

（五）脂肪的吸收

人类膳食中的脂肪主要是三酰甘油。在肠腔内，三酰甘油被胰脂肪酶水解为甘油、脂肪酸、一酰甘油和胆固醇等，与胆盐结合形成水溶性混合微胶粒，然后透过小肠绒毛膜面的非流动水层到达微绒毛。在该处，脂肪酸和一酰甘油从混合微胶粒中释出，透过微绒毛的脂蛋白膜进入黏膜细胞，而胆盐因不能透过细胞膜，一部分留在肠腔内被再利用，另一部分在回肠经主动转运入血液，经门静脉回到肝（肝肠循环）。

进入上皮细胞内的长链脂肪酸和一酰甘油被重新合成为三酰甘油，而胆固醇重新酯化成胆固醇脂并与载脂蛋白和磷脂结合，形成乳糜微粒（chylomicron），以出胞的形式释放到组织间隙，再进入淋巴液，这就是脂肪吸收的淋巴途径。少于 10 ~ 12 个碳原子的中、短链脂肪酸及一酰甘油水溶性较强，在十二指肠和空肠可通过扩散直接进入血液（图 4-26）。

（六）胆固醇的吸收

小肠的胆固醇主要有两类：一类是游离胆固醇，来自胆汁；另一类是酯化胆固醇，来自食物。食物来源的酯化胆固醇必须经过消化液中胆固醇酯酶的水解变成游离胆固醇才能被小肠黏膜

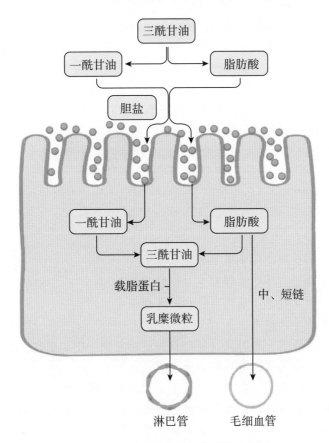

图 4-26　脂肪的消化和吸收过程示意图

吸收。游离胆固醇的吸收机制与长链脂肪酸及一酰甘油类似，也是以混合微胶粒的方式被运送至黏膜细胞。在胞内胆固醇被酯化成胆固醇酯，再形成乳糜微粒出胞，经淋巴途径而被吸收。

膳食中的胆固醇含量越多，被吸收的胆固醇也越多。食物内的脂肪和脂肪酸可促进胆固醇的吸收，而各种植物胆固醇则抑制其吸收。食物中的纤维素、果胶等易于胆盐结合而阻碍混合微胶粒的形成，故也能降低胆固醇的吸收。

（七）维生素的吸收

大部分维生素在小肠上段被吸收，只有维生素 B_{12} 在回肠被吸收。大多数水溶性维生素（如维生素 B_1、维生素 B_2、维生素 B_6、维生素 PP 等）的吸收需通过依赖 Na^+ 的同向转运体。维生素 B_{12} 须先与内因子结合成复合物后，再到回肠被主动吸收。脂溶性维生素 A、D、E、K 的吸收方式与脂类消化产物相同。

小　结

消化系统由消化道和消化腺组成，其主要生理功能是消化食物和吸收营养物质，为机体的新陈代谢提供所需的营养物质、无机盐和水等。消化道平滑肌具有平滑肌固有的生理和电生理特性，这些特性是消化运动的基础。食物在口腔内经咀嚼将大块的食物磨碎，再经舌的搅拌等机械性消化和唾液的化学性消化成为食团，通过吞咽进入胃内。胃的主要功能是暂时贮存食物并进行初步消化。胃通过容受性舒张接纳食物，通过蠕动将胃内的食物进行搅拌碾磨，使其与胃液充分混合并把初步消化的食糜通过幽门排入十二指肠。小肠是消化和吸收的主要场所，通过紧张性收缩、分节运动、蠕动，以及胰液、胆汁和小肠液对食物进行机械性和化学性消化，将其分解成可吸收的小分子物质。三大营养物质、无机盐和水等消化产物大部分在十二指肠和空肠通过小肠黏膜的跨细胞和细胞旁两种途径吸收入血或淋巴，回肠能主动吸收维生素 B₁₂ 和胆盐。消化终产物通过回盲部进入结肠，大肠可吸收食物残渣中的水分和细菌产生的维生素 B 复合物和维生素 K，剩余的残渣经过细菌的发酵和腐败作用形成粪便，通过排便反射排出体外。消化道分布的自主神经、肠神经系统以及胃肠黏膜分泌的胃肠激素参与消化和吸收功能的调节，并在机体内环境稳态的维持中发挥重要作用。

整合思考题

1. 解释消化系统的生理功能调节及其生理意义。
2. 说明消化道平滑肌有哪些生理和电生理特性？
3. 说明消化道平滑肌慢波、动作电位和平滑肌收缩之间的关系。
4. 总结胃肠激素的生理作用。
5. 说明肠神经在胃肠道分布特点及其在消化道功能调节中作用和生理意义。
6. 简述胃的基本运动形式，并说明其生理意义。
7. 胃液中含大量胃酸和胃蛋白酶，为何不会引起自身消化？
8. 行胃大部切除术或回肠切除术后的患者可出现贫血，可有什么类型的贫血？为什么？
9. 简述促胃液素、促胰液素、缩胆囊素的主要生理作用。
10. 消化液的哪些成分参与了脂肪消化？分别发挥了什么作用？
11. 小肠具有强大吸收能力的结构基础是什么？
12. 脂类物质为何大部分从淋巴途径被吸收？
13. 硫酸镁等盐类泻药作用的原理是什么？与酚酞、比沙可啶等药物的促排便原理有何不同？
14. 什么是胃黏液 - 碳酸氢盐屏障？有什么生理意义？
15. 为什么经常不吃早餐易得胆结石？

第四章整合思考题解析

（许文燮　张　莉　姜长涛　庞瑞萍　张炜真）

第五章 消化系统功能不全

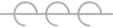 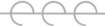

导学目标

通过本章内容的学习，学生应能够：

※ **基本目标**

1. 描述肝功能不全的概念，列举导致肝损伤的病因，描述肝功能不全时功能与代谢变化。
2. 复述肝纤维化的概念，阐述肝纤维化发生发展机制。
3. 复述肝性脑病的概念，描述肝性脑病的临床分期。阐明肝性脑病发病机制（氨中毒学说、假性神经递质学说、氨基酸失衡学说、γ 氨基丁酸学说）。
4. 定义肝肾综合征的概念、分类，解释其发病机制。
5. 了解肝纤维化、肝性脑病防治原则。
6. 描述胃肠动力障碍、吸收不良、肠道屏障功能障碍的定义。
7. 列举胃肠动力障碍、吸收不良的主要表现、原因。
8. 列举肠道屏障功能障碍的类型及其病因，并阐明其发病机制。
9. 了解胃肠动力障碍、吸收不良、肠道屏障功能障碍防治原则。

※ **发展目标**

1. 学习肝损伤因素，增强实现 2030 年"健康中国"伟大战略的责任感。
2. 通过介绍肝性脑病的临床表现，培养求真求确的科学精神和透过现象看本质的科学素养。
3. 树立医学发展观，树立为医学发展而努力的人生态度。
4. 通过运用胃肠功能不全知识分析临床病例，提高临床思维、知识运用能力与综合分析能力。
5. 知晓肝纤维化、肝性脑病、肠道菌群失调最新研究进展，培养科学鉴赏力和科研兴趣。
6. 列举胃肠功能不全临床诊疗新进展。

第一节 肝功能不全

案例 5-1

男性，73 岁，反复腹胀、乏力伴皮肤黄染 15 年，呕血、黑便 5 天，昏睡、少尿 1 天入院。患者 15 年前，因反复腹胀、乏力伴巩膜、皮肤黄染到市中心医院就诊，确诊为慢性乙型肝炎、肝硬化。虽反复住院治疗，但上述症状仍逐渐加重，时有恶心、呕吐及出现双下肢水肿。5 天前，患者进食大量辛辣食物后出现呕血、黑便。家属立即将其送往当地医院救治，经输血、输液、止血对症治疗后，患者病情有所缓解。近 1 天来患者出现昏睡、尿少。患者既往无肾病病史。体查：T 36.5 ℃，BP 80/55 mmHg，P 96 次 / 分，R 24 次 / 分，昏睡，能唤醒，问答欠合理，面色灰暗，无光泽，皮肤、巩膜黄染，上胸部可见毛细血管扩张或蜘蛛痣，腹膨隆，可见腹壁静脉明显曲张，肝脾触诊不满意，移动性浊音阳性，肠鸣音活跃，每分钟 13 次。双下肢凹陷性水肿。实验室检查：血 BUN 23.7 mmol/L（正常值 3.2 ~ 7.1 mmol/L），血 Cr 351 μmol/L（正常值 88.4 ~ 176.8 μmol/L）；尿常规：尿蛋白（++）。粪便潜血强阳性。血氨 210.3 μmol/L（正常值＜ 59 μmol/L），凝血酶原时间 27 s（正常值＜ 15 s），B 超检查可见肝硬化，腹水，脾大。腹水常规为漏出液，脑 CT 未见异常。

问题：
1. 该患者出现呕血、便血的原因和机制是什么？
2. 该患者出现腹水的可能机制是什么？
3. 该患者尿量减少的原因和机制是什么？
4. 该患者出现昏睡的原因和机制是什么？

案例 5-1 解析

各种因素致肝细胞（包括肝实质细胞和库普弗细胞等）损伤，使其分泌、代谢、合成、解毒与免疫功能发生严重障碍，机体出现黄疸、出血、继发性感染、肾功能障碍和脑病的临床综合征，称为肝功能不全（hepatic insufficiency）。肝衰竭（hepatic failure）是指肝功能不全的晚期阶段，临床主要表现为肝性脑病（hepatic encephalopathy）与肝肾综合征（hepatorenal syndrome）。

一、肝功能不全的表现及发生机制

肝是物质代谢的重要场所，参与营养物质的消化吸收。通过调节肝糖原的合成、分解及糖异生，维持正常血糖水平；合成多种蛋白质及胆汁，参与脂类代谢，对毒性代谢产物进行解毒。此外，还参与药物的生物转化及机体免疫调节过程。肝受损可导致多种肝功能障碍。

（一）物质代谢障碍

1. 糖代谢障碍 肝功能障碍时常出现低血糖。低血糖的发生机制主要有：①大量肝细胞坏死使糖原合成、储存能力降低，糖原储备显著减少；②受损肝细胞内质网的葡萄糖 -6- 磷酸酶活性下降，致使糖原分解能力明显下降；③受损肝细胞对激素灭活功能降低，出现高胰岛素血症。血糖过低时，可诱发昏迷。另外，因糖原合成障碍，少数患者在饱餐后可出现持续时间较长的血糖升高，即糖耐量降低。其发生的主要原因是：肝内糖代谢限速酶葡萄糖激酶活性降低，致使肝内糖利用障碍；血中有生长激素、胰高血糖素等胰岛素对抗物存在，也可使糖的利用速度减慢。部分肝功能不全患者存在明显门体分流（portosystemic shunt），其进食后肝细胞从门静脉摄糖减少，因此体循环中血糖浓度升高。

2. 蛋白质代谢障碍 肝是人体合成及分解蛋白质的主要器官，与机体的蛋白质代谢的关系极为密切，除合成其本身的结构蛋白质外，还合成多种蛋白质分泌到血浆中而发挥不同的作用。90% 以上的血浆蛋白由肝合成，包括白蛋白、纤维蛋白原、载脂蛋白等，其中白蛋白只在肝合成。肝功能障碍可出现低白蛋白血症。白蛋白是维持血浆胶体渗透压的主要因素，当发生肝硬化（cirrhosis）时，由于有效肝细胞总数减少和肝细胞代谢障碍，白蛋白合成可减少 50% 以上，出现

小测试5-1：肝功能障碍时容易出现低血糖的主要机制是什么？

低白蛋白血症（hypoalbuminemia），促进腹水（ascites）的形成。此外，由于缺少转铁蛋白等造血原料可导致贫血；凝血因子合成减少，造成出血倾向；应激时由于急性期反应蛋白的产生不足，使机体的防御功能下降。

框 5-1　白球比

白球比是肝功能检查中一项重要参考指标，反映肝合成功能，在肝病的诊断上有重要意义。白球比指的是血浆白蛋白（albumin，正常为 60 ～ 78 g/L）和球蛋白（globulin，正常为 20 ～ 30 g/L）的比值，常被写作 A/G。白蛋白是由肝实质性细胞合成的，肝受损时，白蛋白的合成、细胞内运输和释放会发生障碍，引起血清白蛋白减少。球蛋白是由机体免疫器官产生的，当体内有病毒入侵时，就会产生大量的球蛋白。正常情况下，白蛋白要高于球蛋白，A/G 正常值范围在 1.5 ～ 2.5（不同的检测办法，有不同的正常值范围）。当白球比 A/G 小于 1.5 时（也有以小于 1 作为标准），称为白球比倒置或白球比偏低，预示着肝已经受到了严重的损伤。肝衰竭或肝硬化时，白蛋白产生就会减少，导致白球比值偏低。当体内存在乙肝病毒等抗原时，免疫系统合成更多的球蛋白，也可导致白球比值偏低。在慢性肝病中，A/G 降低是诊断肝硬化的良好指标。

3. **脂质代谢障碍**　肝在脂质的消化、吸收、运输、分解和合成等过程中均发挥重要的作用。胆汁酸盐有助于脂质的消化和吸收，肝功能不全时，由于胆汁分泌减少引起脂质吸收障碍，患者可出现脂肪泻、厌油腻食物等临床表现。正常情况下，肝将自身合成或来自脂肪组织的脂肪酸酯化为三酰甘油（triacylglycerol），三酰甘油以极低密度脂蛋白（very low density lipoprotein, VLDL）的形式释出。肝对胆固醇的形成、酯化及排泄起重要作用，胆固醇在肝合成的卵磷脂 - 胆固醇酰基转移酶的作用下，生成胆固醇酯，从而提高胆固醇的转运能力。在肝损伤的早期阶段，肝合成 VLDL 能力降低，胆固醇酯化发生障碍，肝内三酰甘油、胆固醇不能及时转运而堆积于肝细胞。当肝内脂类含量超过肝重的 5% 时，称为脂肪肝（fatty liver）。

4. **维生素代谢障碍**　肝在维生素的吸收、储存和转化方面均起着重要的作用。脂溶性维生素的吸收需要有胆汁酸盐的协助，维生素 A、维生素 D、维生素 E、维生素 K 等主要储存在肝，肝还参与多种维生素的代谢过程（如胡萝卜素转化为维生素 A，维生素 D_3 在 C25 位上的羟化等）。因此，肝功能不全时维生素代谢障碍较为常见，尤其是维生素 A、维生素 K、维生素 D 的吸收、储存及转化异常，造成体内缺乏，患者分别出现暗适应障碍（夜盲症）、出血倾向及骨质疏松等变化。

（二）胆汁代谢障碍

胆汁是由肝细胞不断生成和分泌的，肝功能不全时，可发生高胆红素血症和肝内胆汁淤积。

1. **高胆红素血症**　胆红素（bilirubin）是一种脂溶性的有毒物质，对脂溶性物质有很强的亲和力，容易透过细胞膜造成危害，尤其对富含脂类物质的神经组织影响很大，可严重干扰神经系统的功能。肝对胆红素具有强大的处理能力，不仅表现在它有很强的摄取和经胆汁排出胆红素的能力，还体现在能将胆红素与葡糖醛酸或硫酸等结合的能力，从而降低胆红素的脂溶性。肝功能不全时，肝细胞对胆红素的摄取、结合及排泄功能障碍，其中排泄障碍更为突出，出现高胆红素血症（hyperbilirubinemia），血中以酯性胆红素增多为主，患者常伴有皮肤、黏膜及内脏器官等黄染的临床表现，称为黄疸（jaundice）。

2. **肝内胆汁淤积**（intrahepatic cholestasis）　是指肝细胞对胆酸摄取、转运和排泄功能障碍，以致胆汁成分（胆盐和胆红素）在血液中潴留。血清胆盐含量增高，一般伴有黄疸，但也有少数患者不伴有黄疸。由于小肠内胆盐浓度下降，可引起脂肪和脂溶性维生素吸收不良，并促进肠源性内毒素的吸收，发生内毒素血症等变化。肝内胆汁淤积的发生可能与以下多个环节障碍有关，如肝细胞对胆汁酸的摄取，胆汁在肝细胞内的转运，胆小管的通透性，胆小管内微胶粒的形成等。

（三）凝血功能障碍

肝病患者发生凝血功能障碍十分常见，临床上常表现为自发性出血，如鼻出血、皮下出血等。其发生原因可能与以下因素有关。

1. 凝血因子合成减少　绝大多数凝血因子是在肝合成的，如因子 Ⅰ、Ⅱ、Ⅶ、Ⅷ、Ⅸ、Ⅹ、Ⅺ，其中因子 Ⅱ、Ⅶ、Ⅸ、Ⅹ 为维生素 K 依赖性凝血因子。当肝功能不全时，因维生素 K 的吸收、储存障碍使维生素 K 依赖的凝血因子明显减少。由于一些凝血因子的半衰期较短，所以凝血功能障碍一般出现较早。

2. 抗凝血因子减少　血管内皮有三种抗凝机制，即以蛋白 C 为主的蛋白酶类抗凝机制、以抗凝血酶Ⅲ为主的蛋白酶抑制物类抗凝机制和以组织因子途径抑制物 TFPI 为主的抗凝机制。其中蛋白 C、抗凝血酶Ⅲ等抗凝血因子主要在肝合成，肝功能障碍可使这些抗凝物质明显减少，导致凝血与抗凝血平衡紊乱。因此，急性肝衰竭和少数失代偿性肝硬化时，易发生弥散性血管内凝血，大量微血栓的形成使凝血因子和血小板被消耗，导致血浆中凝血因子消耗性减少。

3. 纤溶蛋白溶解功能异常　肝病患者纤溶亢进发生机制可能是由于 α2- 抗纤溶酶生成减少，及肝作为单核巨噬细胞系统，清除纤溶酶原激活物的功能减退所致。

4. 血小板数量及功能异常　临床上许多肝功能不全患者血小板数目明显减少，其发生机制较为复杂。一般认为血小板减少可能主要与以下因素有关：骨髓抑制，脾功能亢进，发生弥散性血管内凝血，使其消耗过多。血小板功能异常主要表现为释放障碍、聚集性缺陷和收缩不良。

（四）免疫功能障碍

肝具有重要的细胞和体液免疫功能，尤其作为消化系统的第二道防线，可防止肠道内细菌、内毒素等有害物质的入侵，从而维持机体的内环境稳定。当肝功能不全时，由于库普弗细胞（Kupffer cell）功能障碍及补体水平下降，故常伴有免疫防御功能低下，易发生肠道细菌移位及感染等，严重时可引起肠源性内毒素血症（intestinal endotoxemia）。其主要原因为：①肝功能障碍时，库普弗细胞功能受到抑制，导致免疫防御能力下降。②门体分流形成。严重肝病时，肝小叶正常结构遭到破坏，肝窦走行和排列紊乱，导致门脉高压形成，出现肝内、外短路，部分血液未接触库普弗细胞，内毒素便可进入体循环。③肠腔内胆盐减少，对肠腔内细菌和毒素吸收入血的抑制作用减弱。④严重肝病时肠黏膜屏障可能受损，有利于内毒素吸收入血。

（五）生物转化功能障碍

1. 药物代谢障碍　大多数药物在肝内经生物转化作用而排出体外。肝功能障碍时，肝细胞对药物的代谢能力降低，使药物在血中的生物半衰期延长；改变药物在体内的代谢过程，增加药物的毒副作用，易发生药物中毒。肝功能障碍时血清白蛋白减少，药物与白蛋白结合率降低，从而使药物在体内的分布、代谢与排泄发生改变。此外，肝病时可通过血液灌注的改变而使药物代谢发生异常。肝硬变时，肝血流量明显减少，同时又由于侧支循环形成，门脉血中的药物绕过肝而免于被代谢。

2. 解毒障碍　肝的解毒能力降低，从肠道吸收的有毒物质和机体代谢的分解产物不能被生物转化而蓄积于体内；毒物也可经侧支循环绕过肝，直接进入体循环，引起中枢神经系统发生严重功能障碍，以至发生肝性脑病。

3. 激素灭活减弱 肝是多种激素代谢的主要场所。当肝功能不全时，必定造成内分泌功能紊乱，出现一系列临床表现。例如，胰岛素是通过肝产生的特异性谷胱甘肽胰岛素转氢酶水解而灭活的，故肝细胞损害，可使胰岛素降解障碍，出现高胰岛素血症，从而影响糖代谢。性激素主要是在肝代谢的，其中雄性激素在肝有两个主要代谢途径：① 60% ~ 70% 的睾酮在肝降解后经尿排出；②形成两种有活性的代谢物，即经还原酶作用被还原的双氢睾酮和经芳香化酶作用转变而来的雌激素。因此，当肝功能不全时，性激素灭活减弱，又因外周芳香化酶活性增高，使雄激素向雌激素转化而导致雌激素水平明显升高，女性患者可产生月经失调、闭经、不孕等；男性患者常有性欲减退、睾丸萎缩、乳房发育等表现。此外，雌激素过多引起小动脉扩张，患者可出现蜘蛛痣（spider nevus）、肝掌。肝掌为局限于掌面鱼际肌、小鱼际肌，指尖和手指基部的鲜红色改变。若醛固酮及血管升压素灭活减弱，可出现钠水潴留，对腹水的形成及加重起重要的作用。

（六）水、电解质及酸碱平衡紊乱

1. 水肿（edema） 严重肝功能不全患者常有体液的异常积聚，称为肝性水肿（hepatic edema）。早期主要表现为腹水形成，随着病情加重，可出现尿量减少，下肢水肿。正常情况下，人体腹腔内约有 50 ml 的液体，病理状态下，腹腔液量增加，超过 200 ml 时称为腹水。肝硬化是引起腹水最常见的原因。其发生机制可能是：①假小叶形成使门静脉高压（portal hypertension）。当门静脉压力升高时，腹腔内脏毛细血管内压增高，促使液体漏入腹腔。另外，假小叶形成可致肝静脉受压，窦内压升高，淋巴液生成增多，当增多的量超过淋巴管回流量时，过多的淋巴液从肝表面渗出而漏入腹腔形成腹水。②血清白蛋白降低。肝细胞严重受损时，白蛋白合成减少，导致血浆胶体渗透压下降，使血浆外渗。③醛固酮和抗利尿激素（ADH）增多。肝功能障碍导致对醛固酮和抗利尿激素灭活减弱，引起钠水潴留。④肝功能不全患者一旦出现肝肾综合征，会加重钠水潴留（图 5-1）。

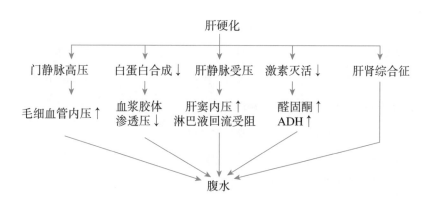

图 5-1 肝性腹水的发生机制

2. 电解质紊乱

（1）**低钾血症**：肝硬化晚期出现大量腹水后，有效循环血量减少，肾素 - 血管紧张素 - 醛固酮系统被激活，同时肝细胞损伤又使醛固酮灭活减少，均可引起肾排钾增多而引起低钾血症。血钾降低，细胞外 H^+ 进入细胞内，引起低钾性代谢性碱中毒，从而促进氨在肠道的吸收，可诱发或加重肝性脑病。

（2）**低钠血症**：肝功能不全时虽然伴有高醛固酮血症，但低钠血症仍较常见，往往是病情危重的表现，若血钠浓度低于 125 mmol/L，则提示预后不良。其发生原因可能为：严重肝病出现腹水，由于有效循环血量减少引起抗利尿激素分泌增加，而肝功能障碍又使其灭活减少，可造成稀释性低钠血症；使用利尿药或大量放腹水导致钠丢失过多；限盐饮食，钠摄入不足。由于细胞外液渗透压降低，水进入细胞内，引起细胞水肿，脑细胞水肿可产生中枢神经系统功能障碍。

3. 碱中毒　肝功能不全可发生各种酸碱平衡紊乱，其中最常见的是呼吸性碱中毒，其次是代谢性碱中毒。肝功能不全常合并低氧血症、贫血、血氨浓度增高，这些因素均可导致通气过度，引起呼吸性碱中毒。而代谢性碱中毒的发生主要与尿素合成障碍使血氨升高有关，如果有利尿剂使用不当、低钾血症，也会引起代谢性碱中毒的发生。

（七）器官功能障碍

在肝功能严重受损时，常伴有全身各系统功能障碍，其中，中枢神经系统和泌尿系统的并发症最严重，出现肝性脑病和肝肾综合征。

二、肝性脑病

（一）概念、病因与分类

1. 概念　肝性脑病（hepatic encephalopathy）是由于严重肝功能障碍和（或）门体分流引起的、以中枢神经系统功能代谢障碍为主要特征的、临床上表现为一系列神经精神症状、最终出现肝性昏迷的神经精神综合征。由于原发肝病的类型、病期及诱发因素的不同，临床表现各异。一般根据意识障碍程度、神经系统表现及脑电图改变，将肝性脑病分为四期：一期有轻度性格和行为改变，脑电图轻度变化；二期以意识错乱、睡眠障碍、行为反常为主，脑电图异常；三期以昏睡和严重精神错乱为主，脑电图明显异常；四期患者神志完全丧失，不能唤醒，进入昏迷阶段，脑电图改变异常明显。各期的主要特点见表 5-1。

表 5-1　肝性脑病各期特点

各期名称	精神症状	神经症状	脑电图
一期 （前驱期）	性格改变：抑郁或欣快 行为改变：无意识动作 睡眠时间：昼夜颠倒	扑翼样震颤（±） 病理反射（-） 生理反射（+）	对称性 θ 慢波（每秒 4～7 次）
二期 （昏迷前期）	一期症状加重，对时、地、人的概念混乱，语言、书写障碍	扑翼样震颤（+） 病理反射（-），生理反射（+） 肌张力增强	同上
三期 （昏睡期）	终日昏睡但可唤醒 语无伦次 明显精神错乱	扑翼样震颤（+） 病理反射（-），生理反射（+） 肌张力明显增强	同上
四期 （昏迷期）	完全昏迷 一切反应消失 可有阵发性抽搐	扑翼样震颤（-） 生理反射（-） 病理反射（±）	极慢 θ 波 （每秒 1.5～3 次）

2. **病因** 肝性脑病多继发于严重肝疾患，如晚期肝硬化、晚期肝癌、急性重型肝炎及门-体分流后，由于血中毒性代谢产物不能被肝处理和清除；或经门体静脉吻合支绕过肝进入体循环，引起中枢神经系统功能和代谢紊乱。

3. **分类** 1998年，维也纳第11届世界胃肠病学大会研究并统一了肝性脑病的定义及分类，按肝功能失调或障碍的性质将肝性脑病分为三种类型（表5-2）。A型为急性肝衰竭相关肝性脑病，常于起病2周内出现肝性脑病。B型为单纯门体旁路所引起的肝性脑病，无明确的肝细胞损害，临床表现与肝硬化伴肝性脑病的患者相同，见于先天性血管畸形和在肝内或肝外水平门静脉血管的部分阻塞，包括外伤、类癌、骨髓增生性疾病等引起的高凝状态所致的门静脉及其分支栓塞或血栓形成，以及因淋巴瘤、转移性肿瘤、胆管细胞癌压迫产生门静脉高压，而造成门体旁路。C型为肝性脑病伴肝硬化、门静脉高压和（或）门体分流，是肝性脑病中最为常见的类型。这些患者通常已进展至肝硬化期，并已建立了较为完备的门体侧支循环。C型肝性脑病又可分为三个亚型：发作性肝性脑病（又分为有诱因型、自发型和复发型三个亚类）、持续性肝性脑病（又分为轻型、重型和治疗依赖三类）和轻微肝性脑病（又称为亚临床肝性脑病）。

框 5-2 扑翼样震颤

扑翼样震颤（asterixis）是严重肝病患者发生肝性脑病时表现出来的一个特有的阳性体征，主要出现在肝性脑病患者的昏迷前期和昏睡期，是诊断肝性脑病发生最直接、最有力的依据。扑翼样震颤既有基底节病变又有小脑共济失调而引起的肌肉非自主性运动。震颤粗大，节律稍慢，通常呈对称性，累及上肢及下肢，肌张力高低可变。当患者平伸手指及腕关节时，腕关节突然屈曲，然后又迅速伸直，加上震颤多动，类似鸟的翅膀在扇动，故称扑翼样震颤。

表 5-2 肝性脑病的类型

类型	特征
A（Acute 急性）	急性肝衰竭相关肝性脑病
B（Bypass 旁路）	为单纯门体旁路所引起的肝性脑病，无明确的肝细胞损害
C（Cirrhosis 肝硬化）	伴肝硬化、门静脉高压和（或）门体分流的肝性脑病
亚型：发作性肝性脑病	分有诱因型、自发型（无明显诱因）、复发型
持续性肝性脑病	分轻型、重型，已出现治疗依赖
轻微肝性脑病（又称亚临床肝性脑病）	

（二）肝性脑病的发病机制

严重肝病时，机体功能、代谢紊乱是多方面的，肝性脑病的发生也是多种因素综合作用的结果，其发病机制迄今尚未完全明了。迄今为止，有关肝性脑病发病机制的学说主要有：氨中毒学说、假性神经递质学说、血浆氨基酸失衡学说和γ-氨基丁酸学说。每个学说都能部分解释肝性脑病的发生机制，并指导临床治疗，但每个学说都不完善。

1. **氨中毒学说**（ammonia intoxication hypothesis） 是目前解释肝性脑病发病的中心学说。临床上60%～80%的肝硬化和肝性脑病患者可检测到血氨增高，经降血氨治疗后，其肝性脑病的症状明显得到缓解，提示血氨增高对肝性脑病的发生发展起十分重要的作用。正常情况下，体内氨的生成和清除保持着动态平衡，严重肝病变时，由于氨的清除显著不足，引起血氨增高。增多的血氨可通过血脑屏障进入脑内，干扰脑细胞的代谢和功能，导致肝性脑病。

（1）**血氨增高的原因**：正常情况下血氨浓度一般不超过 59 μmol/L。血氨增高主要是由于体内氨生成过多或清除不足所致，其中肝清除氨功能发生障碍是血氨明显增高的重要原因。

> **框 5-3　鸟氨酸循环**
>
> 鸟氨酸循环又称尿素循环。
> ①鸟氨酸与氨及 CO_2 结合生成瓜氨酸；②瓜氨酸再接受 1 分子氨而生成精氨酸；③精氨酸水解产生尿素，并重新生成鸟氨酸。接着，鸟氨酸可参与第二轮循环。总的来看，通过鸟氨酸循环，2 分子氨与 1 分子 CO_2 结合生成 1 分子尿素及 1 分子水。尿素可经由肾随尿排出。

1）氨清除不足：肝内鸟氨酸循环合成尿素（urea）是机体清除氨的主要代谢途径，每生成 1 mol 尿素能清除 2 mol 的氨，消耗 3 mol 的 ATP。肝细胞严重受损时，ATP 供给不足，同时肝内酶系统遭到破坏，鸟氨酸循环各种底物缺失，致使鸟氨酸循环难以正常进行，导致血氨增高。

2）氨生成增多：肝功能障碍时，许多因素可引起体内氨生成增多，其中以肠道产氨增多为主。肝硬化时由于门静脉高压，使肠黏膜淤血、水肿，或由于胆汁分泌减少，食物的消化、吸收和排空均发生障碍，造成细菌繁殖旺盛。肠菌分泌的氨基酸氧化酶和脲酶增多，分解肠道积存的蛋白质及尿素，使氨的产生明显增多，特别是在高蛋白质饮食或上消化道出血后更是如此。同时，慢性肝病晚期，常伴有肾功能减退，血液中的尿素等非蛋白氮含量高于正常，因而弥散至肠腔内的尿素大大增加，也使产氨增多。此外，临床上肝性脑病患者，可出现躁动不安、震颤等肌肉活动增强的症状，因此肌肉中的腺苷酸分解代谢增强，也是血氨产生增多的原因之一。

3）氨吸收增多：肠道和尿液中 pH 的变化可影响氨的吸收，也是影响血氨变化的重要因素。当尿液中的 pH 偏低时，则进入肾小管腔内的 NH_3 与 H^+ 结合，以 NH_4^+ 的形式随尿排出体外。由于肝功能障碍时常伴有碱中毒，使肾小管上皮向管腔分泌的 H^+ 减少，因此，随尿排出的 NH_4^+ 量明显降低，而肾小管上皮 NH_3 弥散入血增多，导致血氨增高。肠道中 NH_3 的吸收也与肠道中 pH 的高低有关，当肠道中的 pH 较低时，NH_3 与 H^+ 结合成不易被吸收的 NH_4^+ 随粪便排出体外。根据这一特性，临床上常给患者口服不被小肠双糖酶水解的乳果糖，它在肠腔内被细菌分解为乳酸和醋酸，使肠腔内的 pH 降低，从而减少 NH_3 的吸收。

（2）**氨对脑组织的毒性作用**：当血浆 pH 升高，或血脑屏障通透性增高，均可使氨入脑增多。进入脑内的氨增多，可产生如下作用（图 5-2）。

1）脑内神经递质发生改变：大量实验证实，血氨增高可引起脑内神经递质的水平发生改变，从而造成中枢神经系统功能障碍（图 5-2）。①谷氨酸是中枢神经系统重要的兴奋性递质。在肝性脑病进展到昏迷前期以前，肝性脑病患者脑脊液和脑细胞外谷氨酸浓度升高，患者表现为兴奋性增强。细胞外谷氨酸增多可过度激活突触后谷氨酸离子型受体，特别是 N-甲基-D-天冬氨酸（N-methyl-D-aspartate，NMDA）型受体，NMDA 受体介导的脑细胞损伤是暴发性肝衰竭患者死亡的重要原因。②高浓度的氨抑制丙酮酸氧化脱羧过程，导致脑组织内乙酰辅酶 A 的生成减少，兴奋性神经递质乙酰胆碱的合成也随之减少。③当脑组织中氨浓度升高时，氨与谷氨酸结合形成谷氨酰胺，谷氨酰胺为抑制性神经递质。临床资料证实，肝昏迷（hepatic coma）时脑脊液中谷氨酰胺水平明显升高，并与肝昏迷程度呈正相关。④谷氨酸经谷氨酸脱羧酶作用形成 γ-氨基丁酸（γ-amino butyric acid，GABA），后者为抑制性神经递质。氨对 γ-氨基丁酸转氨酶有抑制作用，使

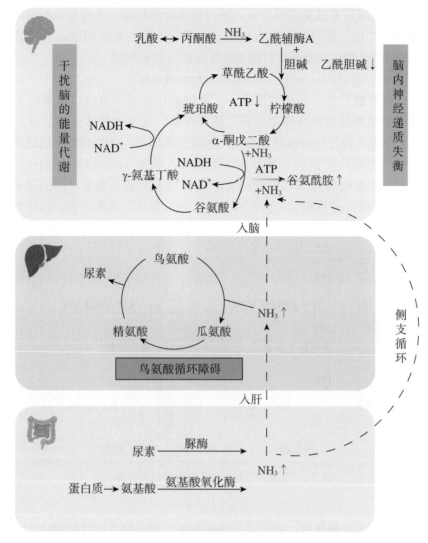

图 5-2 血氨增高引起肝性脑病的机制

γ-氨基丁酸不能形成琥珀酸半醛进而变为琥珀酸进入三羧酸循环，导致脑组织中 γ-氨基丁酸蓄积使中枢神经抑制加深。

2）干扰脑组织的能量代谢：氨干扰脑组织的能量代谢主要是干扰葡萄糖生物氧化的正常进行，导致脑细胞完成各种功能所需的能量严重不足，从而不能维持中枢神经系统的兴奋活动，从而引起昏迷。①氨与脑内的 α 酮戊二酸结合形成谷氨酸，谷氨酸进一步与氨结合生成谷氨酰胺。因 α 酮戊二酸的减少使三羧酸循环受阻，ATP 生成因此减少。②氨与 α 酮戊二酸结合形成谷氨酸的反应过程，消耗了大量还原型辅酶Ⅰ（NADH），阻碍了呼吸链中的递氢过程，导致 ATP 合成不足。③氨与谷氨酸的结合过程耗能，消耗 ATP。④氨抑制 α 酮戊二酸脱氢酶活性，后者为三羧酸循环的限速酶，表现为 α 酮戊二酸水平降低，三羧酸循环不能正常进行，ATP 产生减少。

3）抑制神经细胞膜的作用：①氨干扰神经细胞膜的 Na^+-K^+-ATP 酶的活性，从而影响复极后细胞膜对离子的转运，使膜电位及兴奋功能不能继续进行。氨与 K^+ 有竞争作用，以致影响 Na^+、K^+ 在神经细胞膜内外的正常分布，并影响到正常静息电位和动作电位的产生，使神经系统的兴奋和传导过程受到干扰。②氨可导致线粒体内膜通透性转换孔开放，线粒体跨膜电位下降或消失，线粒体肿胀，能量代谢障碍及大量氧自由基生成。

此外，血氨升高可导致星状胶质细胞受损，星状胶质细胞是脑内唯一能合成谷氨酰胺的细胞，氨在脑内的清除主要靠星状胶质细胞内的谷氨酰胺合成酶的作用与谷氨酸合成谷氨酰胺。肝

知识拓展：谷氨酰胺与脑水肿

功能障碍时，增多的血氨可通过血脑屏障进入脑内星状胶质细胞，并与谷氨酸合成谷氨酰胺。谷氨酰胺具有渗透分子作用，细胞内谷氨酰胺增多可继发细胞内水分积聚，引起星状胶质细胞水肿，因此脑内谷氨酰胺蓄积可能是高氨时脑水肿发生的主要机制之一。

　　2. 假性神经递质学说（false neurotransmitter hypothesis）

　　（1）假性神经递质的产生：在正常情况下，蛋白质在肠道中分解成氨基酸，其中芳香族氨基酸如苯丙氨酸和酪氨酸经细菌作用生成苯乙胺和酪胺，这类生物胺经门静脉入肝，经单胺氧化酶的作用被氧化解毒。当肝功能障碍或有门 - 体侧支循环时，这些胺类可通过体循环进入中枢神经系统，在脑细胞非特异性 β- 羟化酶作用下形成苯乙醇胺（phenylethanolamine）和羟苯乙醇胺（octopamine）。苯乙醇胺和羟苯乙醇胺的化学结构与去甲肾上腺素（norepinephrine）和多巴胺（dopamine）等正常神经递质相似，但生理效应远较正常神经递质为弱，故称为假性神经递质（图 5-3）。

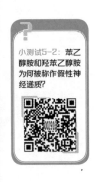

小测试5-2：苯乙醇胺和羟苯乙醇胺为何被称作假性神经递质？

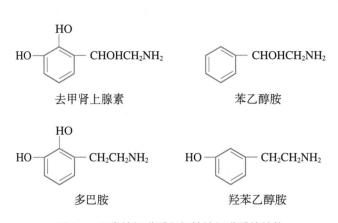

去甲肾上腺素　　　　　苯乙醇胺

多巴胺　　　　　羟苯乙醇胺

图 5-3　正常神经递质和假性神经递质的结构

　　（2）假性神经递质的致病作用：去甲肾上腺素和多巴胺是脑干网状结构中上行激动系统的重要神经递质，对维持大脑皮质的兴奋性，即机体处于清醒状态起着十分重要的作用。当脑干网状结构中假性神经递质增多时，则竞争性地取代上述两种正常神经递质而被神经元摄取、储存、释放，但其释放后的生理作用较正常神经递质弱得多，从而导致网状结构上行激动系统的功能障碍，使机体处于昏睡乃至昏迷状态。脑内的多巴胺主要由黑质产生，是调节肢体精细运动的锥体外系的主要神经递质，当假性神经递质取代多巴胺时，肢体运动的协调性障碍，出现扑翼样震颤（图 5-4）。外周交感神经末梢递质去甲肾上腺素被取代时，可引起小动脉扩张，外周阻力降低，导致有效循环血量减少，进而使肾血管收缩，肾血流减少，特别是肾皮质血液量减少，导致功能性肾功能不全。

　　3. 血浆氨基酸失衡学说（amino acids imbalance hypothesis）

　　（1）血浆氨基酸失衡的主要原因：正常人血浆支链氨基酸（branched chain amino acid，BCAA）/芳香族氨基酸（aromatic amino acid，AAA）呈一定比值，为 3 ~ 3.5，而肝性脑病患者血中氨基酸含量有明显的改变，表现为 AAA 增多，而 BCAA 减少，导致 BCAA 与 AAA 的比值降低，两者比值可降至 0.6 ~ 1.2，其主要原因与肝功能障碍或有门 - 体分流时肝对胰岛素和胰高血糖素的灭活减弱导致两种激素升高关系密切。虽然上述两种激素水平均升高，但以胰高血糖素升高更为显著，故胰岛素与胰高血糖素的比值下降，使机体（肌肉和肝）分解代谢增强，大量芳香族氨基酸释放入血，而肝对其分解能力降低，致使血浆芳香族氨基酸含量增高。另外，胰岛素可增加肌肉和脂肪组织对支链氨基酸的摄取和利用，使血浆中支链氨基酸含量下降。

　　（2）芳香族氨基酸增多的毒性作用：芳香族氨基酸和支链氨基酸均为电中性氨基酸，两者

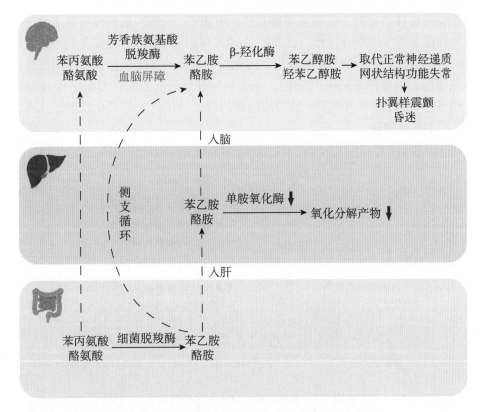

图 5-4　假性神经递质的来源与引起肝性脑病的机制

借助同一种载体通过血脑屏障。当血浆中 BCAA/AAA 的值下降时，则 AAA 竞争性进入脑组织增多，其中以苯丙氨酸、酪氨酸、色氨酸增多为主。苯丙氨酸、酪氨酸在脑内经脱羧酶和 β- 羟化酶的作用，分别生成苯乙醇胺和羟苯乙醇胺，造成脑内这些假性神经递质明显增多，从而干扰正常神经递质的功能。进入脑内的色氨酸在羟化酶和脱羧酶的作用下，生成大量的 5- 羟色胺（5-HT）。5-HT 是中枢神经系统中重要的抑制性神经递质，能抑制酪氨酸转变为多巴胺；同时，5-HT 也可作为假性神经递质被肾上腺素能神经元摄取、储存、释放，从而干扰脑细胞的功能。

知识拓展：5- 羟色胺与肝性脑病

如此可见，血浆氨基酸失衡可使脑内产生大量假性神经递质，实际上是假性神经递质学说的补充和发展。

4. γ- 氨基丁酸学说（γ-aminobutyric acid hypothesis）

（1）**γ- 氨基丁酸**（γ-aminobutyric acid，GABA）**增高的原因**：血中 GABA 主要来源于肠道，由谷氨酸经肠道细菌脱羧酶催化形成。健康人来自门静脉循环的 GABA 能被肝摄取、清除。肝功能障碍时，肝对 GABA 的清除能力下降，导致血中 GABA 含量增加，同时血脑屏障对 GABA 的通透性明显增高，致使进入脑内的 GABA 增多。在中枢神经系统中以大脑皮质浅层和小脑皮质浦肯野细胞层 GABA 含量较高。

（2）**GABA 的受体增多**：肝性脑病时，不仅有 GABA 水平升高，中枢神经系统中的 GABA 受体也发生变化。有学者在对发生肝性脑病的动物及死于肝性脑病的患者脑突触后 GABA 受体的研究中，发现 GABA 受体结合位点的亲和力不变，但受体的数量明显增加。

（3）**GABA 的毒性作用**：GABA 是中枢神经系统中的主要抑制性神经递质。脑内 GABA 储存于突触前神经元的细胞质囊泡内，突触前神经元兴奋时，GABA 从囊泡释放到突触间隙，与突触后神经元的特异性 GABA 受体结合，导致突触后膜超极化而产生其抑制作用。突触后神经膜表面上的 GABA 受体是由超分子复合物组成，包括 GABA 受体、苯二氮䓬（benzodiazepine，BZ）受体、巴比妥类受体和 Cl⁻ 转运通道（图 5-5）。三种受体的配体，即 GABA、BZ（如地西泮）、巴比妥类与相应的受体结合时，引起氯通道开放，增加 Cl⁻ 内流，从而发挥其生物学效应。三种配体彼此有协同性非竞争性结合位点，已证实 GABA 可引起 BZ 和巴比妥类药物的催眠作用，而 BZ 和巴比妥类药物则能增强 GABA 的效应，由此可以解释临床上应用地西泮和巴比妥类药能诱发肝性脑病的原因。当脑内 GABA 增多时，与突触后神经元的特异性 GABA 受体结合，引起氯通道开放，Cl⁻ 进入神经细胞内增多，使神经细胞的静息电位处于超极化状态，从而发挥突触后的抑制作用，产生肝性脑病。

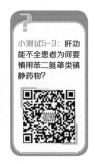

小测试5-3：肝功能不全患者为何要慎用苯二氮䓬类镇静药物？

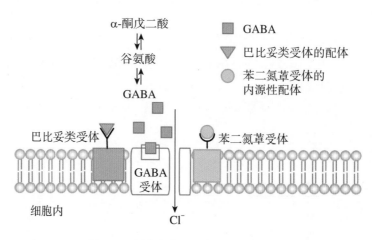

图 5-5　突触后膜 GABA 氯离子复合体

在肝性脑病的发生过程中，上述几种学说往往同时并存且相互影响，如高血氨对血浆氨基酸失衡具有促进作用。高血氨导致血浆氨基酸失衡且高血氨在脑内与谷氨酸结合形成谷氨酰胺。血浆氨基酸失衡促进苯丙氨酸和酪氨酸流入脑内，导致假性神经递质生成增多。因此，肝性脑病的发生常为多因素所致，而了解诸多因素间的内在联系及相互作用，将会为肝性脑病的治疗提供有利的帮助。

除上述学说在肝性脑病发病中起重要作用外，许多蛋白质和脂质的代谢产物（如硫醇、短链脂肪酸、酚等）对肝性脑病的发生、发展也有一定作用。总之，目前还没有一种学说能完满地解释临床上所有肝性脑病的发生机制，可能是多种毒物共同作用的后果，其确切机制尚有待于进一步研究。

（三）肝性脑病的常见诱因

1. 消化道出血　是肝性脑病最常见的诱因。肝硬化患者常有食管下端静脉曲张，曲张的静脉破裂后，大量血液进入消化道，血液中的蛋白质在肠内经细菌的作用，可产生大量的氨，这是诱发肝性脑病的主要机制。此外，消化道出血可导致血容量减少、血压降低，引起组织缺血缺氧的发生，这不仅给肝、脑、肾等器官带来进一步损伤，而且还可增强脑对毒性物质的敏感性，故易诱发肝性脑病。

2. 碱中毒　严重肝病患者由于血氨的升高，刺激呼吸中枢，呼吸加深、加快，引起呼吸性碱中毒。肝硬化伴有腹水或有肝肾综合征的患者常需要进行利尿治疗，反复使用利尿剂，可使钾丢失过多，引起低钾性碱中毒。

碱中毒可使离子型铵（NH_4^+）转变为游离氨（NH_3），从而提高血氨水平。碱中毒时，肾小管上皮细胞产生的氨，以铵盐形式排出减少，而以游离氨形式弥散入血增多。

3. 镇静药和麻醉药使用不当　苯二氮䓬类及巴比妥类镇静药是突触后神经膜表面上 GABA 受体超分子复合物的配基，应用此类药能增强 GABA 的抑制效应，促进或加重肝性脑病的发生。

此外，在毒性物质作用下，脑对中枢神经抑制药具有较高的敏感性，因而易诱发肝性脑病。

4. 腹腔放液 大量放腹水时，由于腹腔内压突然下降，使氨和其他毒性物质由肠道吸收增多；同时引起大量电解质丢失，从而促使昏迷发生。

5. 感染 感染使组织蛋白分解增加，导致内源性氮负荷增加，引起氨产生增多。感染可加重肝损伤，引起肝细胞坏死和肝功能减退。

6. 高蛋白质饮食 肝功能不全时，尤其是伴有门体分流的慢性肝病患者，肠道对蛋白质的消化吸收功能降低，若一次大量摄入蛋白质食物，蛋白质被肠道细菌分解，会产生大量氨及有毒物质，从而诱发肝性脑病。肝性脑病患者多伴有肾功能不全，尿素等非蛋白氮类物质排出减少，摄入高蛋白饮食，由于蛋白质大量分解生成氨基酸，也可使肠内氨生成增加。

7. 肾功能障碍 肝功能不全晚期常伴发肝肾综合征，使肾排出的尿素等毒性物质减少，导致血中有毒物质增多，诱发肝性脑病。此外，血中尿素浓度增加。大量尿素可渗入肠腔，在尿素酶作用下产氨增加，使血氨升高，诱发肝性脑病。

（四）肝性脑病的防治原则

1. 去除诱因

（1）消化道出血：避免进食粗糙、坚硬或刺激性食物，预防上消化道出血，一旦出血应及时止血，同时给以泻药或清洁灌肠，使积血迅速全部排出。

（2）控制蛋白质的摄入：控制与调整饮食中的蛋白质含量，是减少肠源性毒性物质产生的重要措施，昏迷时须进无蛋白流质饮食。

（3）纠正碱中毒：由于碱中毒可促进氨的生成与吸收，因此，临床上对肝功能不全患者要经常检测体内酸碱度的变化，一旦出现碱中毒，应及时纠正，避免诱发肝性脑病。

（4）防治便秘：以减少肠道有毒物质吸收入血。慎用镇静剂和麻醉剂，即使使用最低量，也要警惕药物蓄积的可能。

2. 针对肝性脑病发病机制的治疗

（1）降低血氨

1）应用肠道不吸收或很少吸收的抗生素，以抑制肠道菌群繁殖。

2）采用口服乳果糖来酸化肠道，从而减少肠道产氨和有利于铵盐随粪便排出体外，其作用机制是：①乳果糖在肠道细菌作用下形成乳酸（lactate）和少量醋酸，从而抑制肠道细菌的产氨作用；②肠道 pH 下降，可减少氨的吸收；③肠道 pH 下降，可通过酸透析作用吸引血中氨向肠道扩散，以利排出。

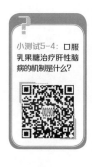

小测试5-4：口服乳果糖治疗肝性脑病的机制是什么？

3）应用谷氨酸和精氨酸降低血氨浓度。谷氨酸的作用在于可结合氨生成谷氨酰胺；精氨酸的作用在于维持鸟氨酸循环，促进尿素合成。

4）纠正水、电解质和酸碱平衡紊乱，特别要注意纠正碱中毒。

（2）应用左旋多巴：左旋多巴能透过血 - 脑脊液屏障进入脑内，经脱羧作用生成多巴胺，取代假性神经递质，使神经系统功能恢复正常。

（3）支链氨基酸：口服或注射以支链氨基酸为主的氨基酸混合液，纠正氨基酸失衡。

（4）应用苯二氮䓬受体拮抗剂：此类药物可阻断 GABA 的毒性作用。

案例 5-2

男性，51 岁，农民。因尿少、腹胀、下肢水肿 10 个月入院。

患者 11 个月前开始厌食，终日饱胀，四肢乏力，尿量减少并逐渐出现双下肢水肿，以后腹部逐渐膨隆，下肢水肿逐渐加重，在当地医院应用利尿剂治疗后尿量明显增加，水肿

Note

有所消退。

即往史：7 年前有乙型肝炎病史。

查体：神志清楚，精神不佳，少语，计算能力差，巩膜轻度黄染，腹壁可见浅静脉怒张，腹部高度膨胀，腹水征阳性，肝脾触诊不满意。肝掌，前胸散在蜘蛛痣，双下肢水肿。

实验室结果：谷丙转氨酶 < 40 U/L，碱性磷酸酶 42 U/L，胆固醇 8.8 mmol/L，HBsAg（+），凝血酶原时间 26 s，黄疸指数 21 IU/L，麝香草酚浊度 7 IU/L，白蛋白 31 g/L，球蛋白 45 g/L，白 / 球比例为 0.68∶1，血氨浓度为 620 μmol/L。

诊治经过：患者入院第 3 天排便后，突然出现上腹部剧烈疼痛，呕出鲜红血液约 900 ml，面色苍白，脉搏 141 次 / 分，血压 68/38 mmHg（9/5 kPa），用药物及三腔两囊管进行止血治疗，停止呕血，在随后的几天里排出数次柏油样便。入院 9 天后逐渐出现躁动，随后陷入昏迷，各种反射迟钝甚至消失，肝臭明显，抢救无效死亡。

尸检：腹腔内有黄色澄清液体约 5000 毫升，皮肤、巩膜中度黄染。

肝：重 910 克（正常 1200 克～1100 克），表面和切面均可见多个直径为 1～2 cm 的结节。镜检肝小叶正常结构破坏，形成假小叶，部分假小叶肝细胞明显变性坏死，假小叶间大量纤维组织增生，并可见新生胆管及成堆的淋巴细胞。

食管下段黏膜静脉丛明显曲张。

问题：

1. 请分析本病例后作出诊断，写出诊断依据。
2. 请分析患者血氨浓度增高的原因。
3. 请分析该患者出现昏迷的机制。
4. 该患者的死亡原因是什么？

案例 5-2 解析

三、肝肾综合征

（一）概念及分类

严重急、慢性肝功能不全患者，在缺乏其他已知肾衰竭病因的临床、实验室及形态学证据的情况下，可发生一种原因不明的肾衰竭，表现为少尿、无尿、氮质血症等。这种继发于严重肝功能障碍的肾衰竭称为肝肾综合征（hepatorenal syndrome）。肝肾综合征是肝功能不全独特的综合征，亦是一种极为严重的并发症，其发生率较高。

根据肾损害和功能障碍的特点可将肝肾综合征分为功能性肝肾综合征（functional hepatorenal syndrome）和器质性肝肾综合征（parenchymal hepatorenal syndrome）。功能性肝肾综合征以严重的肾低灌流为特征，临床表现为少尿、低钠尿、高渗透压尿、氮质血症等。肾仍保留一些浓缩功能，尿几乎不含钠是其特点。一旦肾灌流量恢复，则肾功能迅速恢复。若功能性肝肾综合征得不到及时治疗或病情进一步发展，可发生器质性肝肾综合征，其主要病理变化是肾小管坏死，发生机制可能与长期缺血及内毒素血症有关。

（二）肝肾综合征的发病机制

肝肾综合征的发生机制较为复杂，目前尚未完全阐明。随着近年来对肝功能不全的研究进展，发现门静脉高压、内脏血管扩张、腹水形成、消化道出血、感染及血管活性物质的变化等在肝肾综合征的发病中起着重要的作用。

1. 有效循环血容量减少　肝硬化失代偿期出现门静脉压增高，引起内脏血管壁压力增加，产生 NO、CO 等内源性血管舒张因子，同时，严重肝功能障碍使得血管舒张因子灭活减少。随着门静脉高压的进展，血管舒张因子进入体循环，导致全身外周血管扩张，循环阻力减小，有效动脉血容量和平均动脉压下降。代偿性激活肾素 - 血管紧张素 - 醛固酮系统，引起肾血管收缩和水钠潴留。同时肝硬化患者常合并腹水、消化道出血及感染等，使有效循环血量下降，肾灌注量减少，肾小球毛细血管血压降低，导致肾小球有效滤过压降低而发生少尿。

2. 肾自身调节异常　肝肾综合征患者存在肾血流动力学异常，表现为肾入球动脉、肾皮质血管收缩，血流量减少，肾灌流量降低，髓质血流相对增加，导致肾小球滤过率下降。发生肝肾综合征时，除全身神经 - 体液调节影响外，肾内血管调节机制也失去平衡，缩血管物质（如肾素、内皮素、血栓素 A_2）增加，而舒张血管物质（如前列腺素、一氧化氮、缓激肽）减少。肝功能不全时，由于有效血容量减少，使平均动脉压降低，导致肾血流减少，其结果引起血管活性物质的变化，作用于肾血管使肾血流发生重新分布，即皮质肾单位的血流明显减少，而较大量的血流转入近髓肾单位，最终造成肾小球滤过率下降，肾小管对钠、水的重吸收增加。这可能是发生功能性肝肾综合征的重要原因。

(1) 交感 - 肾上腺髓质系统兴奋：肝硬化患者常伴有门脉高压，后者使大量血液淤积在门脉所属的内脏血管内，导致有效循环血量减少；由于腹水形成、胃肠道出血等因素可使血容量减少。上述因素均可使交感 - 肾上腺髓质系统兴奋性增强，引起肾血管收缩。

(2) 肾素 - 血管紧张素 - 醛固酮系统兴奋：严重肝病患者由于肝对肾素的灭活能力减弱而导致血浆肾素明显增高；同时肝硬化患者常伴有腹水形成而引起有效循环血量减少，肾血流量减少可激活肾素 - 血管紧张素系统，进而使使肾血管收缩。醛固酮增多，使尿钠排出减少，在肝肾综合征的发病中也有一定的作用。

(3) 激肽系统活性降低：激肽释放酶原经激肽释放酶水解为缓激肽，缓激肽具有明显肾血管舒张作用，可拮抗 Ang Ⅱ 对肾血管的收缩作用。由于肝功能不全时激肽释放酶及激肽释放酶原的生成减少，使肾内缓激肽及其他激肽类等肾内扩血管物质相对缺乏，成为使缩血管物质效应明显增强的另一因素。

(4) 前列腺素类与血栓素 A 平衡失调：前列腺素（prostaglandins，PGs）是一类肾合成的血管舒张物质，由花生四烯酸（arachidonic acid）通过环氧合酶代谢途径生成，包括 PGE2 及 PGI2。它们能拮抗去甲肾上腺素、血管紧张素 Ⅱ 对肾血管的收缩作用，并能抑制钠、水的重吸收，是维持自身正常血流动力学及其功能的一种自稳机制。血栓素 A（thromboxane A，TXA）主要在血小板内合成，具有强烈的缩血管作用及促使血小板集聚的作用。正常情况下，PGs 及 TXA 的产生和释放处于动态平衡，以维持血管张力和血小板的功能。当肝功能不全时，由于肾缺血使肾合成 PGs 减少，而血小板易发生集聚反应，释放 TXA 增多，导致肾内缩血管因素占优势，使肾血管收缩，加重肾缺血。

(5) 内皮素（endothelin，ET）：内皮素是一种极强的收缩血管物质，ET-1 是存在于肾的 ET 主要形式，主要由肾小球的血管内皮细胞产生释放，并作用于血管平滑肌，调节肾血流和肾小球滤过率。在肝肾综合征患者中，ET-1 水平明显升高，可能在肝肾综合征发病机制中起一定的作用。

(6) 假性神经递质蓄积：当严重肝功能不全时，会有假性神经递质在外周神经系统蓄积，并取代外周神经末梢的正常神经递质——去甲肾上腺素，引起皮肤、肌肉等组织内的小动脉扩张，导致有效循环血量减少，从而加重肾缺血，诱发肝肾综合征。

3. 全身炎症反应　促炎细胞因子和趋化因子的水平增高在肝肾综合征发病机制中起重要作用。一项分析炎症与肝肾综合征相关性研究显示，78% 肝肾综合征患者有细菌感染或全身炎症反应综合征（SIRS）发生病史，这提示炎症反应可能参与肝肾综合征病理过程。分析肝肾综合征患者和正常人之间细胞因子谱的差异，发现肝肾综合征患者促炎因子表达明显增高，尤其是

TNF-α、IL-6、血管细胞黏附因子（VCAM），这些因子的表达水平与疾病严重程度呈正相关。在肝硬化患者中，炎症因子主要来源于三个可能途径，首要途径是肠道菌群异位，被免疫系统消灭的细菌释放病原相关分子模式（pathogen-associated molecular patterns，PAMPs），并为免疫系统中模式识别受体（pattern recognition receptors，PRRs）识别，从而导致大量炎症因子的产生并进入血液。其次，肝细胞死亡导致损伤相关分子模式（damage associated molecular patterns，DAMPs）的产生，激活免疫细胞从而释放炎症因子，引发无菌性炎症反应。最后，细菌感染可激活固有免疫反应，加重全身性炎症反应。而无论来自病原体或是活化的免疫细胞释放的炎症因子，均可导致微循环障碍加重，这种循环功能障碍可促进肝肾综合征的发生。

肝功能障碍时，因肝清除内毒素功能障碍而发生内毒素血症，内毒素血症在功能性和器质性肝肾综合征的发生发展中起重要的作用。其作用机制可能是：内毒素使交感神经兴奋，儿茶酚胺释放增加，肾动脉发生强烈收缩，导致肾缺血；内毒素损伤血管内皮细胞并促进血小板释放凝血因子，造成肾微血管内凝血，引起肾功能障碍及肾小管坏死等。

4．心功能不全　肝硬化早期主要表现为外周循环阻力下降以及心率、心排血量代偿性增加等高动力循环状态。随着肝硬化进一步加重，患者心排血量明显降低。有研究发现，合并肝肾综合征患者心排血量、平均动脉压明显降低，去甲肾上腺素、肾素活性显著升高；心排血指数 < 1.5 L/(min×m²) 的肝硬化患者发生肝肾综合征风险更高。

（三）肝肾综合征防治原则

1．肝肾综合征的预防

（1）针对原发肝病，以延缓原发病的发展，如积极改善肝功能、降低门静脉压力。

（2）预防和控制感染：失代偿期肝硬化，尤其合并腹水、消化道出血的患者易并发感染，如确诊或高度怀疑合并细菌感染，应立即进行细菌鉴定，及早预防性使用抗菌药可提高生存率。

（3）避免大量放腹水或过度利尿，预防消化道出血，纠正水、电解质和酸碱平衡紊乱，进行营养支持等。

2．肝肾综合征的治疗

（1）血管收缩剂联合白蛋白：血管收缩剂和白蛋白联合使用可改善肝肾综合征患者的肾功能，是肝肾综合征的一线治疗方案。白蛋白可以增加有效血容量。选择性血管收缩剂通过收缩明显扩张的内脏血管床，改善高动力循环，升高动脉压，从而增加肾血流量和肾小球滤过率。缩血管药物主要包括：血管加压素及其类似物（特利加压素）、α-肾上腺素能受体激动剂（米多君和去甲肾上腺素）等。

（2）应用抑制肾素分泌药：卡托普利是血管紧张素I转化酶抑制剂，不仅可使 Ang II 生成减少，还可反馈性的降低肾素水平，使肾血管阻力降低。

（3）应用八肽升压素：该药能激活血管舒缓素及激肽系统，抑制内皮因子释放，改善肾内血液分流，从而增加肾小球滤过率。

（4）应用扩血管药：山莨菪碱（654-2）具有拮抗儿茶酚胺，抑制 TXA 合成的作用，所以应用此药可使肾血管扩张，改善肾血流，增加肾小球滤过率。酚妥拉明为 α 受体阻断剂，可使肾血管扩张，同时还能降低门静脉压力，改善微循环，增加肾血流。目前认为外周血管扩张是肝肾综合征的主要发病机制，因此已不再推荐使用扩血管药。

（5）抗内毒素治疗：口服乳果糖可以预防或减轻肠源性内毒素血症，其作用原理为乳果糖能酸化肠道，减少和改变肠内菌群，从而降低可被吸收的内毒素的量，也有人认为它具有直接的抗内毒素作用。大量的试验研究和临床观察证实，应用大黄、丹参等中药防治内毒素血症具有一定的优势。

（6）肾替代治疗（renal replacement therapy，RRT）：当肝肾综合征患者出现对血管收缩剂治疗无应答时，应考虑 RRT 治疗。RRT 治疗可改善肝肾综合征患者血清肌酐、尿素氮水平，纠正液体容量负荷过度、高钾血症、肺水肿、酸碱失衡等。目前，由于 RRT 治疗肝肾综合征的疗效尚不确定，RRT 主要适用于肝功能可恢复或等待肝移植的肝肾综合征患者。

（7）介入及外科治疗：经颈静脉肝内门腔内支架分流术（transjugular intrahepatic portosystemic stent-shunt，TIPSS）对肝肾综合征的疗效还存在一些争议。因 TIPSS 后肝性脑病发生率为 25% ～ 50%，且 TIPSS 会增加心脏前负荷，既往有心脏病的患者容易诱发心力衰竭。肝移植是治愈肝肾综合征的有效方法。肝肾综合征患者移植术后 3 年生存率为接近 60%，而未行肝移植者 3 年生存率几乎为 0。肝肾联合移植目前存在争议。对缩血管药无应答、持续性不可逆的肝肾综合征患者推荐肝肾联合移植。

第二节　胃肠功能不全

案例 5-3

女性，71 岁，身高 1.61 m，体重 63 kg，主因口渴、多饮、乏力 14 年余，加重 10 余天入院。患者 14 年前因渐感口渴、多饮、乏力，到当地医院就诊，查空腹血糖 8.7 mmol/L，诊断为"糖尿病"，给予消渴丸治疗，症状逐渐减轻，血糖下降。之后一直规律服用该药，病情控制较为平稳。1 年前，患者自感口渴、多饮、乏力症状明显加重，并反复出现恶心、呕吐、便秘，10 余天前上述症状加重，到当地医院就诊，用降糖药治疗后，症状无明显改善，遂来院就诊。

查体：T 38 ℃，HR 98 次 / 分，R 30 次 / 分，BP 138/93 mmHg，神志清楚，心肺（−），腹隆起，未见胃型和肠型，腹软，脐周有压痛、无反跳痛，肠鸣音弱。

实验室检查：空腹血糖 16.2 mmol/L；尿常规白细胞 5 ～ 10 个 /HP。血常规：白细胞 1.7×10^9/L，中性粒细胞 0.85，淋巴细胞 0.15；肝、肾功能未见异常。胃排空检查提示，固体及液体排空均明显延迟、排空速率减慢。

问题：

1．患者恶心、呕吐、便秘的原因和机制是什么？

2．该患者胃肠吸收功能如何？为什么？

案例 5-3 解析

一、概述

胃肠道系统由上消化道和下消化道两个不同的区域组成，上消化道主要包括口腔、食管、胃和十二指肠，而下消化道是由部分小肠、经大肠到肛门的肌性管道。这些器官是食物消化与吸收的主要场所，主要负责将食物和液体分解成人体所必需的营养物质，以获得能量并排出未消化的代谢废物。胃肠道还是人体内最大的微生态世界，分布于其中的内分泌细胞会分泌多种多样的肽类激素，帮助机体消化，调节能量平衡。此外，胃肠道还有一套复杂的防御保护机制，包括屏障机制、免疫机制、自身调节机制以及内分泌功能，在人体的内环境稳定中起着重要的作用。当胃肠道受到各种病因的损害发生异常时，就会发生各种胃肠道功能障碍，进而影响消化系统及全身其他器官的结构和功能。本节将分别介绍消化道运动功能障碍、消化吸收不良、肠道屏障功能障碍的病因、发病机制及其对机体功能代谢的影响。

二、消化道运动功能障碍

在生理条件下，机体对食物或食糜的消化与吸收主要由胃肠道管壁肌层的平滑肌在全身和局部神经 - 体液因素的调节下不断收缩蠕动并向前推进完成。在各种病因的作用下，原发或继发性胃肠神经、体液及肌细胞受损使胃肠道平滑肌细胞运动发生障碍的病理过程被称为胃肠运动障碍（gastrointestinal motor disorders），主要表现为对胃肠内容物的推动力降低，而推动力的降低体现为蠕动异常及平滑肌收缩协调异常，是消化道运动功能障碍的主要类型。

（一）消化道运动功能障碍的病因和发病机制

1. 激素源性因素　多种激素可影响胃肠道运动，包括全身性激素、消化系统自身产生和分泌的激素等。这些激素主要通过内分泌、外分泌和旁分泌作用到达胃肠道平滑肌，进而兴奋或抑制胃肠道。例如，胃泌素、胃动素、乙酰胆碱、5- 羟色胺及神经加压素等可促进胃肠蠕动增强；而促胰液素、血管活性肠肽、胆囊收缩素、生长抑素、多巴胺、去甲肾上腺素、胰高血糖素及血管活性肠肽等则对胃肠道平滑肌具有抑制作用。因此，这些激素的分泌异常和调节紊乱会导致胃肠道动力障碍，如胃泌素瘤所致的佐林格 - 埃利森综合征（Zollinger-Ellison syndrome，ZES）患者常伴有胃排空加快的异常表现。各种病因导致交感 - 肾上腺髓质系统兴奋、血液内儿茶酚胺类物质含量升高时，胃肠蠕动减慢，同时，胃肠道因缺血缺氧导致平滑肌细胞结构和功能受损。

框 5-4　佐林格 - 埃利森综合征

> 佐林格 - 埃利森综合征也被称为胃泌素瘤，是一种胃肠胰神经内分泌肿瘤，患者胰腺或小肠上部会生长一个或多个肿瘤，这些肿瘤产生大量的胃泌素，使胃酸分泌过多，导致上消化道多发性、难治性消化性溃疡。

2. 神经源性因素　胃肠道运动也受到自主神经（交感和副交感神经）以及被称为"肠脑"的肠神经系统（enteric nervous system，ENS）支配和调节，当这些神经在病因的作用下被兴奋或抑制时，胃肠道运动也会表现出相应的变化。

（1）**交感神经**：刺激交感神经可抑制胃肠道平滑肌收缩，使蠕动减慢。致病菌感染引起胃肠道炎症时，炎性产物和病原菌毒素可刺激自主神经末梢，使胃肠道运动增强，出现腹泻。

（2）**副交感神经**：主要由迷走神经组成。刺激迷走神经可以促进胃肠道平滑肌收缩，使蠕动增强；而施行迷走神经切断术后，胃的蠕动减弱或消失。全身精神因素的刺激（应激反应）、多发性系统性红斑狼疮、帕金森病以及麻醉等引起胃肠副交感神经神经活动减少，使胃肠道运动减弱。

（3）**肠神经系统（ENS）**：胃肠道管壁内存在的内在神经系统，其内含有大量的感觉、整合及运动神经元，且各类神经元之间存在着广泛的突触联系，并通过释放不同的神经递质而影响其对胃肠道平滑肌的调节作用。外源性神经或内源性神经丛发生病变及功能紊乱均可通过 ENS 导致胃肠运动异常。例如：糖尿病常并发渐进性神经性疾病，主要表现为外周和肠壁神经细胞发生侵袭性退化，75% 以上患者可出现胃肠症状。糖尿病合并胃轻瘫也相当常见，主要表现为胃以下的

知识拓展：胃轻瘫

肠道动力下降，胃排空与通过肠道时间均延缓，因而容易出现腹胀和便秘。

3. 肌源性因素　各种病因直接引起胃肠道平滑肌发生器质性病变而出现数量减少或收缩力下降时，均可导致胃肠道动力降低，如进行性系统性硬化症、淀粉样变性、皮肌炎、肌萎缩等。此外，高血钙和低血钾症可使胃肠平滑肌细胞兴奋性降低，低血钙和高血钾使平滑肌的兴奋性升高。此外，平滑肌组织周围的水肿、炎细胞浸润、纤维组织增生、淀粉样变性可致平滑肌细胞间的传导效率下降；平滑肌细胞本身的器质性损伤可引起细胞间连接破坏而导致无效收缩、不能形成蠕动等。

4. 机械性因素　当胃肠道内出现固形异物、肿瘤、液体气体增多或减少时，胃肠道壁收到刺激产生神经反射会影响胃肠道动力，使胃肠道动力过度增强；如胃肠道因出现异物、肿瘤、炎性狭窄或阻塞导致胃肠过度蠕动，出现肠管变形或形成套叠，胃肠排空也会发生障碍。

（二）消化道运动功能障碍对机体的影响

1. 食欲缺乏（anorexia）　是指即使当机体在空腹和需要营养的情况下，也无摄食欲望的一种状态，是消化功能异常的一种常见症状。其发生原因常与精神、神经因素，某些药物的毒副作用，胃肠动力障碍（gastrointestinal dysmotility）和其他系统疾病对消化功能的影响有关。消化系统的功能状态与食欲的关系十分密切。通常，胃肠道的充盈状况与食欲有关；而胃及小肠上部的疾病是引起食欲缺乏的最重要因素。胃肠道特别是胃与十二指肠扩张，可通过迷走神经抑制摄食中枢引起食欲缺乏；消化系统的炎症、肿瘤或由于某些药物或化学刺激造成胃肠运动减弱时，引起食物的消化、吸收与排空障碍，使胃肠内容积滞和肠内压增高，管壁组织被牵张；或由于各种原因引起肠壁血液循环障碍、黏膜损伤乃至菌群失调，均可因神经和（或）体液因素的作用导致摄食中枢的抑制而发生食欲缺乏。食欲缺乏又可反过来影响胃肠道功能，食欲缺乏出现胃液、胃酸分泌减少，胃排空缓慢，严重者可导致急性胃扩张。

2. 恶心（nausea）和呕吐（vomiting）　呕吐是指将胃及部分小肠内容物通过食管逆向经口腔排出体外的过程，恶心通常是呕吐的前奏，也可单独出现。呕吐既可以是一种排出有害胃内容物的生理性保护反应，也可以是消化系统功能障碍，特别涉及胃和小肠上部运动障碍时常见的一种临床症状。呕吐发生时常伴有唾液分泌增多、心律失常以及排便。剧烈、频繁的呕吐可能丢失大量胃液引起水、电解质和酸碱平衡紊乱，如脱水、低血钾和代谢性中毒等。引起恶心、呕吐的原因很多，其机制尚未完全阐明。引起恶心、呕吐的原因归纳为中枢性和反射性两大类，胃肠动力障碍引起的恶心、呕吐属于反射性的。当胃动力降低，胃蠕动减少或消失；十二指肠及近端空肠的张力增高，十二指肠内容物反流入胃；胃窦部收缩，致使胃内容物不能进入十二指肠，同时胃逆蠕动，胃底部充盈而贲门松弛，可反射性引起腹肌的强力收缩，膈肌下降，使腹压增高，挤压胃部使内容物呕出。

3. 腹痛（abdominal pain）和腹胀（abdominal distention）　胃、肠等空腔脏器因平滑肌强烈收缩乃至痉挛，是引起腹痛的常见原因。当胃肠道腔内内容物（包括液体）过度积聚，使腔内压显著增高，其机械性刺激也可引起腹痛。

腹胀是胃肠道功能紊乱患者的主要症状之一。由于胃肠运动失常引起的内容物积滞，腔内压增高，管腔膨胀和管壁肌张力增强，腹膜被牵拉等一系列变化所致的一种症状。关键原因是胃肠排空不良。胃排空不良引起腹胀的表现，轻者只出现心窝部或上腹部饱胀感，重者可产生急性或慢性胃扩张。此外，严重的腹胀可伴有腹痛和呕吐。

由肠道内容物积滞和肠腔扩张引起腹胀的状况，常与发生运动障碍的部位、程度和持续时间有关，一般越靠近肠道远端，排空受阻越严重；持续时间越长，则腹胀程度亦越严重。

4. 腹泻（diarrhea）　是指肠管蠕动增加而使排便次数增多并伴有粪便稀薄或带有黏液、脓血或未消化的食物的现象。凡是能引起结肠内容物传输时间变短或吸收功能障碍的因素均有可能导致腹泻。胃肠道功能障碍时出现腹泻的机制不尽相同，可以分为下列几种情况。

（1）**分泌性腹泻**（secretory diarrhea）：正常生理情况下，肠黏膜隐窝细胞具有分泌功能，肠黏膜绒毛腔面上皮则具有吸收功能。当分泌量超过吸收能力时可导致腹泻。当细菌毒素（霍乱弧菌、大肠埃希菌、沙门伤寒菌及痢疾志贺菌等）、神经体液因子（血管活性肠肽、促胃液素、降钙素等）局部浓度增加，免疫炎性介质（前列腺素、白三烯、血小板活化因子、白细胞介素等）局部产生增多，去污剂（胆盐和长链脂肪酸）以及某些药物（如蓖麻油、酚酞、双醋酚丁、芦荟、番泻叶等）常可刺激隐窝上皮分泌增多而引起腹泻。

（2）**渗出性腹泻**（exudative diarrhea）：是指肠黏膜炎症所引起的腹泻。腹泻的发生主要是由于微生物或大分子物质破坏肠黏膜，直接侵入肠壁或释放细胞毒素导致黏膜屏障破坏，引起炎症细胞、血液、血浆及脱落黏膜组织进入肠腔稀释肠内容物；同时，毒素刺激肠壁神经末梢引起肠壁平滑肌运动失调，导致肠壁蠕动增快、肠内容排出增多。致病原因包括细菌性和寄生虫性感染、肠系膜缺血性疾患、放射性肠炎及炎症性肠病等。

（3）**渗透性腹泻**（osmotic diarrhea）：是由于肠腔内出现大量不被吸收的溶质（非电解质），使肠腔内渗透压过高，阻碍肠壁对水及电解质的吸收而出现的腹泻。当摄入的食物初期消化不全、过度浓缩且过快地到达小肠时，则可造成肠内容渗透压高于肠黏膜内血浆渗透压，血浆中的水分进入肠腔，肠内容物因此被稀释而引起腹泻。临床上进行胃 - 空肠吻合术的患者术后所出现的腹泻即与此有关。

（4）**动力性腹泻**（dynamic diarrhea）：是指由于胃肠道运动功能过度增强、肠道蠕动加速、肠内容物过快通过，减少了肠内容与黏膜接触时间，导致吸收过程不能完成而引起的腹泻。导致动力性腹泻的原因主要包括：①某些药物，如普萘洛尔、奎尼丁等除发挥其本身的治疗作用外，还可使肠道平滑肌收缩增强；②糖尿病、甲状腺功能亢进、迷走神经切断术后或精神神经因素导致的自主神经功能紊乱引起肠壁运动增强；③胃次全切除术或全胃切除、回盲部切除术等，由于幽门括约肌及回盲部的活瓣作用消失引起腹泻。

（5）**吸收不良性腹泻**：是指由于各种原因所致肠黏膜吸收面积减少或吸收功能障碍所引起的腹泻。

5. **便秘**（constipation）　维持正常的排便活动需以下几个条件：①饮食量和足够的摄水量及含有适量的纤维素；②胃肠道的运动、消化和吸收功能正常；③有正常的排便反射，腹肌及膈肌有足够的力量协助推便动作。任一环节障碍，均会发生便秘。为肠壁运动迟缓、肠内容在肠腔内停留过久而致。便秘时，肠内容物的积滞主要发生在结肠。积滞物内的糖分可被细菌进一步发酵形成短链脂肪酸和气体。所以便秘经常伴有肠胀气。另外，结肠黏膜可吸收水分和钠盐，因此便秘时常伴有粪便干结。

（三）胃肠运动障碍的防治原则

1. **药物治疗**　治疗胃肠运动障碍的理想药物应是针对发病机制的治疗。胃肠管壁的平滑肌收缩受神经支配。交感神经兴奋时，平滑肌舒张，肠壁的分节运动和蠕动均呈抑制；副交感神经（来自迷走神经分支）兴奋则促进平滑肌收缩，运动（蠕动与分节运动）增强。因此，拟胆碱类药物能促进胃肠运动，而抗胆碱能药能抑制胃肠运动。根据患者的临床表现及胃肠功能状态，目前常用的药物有以下三个方面。

（1）**促动力药**：是指能增强胃肠平滑肌收缩力、协调胃肠运动并促进胃肠排空的药物。该类药物一方面可以促进胃肠道平滑肌的收缩功能，另一方面能促进胃肠运动的协调，从而增加胃肠动力，加速胃肠内容的通过。总体上讲，由于促动力药的药理机制及其促动力作用的受体和靶细胞不同，临床上常用的药物包括多巴胺 D_2 受体拮抗剂、5-HT 受体激动剂（西沙必利）、大环内酯类（红霉素）、阿片类及前列腺素类等。

（2）平滑肌松弛药：又称为解痉药。这类药物主要包括：①M胆碱受体阻滞药：如丁溴东莨菪碱、山莨菪碱（阿托品）等；②非选择性M胆碱受体拮抗剂：如辛戊胺，其化学结构及药理机制均与抗胆碱能药不同。其作用机制系拟肾上腺素作用，而非抗胆碱作用；③胃肠道平滑肌Ca^{2+}阻滞剂：如匹维溴铵等。三类解痉药如果联合应用会增加各自的毒性作用，应予注意。

（3）泻药：是促进排便反射或使排便顺利的药物。对于胃肠道功能障碍所致的严重便秘患者，可以应用泻药。大多数泻药通过使粪便中水分含量增加而加速肠内容的运行。根据药理机制的不同，泻药大致可分为三种类型。①刺激性泻药：通过刺激胃肠道蠕动而导泄，如酚酞、开塞露等。前述的促动力药也具有一定的促排泄作用。②容积性泻药：通过改变水和电解质的转运而使水分和电解质在肠道中蓄积，如硫酸镁、乳果糖、甘油等。③直接/间接作用于肠黏膜，降低其对水分和电解质的净吸收而导泄，如润滑性泻药（液状石蜡）、湿润性泻药（多库酯钠）等。

2. 手术治疗 通常胃肠运动障碍通过药物治疗都能得到明显的缓解。但是，如果病因导致胃肠道器质性病变而严重影响胃肠动力功能时，需通过外科手术纠正。但外科治疗也能破坏胃肠运动模式，因此，手术治疗胃肠道功能障碍在临床上很少采纳。

三、吸收不良

摄入的食物被咀嚼、吞咽，并通过食管进入胃部后被分解成食糜。食糜从胃进入十二指肠，与胆汁和胰液混合，进一步分解营养物质。小肠内壁手指状的绒毛吸收了大部分营养，剩下的食糜和水通过大肠，完成吸收并排泄废物。这一过程主要依赖于胃肠道的机械性（蠕动）、化学性消化（消化酶作用）、肠黏膜上皮细胞的吸收功能，以及淋巴、血流及肠运动功能正常，其中任何一个环节发生障碍都可能导致消化吸收不良。吸收不良（malabsorption）是指由于各种病因所致肠腔内一种或多种营养物质未能充分消化或不能顺利地通过肠被吸收入血，以致营养物质从粪便中排出，引起相应营养物质缺乏的现象。

（一）吸收不良的病因和发病机制

1. 肠腔内化学性消化吸收不良

（1）胰腺功能障碍：由胰腺外分泌部分泌的消化酶可随着胰液进入肠腔，对营养物质的消化与吸收发挥重要作用。因此，当胰腺实质破坏或导管阻塞引起胰液分泌不足时，胰酶含量下降，肠腔内脂肪、蛋白质等多种物质的消化发生障碍。

（2）肠内胆盐缺乏：胆盐是由胆汁酸与甘氨酸或牛磺酸结合的钠盐或钾盐，对肠道内脂肪的消化与吸收有重要的易化作用。凡能引起肠内胆盐缺乏的因素，例如：各种严重肝病所致的胆汁（胆盐）合成减少、胆道结石或梗阻（胆盐排出不畅）或胰-十二指肠切除术后胆汁排出通道去除等均可使肠道内胆盐浓度减少而影响脂肪的消化吸收。同时亦会影响脂溶性维生素的吸收。

（3）肠内寡糖酶缺乏：由淀粉酶水解生成的寡糖以及从食物摄入的寡糖需被小肠黏膜表面的寡糖酶消化水解为单糖后，才能被小肠吸收。小肠黏膜上皮细胞的纹状缘上含有多种参与寡糖消化的酶类，包括麦芽糖酶、α-糊精酶、蔗糖酶和乳糖酶等。寡糖酶缺乏症主要有两种：一种是由于小肠疾病所引起的黏膜上皮细胞继发性变性坏死而致寡糖酶缺乏，另外一种被称为低乳糖酶症，以前者更加多见。当发生寡糖酶缺乏症或低乳糖酶症时，患者主要表现为食入富含乳糖的奶制品时常出现腹痛和腹泻。

2. 小肠动力障碍

（1）小肠运动过快：炎症、甲状腺功能亢进或迷走神经切断术等可引起小肠运动增强，使食糜通过太快，缩短了小肠黏膜上皮吸收的时间，因而影响小肠的消化吸收功能。迷走神经切断术减弱由促胃液素释放的"幽门窦酸化负反馈性抑制作用"，使血中促胃液素浓度增高，刺激小肠运动过快。

（2）小肠运动过慢：硬皮病、小肠假性梗阻和糖尿病等可引起小肠运动过缓，导致小肠内细菌过度生长，肠道微生态改变，患者容易发生脂肪及维生素 B_{12} 吸收不良。

3．小肠吸收面的结构和功能破坏

（1）手术切除：小肠切除术后、胃结肠瘘等可导致吸收面积减少，从而影响吸收功能。因胆盐是在回肠被吸收，若回肠切除 100 cm 以上，即使肝代偿性增加胆盐合成，仍会出现胆盐缺乏，使脂肪和脂溶性维生素的吸收障碍。

（2）肠黏膜病变：各种感染及非感染性因素均可造成不同程度的肠黏膜损伤，导致小肠有效面积减少，进而影响其吸收功能。

4．小肠的淋巴、血液循环障碍

（1）淋巴循环障碍：肠道吸收的脂类物质主要由肠壁内的毛细淋巴管将其转运至乳糜池。如果肠壁淋巴管发生异常，如淋巴管扩张、淋巴管阻塞、小肠淋巴瘤、Whipple 病等均可引起淋巴回流障碍，导致脂类物质吸收不良。

（2）肠黏膜血液循环障碍：主要与肠黏膜缺血或淤血有关。如充血性心力衰竭、肝硬化晚期所致的门静脉高压、肠系膜血管闭塞症等均可使肠黏膜血液供应减少，从而造成吸收障碍。

框 5-5　Whipple 病

Whipple 病是一种罕见的由惠普尔养障体细菌引起的全身性感染性疾病，最常累及关节和消化系统，主要引起吸收不良，患者常表现为体重减轻、腹泻、胃痉挛和胃痛、关节痛和关节炎。其发病机制主要为惠普尔养障体细菌损伤小肠内的细小毛发状突起（绒毛），在肠壁内形成微小溃疡（病变），破坏食物的分解，并降低身体吸收营养（如脂肪和糖类）的能力，从而干扰正常的消化。

（二）吸收不良对机体的影响

吸收不良对机体的影响，一方面须考虑病变的性质和病情严重程度，如前述的乳糖酶缺乏症，若饮用去乳糖牛奶或不饮用牛奶可无任何消化道症状，也不构成对机体营养的明显影响；另一方面应注意吸收不良发生时，对全身性营养与内环境稳定状态等方面的影响。

1．营养不良（malnutrition）　是指机体从食物中获得的能量、营养素不能满足身体需要，从而影响生长、发育或生理功能的现象。造成营养缺乏的因素很多，而胃肠道功能障碍是导致全身营养缺乏的最主要因素。由于胃肠道功能障碍，进入胃肠道的食物不能正常运送和消化吸收，积滞于肠腔内，使患者出现进食后不适而影响食欲，进食量减少，营养物质来源减少；另一方面，胃肠道功能障碍时常伴有呕吐或腹泻等症状，使胃肠内容排出增多而导致营养物质丢失过多。对于严重的全营养物质吸收不良的患者，往往出现明显的体重减轻；但对于某单一物质的吸收不良时，患者一般不出现体重减轻。慢性胃肠道功能障碍的患者由于长期营养缺乏，常表现为消瘦。

2．腹泻及腹痛　肠黏膜吸收面积减少或吸收功能障碍可引起吸收不良性腹泻。大部分吸收不良患者可出现腹泻，典型的是因脂肪吸收不良所致的脂肪泻。少数吸收不良的患者可表现为水样便，主要是由于未吸收的糖类及短链脂肪酸引起的渗透性腹泻。伴随腹泻可有轻微的痉挛性腹痛。

3．腹胀和胀气　是消化吸收不良较为常见的症状，大多与结肠内的细菌发酵未吸收的糖类有关。过度的肠胀气也可以是乳糖酶缺乏的一种特征性症状。

4. 维生素缺乏 伴随脂肪的消化吸收不良可引起脂溶性维生素 D、维生素 K 和维生素 A 等缺乏，并引起相应的症状。维生素 D 缺乏可引起低钙血症，进而出现骨软化、骨痛及手足搐搦等。维生素 K 缺乏时由于肝合成具有潜在功能的维生素 K 依赖性凝血酶原，凝血因子Ⅶ、Ⅸ和Ⅹ等合成障碍，患者可以发生出血倾向，出现皮下瘀斑、牙龈出血等。维生素 A 缺乏可引起夜盲症。

5. 贫血 铁、维生素 B_{12}、叶酸等吸收障碍时，可出现缺铁性贫血和巨幼细胞性贫血。

（三）吸收不良的防治原则

1. 病因治疗

(1) 化学性消化不良：寻找消化酶缺乏的原因，积极防治。若找不到原因，可通过补充消化酶制剂进行代替治疗。

(2) 动力障碍引起的消化吸收不良：动力性功能障碍很多继发于肠内外其他疾病，病因治疗非常重要。如前所述，对动力障碍者要根据运动功能过快、过慢和不协调进行相应的药物治疗。

2. 对症治疗 对诊断未明者，应积极进行对症治疗。对于消化功能障碍的患者，多使用助消化药。助消化药是指促进胃肠道消化功能的药物。大多数助消化药本身就是消化液的主要成分。通常分为两大类：一类是正常消化液的成分，例如，稀盐酸和各种消化酶制剂（胃蛋白酶、淀粉酶、乳酶生、胰酶等），当消化液不足时，服用可以起到补充、替代的疗效，从而促进食物的消化；另一类是能促进消化液的分泌或抑制肠道内容物过度发酵的药物，如维生素 BT（卡尼汀）等。后一类主要用于消化不良的辅助治疗。另外，促胃肠动力药也有助于消化。

3. 补充营养 对症治疗的同时，要注意补充各种营养物质。

四、肠道屏障功能障碍

由于肠道是机体与外界直接发生联系的器官组织，其不断地遭受各种抗原刺激物（病原微生物及其降解产物、异体蛋白等）的刺激。在长期进化过程中，小肠在消化、吸收各种营养物质的同时，局部也形成了多种抵御或阻碍外界有害物质进入体内的抗损伤能力，称为屏障功能。肠道屏障包括机械屏障、生物屏障、化学屏障和免疫屏障（表 5-3），各自具有不同的结构、不同的分子调控机制和不同的生物学功能，同时又通过各自的信号通路有机地结合在一起，共同防御各种有害因素的影响。各种致病因素可破坏肠道的机械、生物、化学和免疫屏障，导致肠道屏障功能障碍（gut barrier dysfunction），不仅可以进一步加重原发疾病的病情，甚至诱发多脏器功能不全、全身炎症反应综合征，形成恶性循环，危及生命。

表 5-3 正常肠道屏障的结构和功能

屏障类别	构成	生理功能
机械屏障	肠黏膜上皮细胞、上皮细胞侧面的细胞连接、上皮基膜及上皮表面的菌膜	防止肠腔的大分子物质向肠壁渗透、肠壁固有层的物质进入肠腔
生物屏障	绝大多数厌氧菌、需氧菌及兼性厌氧菌	具有定植性、繁殖性及排他性以防止外来菌侵入和定植，增强免疫、营养作用
化学屏障	胃酸、胆汁、溶菌酶、黏多糖、水解酶等	灭活病原微生物，润滑作用及保护肠黏膜免受物理、化学损伤
免疫屏障	肠相关淋巴组织及肠黏膜表面的主要体液免疫成分——分泌型免疫球蛋白（sIgA）	对黏膜表面的抗原具有摄取、处理、呈递作用

（一）肠道屏障功能障碍的病因和发生机制

1. 肠道机械屏障功能障碍　胃肠道黏膜上皮表面的黏液层也是机械屏障的重要组成成分。当胃肠道上皮细胞结构和功能异常或者表面的黏液层受致病因素的影响而发生破坏时，其机械阻挡作用减弱，可使未经消化的食物和有害物质进入体内，进而诱发感染和全身中毒。

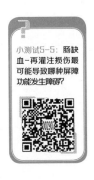

小测试5-5：肠缺血-再灌注损伤最可能导致哪种屏障功能发生障碍?

（1）**肠缺血-再灌注损伤**：在严重失血、失液、创伤、烧伤等情况下，由于有效循环血量减少及血液重新分布，肠道处于缺血状态。再灌注时，激活的中性粒细胞释放大量蛋白酶、氧自由基等，造成肠黏膜器质性损伤，破坏了肠道的机械屏障，使得肠壁通透性增高，肠道内大分子毒性物质及细菌均得以通过侵入体内，造成全身感染和中毒症状。

（2）**感染性炎症**：肠道感染，尤其是革兰氏阴性细菌感染所释放的内毒素可引起肠黏膜水肿、糜烂、溃疡和出血，破坏肠黏膜屏障。内毒素是革兰氏阴性细菌胞壁脂多糖的一个成分，结构中的脂质 A 是其主要致病成分。当内毒素进入循环血液，称为内毒素血症（endotoxemia，ETM）。内毒素血症也可刺激单核巨噬细胞产生和释放肿瘤坏死因子（TNF）、血小板活化因子（PAF）和白细胞介素（ILs）等炎症因子，引起肠道黏膜上皮细胞损伤。

（3）**肠黏膜营养缺乏**：全身蛋白质营养不良是破坏肠道机械屏障的重要因素之一，其作用机制较为复杂，例如：干扰肠黏膜中 B 淋巴细胞的分化，使分泌型 IgA 产生分泌减少，上皮细胞的抗感染能力下降；降低肠黏膜上皮杯状细胞产生黏液和黏蛋白的功能，使黏液对黏膜的保护作用削弱，机械屏障功能受损。

2. 肠道化学屏障功能障碍　胃肠道化学屏障由其分泌的胃酸、胆汁、各种消化酶、溶菌酶、糖蛋白和糖脂等化学物质组成。肠腺上皮细胞中的帕内特细胞等产生的溶菌酶可破坏细菌的细胞壁，使菌体裂解。当机体发生严重的感染、创伤或接受全胃肠外营养时，由于长时间禁食或不能进食，肠道内几乎处于无食物刺激，胃酸、胆汁、溶菌酶、黏多糖、水解酶等的产生和分泌减少，化学屏障功能破坏，不利于其抵抗外来病原菌的侵袭。

3. 肠道生物屏障功能障碍　健康人的胃肠道内含有菌属1000种以上，数目达到惊人的100万亿个（体细胞总数的10倍），总重为 1.0 ～ 1.5 kg，形成了复杂的肠道微生物组。这些微生物称为肠道菌群。按一定的比例组合，各菌群间互相制约、互相依存，在质和量上形成一种生态平衡（称为正常肠道微生态）。总体上，肠道微生物对肠屏障扮演着双重角色：一方面，其作为抗原对肠黏膜屏障存在潜在危险。另一方面，肠道的菌群之间保持着相当稳定的比例关系；常驻菌与宿主的肠道微空间结构形成一个相互依赖又相互作用的微生态环境，这些细菌与肠道黏膜结合、黏附或嵌合而形成有一定规律分布的多层次的膜菌群，可防止致病菌与肠上皮结合及在肠道内定植，并为肠黏膜细胞提供某些营养成分，维持肠道微生态系统平衡，激活肠道免疫系统，构成肠道屏障的重要组分。当机体内、外环境发生变化，特别是长期应用广谱抗生素，敏感肠菌被抑制，未被抑制的细菌则乘机繁殖，从而引起菌群失调，其正常生理组合被破坏，而产生病理性组合，称为肠道菌群失调症（alteration of intestinal flora）。肠道菌群失调则造成肠道生物屏障功能的破坏。

此外，肠道内的有益常驻菌群（双歧杆菌、乳酸杆菌等）还有多种生物拮抗功能，例如，通过争夺营养和酸性代谢产物（乙酸、乳酸）降低肠道局部 pH，产生具有广谱抗菌作用的物质（如亲脂分子、小菌素、过氧化氢等），对进入肠内的一些致病菌（铜绿假单胞菌、沙门菌、链球菌等）起抑菌或杀菌作用。可以认为，肠道正常菌群参与了肠道内第一道屏障的构建。

长期或大量应用广谱抗生素、肠动力障碍或免疫力低下等均可导致正常菌群之间的生态平衡破坏，正常有益菌群的定植性、繁殖性及排他性作用减弱，导致肠道内致病菌繁殖、生物屏障功能障碍。当致病菌在肠道内大量繁殖时，细菌及其毒素可以直接破坏紧密连接的蛋白质，导致肠黏膜上皮的抵抗力下降。有研究发现，大肠埃希菌等致病菌还可通过破坏紧密连接蛋白的磷酸化

Note

知识拓展：肠道菌群失调与疾病

或去磷酸化过程而间接造成紧密连接的破裂。

越来越多的研究表明肠道菌群失调与多种疾病的发生发展密切相关。

4. 肠道免疫屏障功能障碍 肠黏膜的抗感染免疫功能主要由肠相关淋巴组织（gut-associated lymphoid tissue，GALT）及其分泌的 IgA、IgM 及 IgE 等实现，其中分泌型的 IgA（sIgA）在消化道的免疫保护方面起非常重要作用，可抑制肠道细菌黏附、阻止其在肠黏膜表面定植、中和肠道毒素及抑制抗原吸收等。肠道免疫屏障功能障碍可由全身免疫系统疾病所致，如免疫缺陷病和自身免疫性疾病，也可以由首先累及肠道免疫系统的疾病直接引起，称之为肠道免疫相关性疾病。一旦肠道免疫屏障功能受损，必将导致肠道细菌在肠黏膜上黏附及细菌毒素的移位吸收。

（二）肠道屏障功能障碍对机体的影响

1. 细菌移位 正常肠道中的常驻菌在一定条件下可以穿过肠道屏障，到达肠系膜淋巴结、脏器和血流，成为内源性感染源。这种肠内细菌向肠外组织迁移的现象，称为细菌移位（bacterial translocation）。细菌可能通过肠上皮细胞的胞吞作用，再通过胞吐作用传递给吞噬细胞，并被转移到肠系膜淋巴结。当肠道机械屏障功能障碍时，肠黏膜通透性增高，大分子物质、细菌及脂多糖可穿越损伤的肠黏膜进入组织，发生移位。移位的细菌是否致病，尚取决于机体的防御机制。移位的细菌可首先被肠系膜淋巴结灭活、清除，故可以不产生严重的后果；即使有部分细菌逃逸到脏器或血流，仍可被其他吞噬细胞清除。只有当机体免疫功能严重低下时，移位的细菌才会失去控制而大量繁殖，引起感染。

2. 内毒素血症 正如前述，肠道是人体最大的储菌库，因此肠道内可能存在大量的内毒素，但由于有正常的肠道屏障功能，门静脉血液中的内毒素量很低。如果肠道屏障功能被破坏，内毒素可微吸收入血，导致内毒素血症。内毒素具有广泛的生物活性，引起一系列病理生理改变。

3. 全身炎症反应综合征 肠道屏障功能障碍是全身炎症反应综合征的主要原因。各种原因引起的肠道屏障功能障碍均可致细菌移位及内源性内毒素血症，通过组织释放细胞因子和炎症介质，诱发全身炎症反应综合征（systemic inflammatory response syndrome，SIRS）及多器官功能衰竭。

（三）肠道屏障功能障碍的防治原则

1. 预防

（1）合理应用抗生素：对年老体弱、慢性消耗性疾病者，使用抗生素或者激素时，要严格掌握适应证，最好能做药物敏感试验，选择最敏感的抗生素。预防性应用抗生素时，其抗菌谱要广，剂量要充足，时间要短；对高龄及病后体弱者，在用抗生素的同时配合使用乳酸菌或双歧杆菌活菌制剂，以防肠道菌群失调。

（2）在大手术前或对于休克患者应迅速补充血容量，改善肠道微循环，还应注意配合全身支持疗法，如提高营养、肌内注射丙种球蛋白、服用维生素等。

2. 治疗

（1）去除病因与诱因：对于特异性病原，如志贺菌引起的慢性细菌性痢疾，真菌引起的肠炎，艰难梭状芽孢杆菌引起的假膜性肠炎等，需要选择敏感的抗生素进行治疗；如果有难以去除的诱因，如器官移植后使用免疫抑制剂，肿瘤患者行放疗等，应加强扶正治疗。

（2）增强黏膜机械屏障功能的药物：如针对胃液分泌过多所致黏膜损伤的药物。这类药物能促进黏膜增生修复，包括前列腺素衍生物、枸橼酸等。

（3）抗生素使用的管理：因使用抗生素尤其是广谱抗生素导致的菌群失调，要在严密观察下停用广谱抗生素或改用窄谱的敏感抗生素。

（4）改善患者全身状况：全身情况的改善与肠道菌群的自身调整有着密切的关系，注意通过各种治疗改善患者的全身状况。

（5）在胃肠道允许的情况下，应尽早采用胃肠内营养。

（6）微生态调节剂的服用：使用微生态制剂的主要目的是提高肠道内有益菌的含量。目前常用的微生态制剂有三种类型。①益生菌制剂：包括乳杆菌属、双歧杆菌属，其中双歧杆菌属制剂应用最多。②益生元制剂：益生元是一种不被机体消化的食物成分或合成制剂，可以选择性地刺激肠道内一种或数种益生菌（双歧杆菌）的活性或生长繁殖，起到维持肠道微生态平衡的作用，主要为低聚糖类制剂，如低聚果糖、低聚木糖、低聚半乳糖等。③功能性食品：含有益生菌的膳食保健品。

（7）粪菌移植（fecal microbiota transplantation，FMT）：针对肠道菌群失调相关性疾病，将健康人粪便中的功能菌群移植到患者胃肠道内，重建患者肠道菌群，实现对肠道菌群失调相关疾病治疗目的。目前，FMT 已经作为标准疗法纳入复发性艰难梭菌感染的临床诊治指南。此外，FMT 对慢性肝病、便秘、孤独症、炎性肠病、癫痫和肠易激综合征等多种疾病的治疗均有效果。

小　结

　　肝具有重要的生物学功能。各种肝损害因素导致肝组织变性、坏死、纤维化及肝硬化等改变，使合成、分泌、排泄、生物转化及免疫等多种功能障碍，出现黄疸、出血、继发感染、顽固性腹水及器官功能障碍等一系列临床综合征，称为肝功能不全。肝性脑病是急、慢性肝衰竭的严重神经精神并发症。肝性脑病的发病机制复杂，主要学说有：氨中毒学说、假性神经递质学说、血浆氨基酸失衡学说和γ- 氨基丁酸学说。肝肾综合征是一种极为严重的并发症，发病率较高，早期为功能性肝肾综合征，其发生机制主要与有效循环血量减少和肾血管收缩所致肾灌注量不足有关。肝移植是治愈肝肾综合征的有效方法。

　　胃肠功能障碍主要包括消化道运动功能障碍、消化吸收不良、肠道屏障功能障碍。导致胃肠动力障碍的病因有激素源性因素、神经源性因素、肌源性因素及机械性因素。肠腔内化学性消化吸收不良、小肠动力障碍、小肠吸收面的结构功能破坏，小肠的淋巴、血液循环不良等可导致消化吸收不良。肠道屏障功能障碍包括机械屏障功能障碍、化学屏障功能障碍、生物屏障功能障碍、免疫屏障功能障碍。肠道菌群失衡可影响人体多种疾病的发生发展，肠道微生态的调理将成为人类多种疾病防治的新理念及新实践。

整合思考题

1. 严重肝病时肠源性内毒素血症是如何发生的？
2. 简述肝性腹水的发生机制。
3. 简述肝性脑病时，高血氨的产生及导致昏迷的机制。
4. 简述血浆氨基酸失衡如何引起肝性脑病？
5. 简述肝肾综合征时，引起肾血管收缩的可能因素。
6. 请说明吸收不良的发病环节及常见原因。
7. 简述机械屏障功能障碍的常见原因及机制。
8. 请说明肠道屏障功能障碍对机体有哪些影响。

第五章整合思考题解析

（蒋碧梅　张　艳）

第六章　消化系统的病理改变

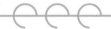

导学目标

通过本章内容的学习，学生应能够：

※ **基本目标**

1. 总结慢性胃炎的类型及病理特点。
2. 总结消化性溃疡的病因、发病机制、病理变化及其并发症。
3. 总结阑尾炎的病因、发病机制、病理变化及并发症。
4. 总结克罗恩病和溃疡性结肠炎的病理特点。
5. 掌握病毒性肝炎的基本病理变化。
6. 总结各型病毒性肝炎（急性、慢性及重症）的病理特点。
7. 总结乙型和丙型病毒性肝炎的病理特点。
8. 总结几种非病毒性常见肝病的病理特点。
9. 掌握肝硬化的病理特点。
10. 总结急性及慢性胆囊炎的病理特点。
11. 总结急性及慢性胰腺炎的病理特点。
12. 总结早期食管癌概念，中晚期食管癌大体形态特点、临床表现、扩散途径。
13. 总结早期胃癌的概念及大体类型、中晚期胃癌的肉眼类型和组织学类型。
14. 总结直肠癌的肉眼类型及组织学类型，临床表现及扩散途径。
15. 总结原发性肝癌的肉眼类型、组织学类型、临床表现及扩散途径。

※ **发展目标**

1. 分析反流性食管炎的病因、发病机制及病理特点。
2. 分析 Barrett 食管的病因、病理特点及临床意义。
3. 结合肝硬化的病变特点，分析门脉高压和肝功能不全的临床病理表现。
4. 结合急性胰腺炎的病理分型，分析其临床表现。
5. 分析结直肠癌的病因、发病机制。
6. 总结胃肠间质瘤的临床病理特点。
7. 总结胰腺癌的临床病理特点。

第一节 消化管非肿瘤性疾病

一、食管的炎症

(一)食管炎

食管炎(esophagitis)是指食管黏膜的炎症性病变。病因包括如下几方面。①物理因素:器械损伤、高温食物及异物等;②化学因素:强酸、强碱及药物等;③微生物感染:巨细胞病毒、单纯性疱疹病毒、念珠菌等。病理变化与病因、病程以及暴露的程度等有关。

1. 急性食管炎 病理变化:轻者大体观可表现为食管黏膜充血,组织学上没有明显的异常;严重者可出现出血、糜烂以及溃疡等。

2. 慢性食管炎 可由急性食管炎演变而来,也可以是长期慢性损伤导致。病理变化:镜下可见食管黏膜上皮增生,伴数量不等慢性炎细胞浸润,严重者食管壁纤维化,导致食管管腔狭窄。临床上最常见的是反流性食管炎。

反流性食管炎:又称胃食管反流性疾病(gastroesophageal reflux disease,GERD),是由于胃和(或)十二指肠内容物反流至食管,引起食管黏膜不同程度的损伤以及慢性炎症性改变。临床上患者出现反酸、胸骨后烧灼感("烧心")、疼痛和吞咽困难等症状。本质上属于化学性因素引起的慢性炎症。

病理变化:大体观或内镜下观察,轻者仅表现为局部黏膜充血或小糜烂,重度损害表现为明显的充血、融合性糜烂,甚或溃疡形成。显微镜下改变包括:①上皮内嗜酸性粒细胞、中性粒细胞或淋巴细胞浸润;②黏膜鳞状上皮基底细胞增生;③固有层乳头上移。反流性食管炎可以进展为浅表性溃疡,炎症扩散到食管壁,可以发生环状纤维化伴有狭窄形成。长期病变可发生化生,形成 Barrett 食管。

知识拓展:反流性食管炎的病因及发病机制

(二)Barrett 食管

知识拓展:Barrett 食管的病因及发病机制

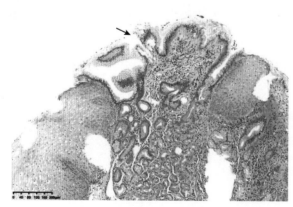

图 6-1 Barrett 食管(HE 染色,×100)
食管下段黏膜活检可见鳞状上皮被覆黏膜,被类似胃黏膜的上皮和腺体取代(箭头)

Barrett 食管是指食管下段括约肌以上的黏膜鳞状上皮被化生的单层柱状上皮所取代。Barrett 食管患者发生异型增生和腺癌的风险是普通人群的 30 ~ 50 倍,属于癌前病变。慢性反流性食管炎是 Barrett 食管形成的主要原因。

病理变化:内镜下,食管鳞柱交界线(Z线)上移,形态不规则、呈波浪状或中断。大体观,病变黏膜呈橘红色、天鹅绒样,呈岛状或舌状向食管近端延伸。可继发糜烂、溃疡、食管狭窄。显微镜下,病变处食管黏膜部分鳞状上皮被单层柱状上皮取代,即 Barrett 食管黏膜由类似胃黏膜或小肠黏膜的上皮和腺体构成(图 6-1)。Barrett 食管黏膜的柱状上皮细胞兼有鳞状上皮和柱状上皮细胞的超微结构和细胞化学特征。

并发症:包括溃疡、狭窄、出血以及腺癌。

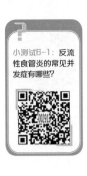

案例 6-1

　　女性，70岁，上腹不适、反酸、胃灼热10余年，行胃镜检查。胃镜所见：食管黏膜光滑，色泽正常，蠕动好；贲门齿状线清晰，开闭良好；胃底、胃体、胃窦黏膜充血，胃窦黏膜可见多处隆起糜烂，取活检2块，胃角黏膜光滑，幽门开闭良好；十二指肠球部前壁可见一约0.6 cm×1.5 cm凹陷性溃疡，附白苔，降部未见异常。内镜诊断：胃窦隆起糜烂（性质待定）；十二指肠溃疡。病理诊断：（胃窦）慢性萎缩性胃炎伴糜烂，重度活动，中度肠化（图6-2）。WS染色示 *H. pylori*（++）（图6-3）。

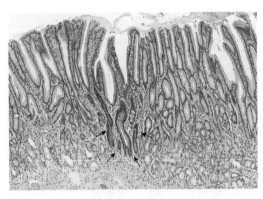

图 6-2　胃窦黏膜活检（HE 染色）
胃窦黏膜固有层慢性炎细胞浸润，局灶腺体（箭头）发生肠上皮化生

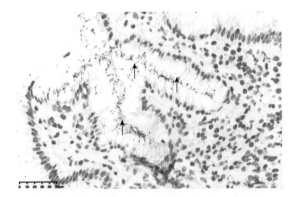

图 6-3　胃窦黏膜活检免疫组织化学（HP）染色（×400）
胃窦部活检组织的胃小凹上皮表面可见幽门螺杆菌（箭头）

　　问题：
　　1. 慢性萎缩性胃炎的病理特点是什么？
　　2. 简述消化性溃疡的发病因素。
　　3. 溃疡病的并发症有哪些？穿孔有什么危害？

案例 6-1 解析

二、胃炎

　　胃炎（gastritis）是指任何原因引起的胃黏膜炎症性病变。主要分为急性胃炎和慢性胃炎。

（一）急性胃炎

　　急性胃炎（acute gastritis）病因常比较明确，多由物理、化学因素和微生物感染所致。起病急，症状轻重不一，主要有上腹腹胀、腹痛、恶心、呕吐等，少数出现黑便、呕血。常见类型包括：①急性单纯性胃炎；②急性出血性胃炎；③急性腐蚀性胃炎；④急性化脓性胃炎。

知识拓展：Robin Warren、Barry Marshall 获2005年诺贝尔生理学或医学奖

（二）慢性胃炎

　　慢性胃炎（chronic gastritis）是胃黏膜的慢性非特异性炎症，导致胃黏膜上皮和腺体变性、坏死、萎缩或化生，是十分常见的消化道疾病。
　　1. 病因和发病机制　慢性胃炎的病因和发病机制较复杂，目前尚未完全明了，与如下四方面因素有关。①幽门螺杆菌（*H. pylori*）感染；②自身免疫性损伤；③长期慢性刺激；④幽门括

知识拓展：幽门螺杆菌的发现、特点及致病性

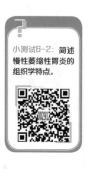

约肌功能失调。

2. 类型和病理变化　根据病理组织学改变以及病变的分布，常见的慢性胃炎分为如下几种。

（1）**慢性浅表性胃炎**（chronic superficial gastritis）：以胃窦部最为常见。内镜下主要表现为黏膜充血水肿，呈淡红色，可伴有点状出血、糜烂，表面可有灰黄色或灰白色黏液性渗出物覆盖。病变呈多灶性或弥漫性分布。镜下，病变主要位于黏膜层，呈灶状或弥漫分布，胃黏膜充血、水肿、表浅上皮坏死脱落，固有层淋巴细胞、浆细胞等慢性炎细胞浸润。大多经治疗或合理饮食而痊愈。少数转变为慢性萎缩性胃炎。

（2）**慢性萎缩性胃炎**（chronic atrophic gastritis）：可分为 A 型和 B 型。A 型与自身免疫有关。B 型的发病与自身免疫无关，大部分患者与 *H. pylori* 感染有关。A 型和 B 型慢性萎缩性胃炎的区别见表 6-1。两型胃黏膜大体和组织学表现相似。

表 6-1　A 型和 B 型慢性萎缩性胃炎的区别

	A 型	B 型
病因	自身免疫	大部分 *H. pylori* 感染
病变部位	胃体或胃底	胃窦
抗壁细胞抗体和内因子抗体（胃液和血清）	阳性	阴性
血清胃泌素水平	高	正常或降低
胃窦 G 细胞增生	有	无
血清中其他自身抗体	阳性（＞90%）	阴性
胃酸分泌	明显降低	正常或中度降低
血清维生素 B_{12} 水平	降低	正常
恶性贫血	常有	无
伴发消化性溃疡	无	高

大体观：胃黏膜变薄、平坦，呈灰白、灰绿色，表面呈花斑状或颗粒状，偶有出血及糜烂，黏膜下血管分支清晰可见。

显微镜下：胃黏膜变薄，固有腺体数目减少，腺上皮常出现化生现象，包括肠上皮化生和假幽门腺化生（图 6-4）。肠上皮化生是指病变区胃黏膜上皮被肠型腺上皮取代的现象。在胃窦部病变区，胃黏膜表层上皮细胞中出现分泌酸性黏液的杯状细胞、有纹状缘的吸收上皮细胞和帕内特细胞等。肠化生上皮有杯状细胞和吸收上皮细胞者称为完全化生，只有杯状细胞者为不完全化生。不完全化生中又可根据其黏液组化反应分为两型，氧乙酰化唾液酸阳性者为大肠型不完全

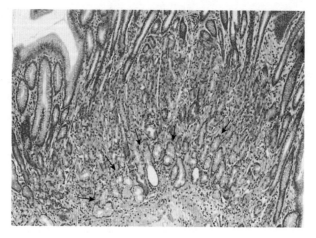

图 6-4　A 型慢性萎缩性胃炎

胃底腺萎缩减少，可见假幽门腺化生（箭头），固有膜少量淋巴细胞、浆细胞浸润

化生；阴性者则为小肠型不完全化生。目前，多数研究者发现大肠型不完全化生与肠型胃癌的发生关系较为密切。假幽门腺化生是指胃体和胃底部腺体的壁细胞和主细胞减少或消失，被类似幽门腺的黏液细胞所取代。固有层内淋巴细胞和浆细胞浸润，甚至形成淋巴滤泡，间质纤维组织增生。萎缩的程度根据胃黏膜固有腺体减少的程度分为轻度、中度及重度。目前认为肠上皮化生与肠型胃癌的发生有一定关系。A 型胃炎患者可出现神经内分泌细胞的增生和神经内分泌肿瘤。

临床上慢性萎缩性胃炎患者固有腺体萎缩，胃液分泌减少，出现食欲缺乏、消化不良、上腹部不适和疼痛等症状。A 型胃炎患者常发生恶性贫血。另外两种少见类型分别为慢性肥厚性胃炎和疣状胃炎。

三、消化性溃疡

知识拓展：消化性溃疡病因及发病机制

消化性溃疡（peptic ulcer）也称溃疡病，是以胃或十二指肠黏膜形成慢性溃疡为特征的一种常见病，因溃疡形成与胃酸 / 胃蛋白酶自我消化作用有关而得名。本病可发生于任何年龄，中年人最常见。发生于胃的溃疡病，即胃溃疡，约占 25%；发生于十二指肠的溃疡病，即十二指肠溃疡，约占 70%；胃和十二指肠同时存在溃疡，即复合性溃疡，约占 5%。

（一）病因及发病机制

消化性溃疡是胃和十二指肠黏膜防御屏障和损伤因子失衡所致，但发病机制尚未完全阐述清楚，目前认为与以下因素有关：① *H. pylori* 感染；②黏膜防御屏障破坏；③胃液的消化作用；④神经、内分泌功能失调；⑤遗传因素。

（二）病理变化

胃溃疡与十二指肠溃疡病理学改变大致相同。大体观，胃溃疡多位于胃窦小弯侧，也可见于大弯侧和胃底。溃疡常单发，多呈圆形或椭圆形，境界清楚，直径一般在 2 cm 以内。溃疡边缘整齐，不隆起，通常穿越黏膜下层，深达肌层甚至浆膜层，底部较平坦，可有少量渗出物。溃疡周围的胃黏膜皱襞因受溃疡底瘢痕组织的牵拉而呈放射状向溃疡集中（图 6-5）。

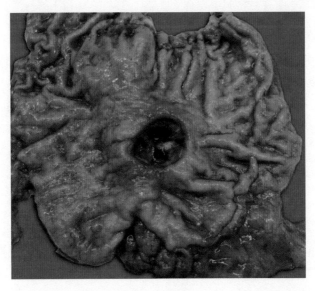

图 6-5　胃溃疡

溃疡位于胃窦小弯侧，圆形，境界清楚，边缘整齐，底部平坦，有少量渗出物，溃疡周围的胃黏膜皱襞放射状向溃疡集中显微镜下，典型的慢性消化性溃疡由表面到深部大致分四层。①炎性渗出物层：由以中性粒细胞为主的炎细胞、纤维素以及坏死碎屑构成；②坏死层：由无结构的坏死组织构成；③肉芽组织层：由新生的毛细血管、成纤维细胞以及炎症细胞构成；④瘢痕组织：主要由大量胶原纤维和少量纤维细胞构成（图6-6）。瘢痕底部小动脉因炎症刺激常有增殖性动脉内膜炎，小动脉管壁增厚、纤维化，管腔狭窄甚至闭塞。这种血管改变可防止溃疡出血，但也可造成局部血供减少，影响组织再生，常造成溃疡不易愈合。溃疡底部可见神经纤维呈球状增生，这种变化可能是患者产生疼痛症状的原因之一。

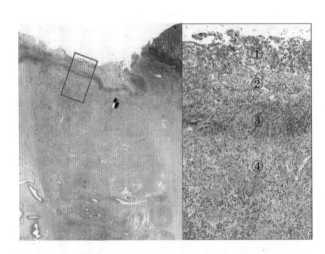

图6-6 消化性溃疡组织学特点

慢性消化性溃疡时，胃液消化自身组织形成组织缺损（左图）。右图为方框内区域放大，可见由表面到深部的四层结构：①以中性粒细胞为主的炎性渗出物层；②由无结构的坏死组织构成的坏死层；③由新生的毛细血管、成纤维细胞以及炎症细胞构成的肉芽组织层；④由大量胶原纤维和少量纤维细胞构成的瘢痕组织

知识拓展：消化性溃疡的结局及并发症

十二指肠溃疡的形态学改变与胃溃疡相似，多发生在十二指肠球部的前壁或后壁，溃疡一般较小且浅，直径常在1 cm以内。

（三）结局及并发症

消化性溃疡的结局及并发症包括：①溃疡愈合；②出血；③穿孔；④幽门狭窄；⑤癌变。

（四）临床病理联系

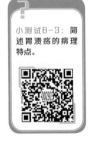

小测试6-3：简述胃溃疡的病理特点。

溃疡病常反复发作，患者有周期性上腹部疼痛、反酸、嗳气及上腹部饱胀等症状。胃溃疡患者的上腹痛常出现于饭后半小时至2小时，下餐前消失；而十二指肠溃疡患者的上腹痛则多见于午夜或饥饿之时，为空腹痛。疼痛常位于剑突下，为钝痛、刺痛或烧灼痛。反酸、嗳气、上腹饱胀是由于胃酸分泌过多刺激幽门括约肌痉挛和胃逆蠕动，从而使酸性的胃内容物向上反流，胃内容物排空困难，滞留于胃内发酵及消化不良等所致。

四、阑尾炎

阑尾炎（appendicitis）是发生于阑尾的化脓性炎症。根据病程分为急性和慢性两种。急性者临床上常有转移性右下腹痛、体温升高、呕吐和外周血中性粒细胞增多等表现。

（一）病因和发病机制

粪石、异物及寄生虫等堵塞阑尾管腔，阑尾黏膜黏液分泌使腔内压力升高，阑尾壁受压，出现血液循环障碍，阑尾黏膜因淤血、水肿、缺氧而损伤，细菌得以侵入阑尾壁而引起阑尾炎。

（二）病理分型

1. **急性阑尾炎**　根据临床过程以及病理特点，急性阑尾炎分为以下三种类型。

（1）**急性单纯性阑尾炎**：为轻型阑尾炎或早期病变，病变多局限于黏膜或黏膜下层。大体观，阑尾轻度肿胀，浆膜面充血，失去正常光泽，黏膜可出现溃疡。镜下，黏膜糜烂，或单个或多个小溃疡形成，伴有中性粒细胞渗出。黏膜下各层可有炎性充血、水肿。

（2）**急性蜂窝织炎性阑尾炎**：常由单纯性阑尾炎发展而来。大体观，阑尾明显肿胀变粗，阑尾腔可伴积脓，浆膜表面高度充血，覆以纤维素性或脓性渗出物（图6-7）。镜下，阑尾各层均有大量中性粒细胞弥漫性浸润，伴充血、水肿，可伴溃疡形成（图6-8）。浆膜可见渗出的纤维素和中性粒细胞，即伴有阑尾周围炎。

（3）**急性坏疽性阑尾炎**：是一种重型阑尾炎，可由急性蜂窝织炎性阑尾炎进一步发展而来。阑尾腔因积脓、阻塞而压力增高，阑尾系膜静脉受炎症波及而发生化脓性血栓性静脉炎，以上均可引起阑尾壁血液循环障碍，从而导致阑尾壁坏死、腐败菌入侵，形成阑尾坏疽。大体观，阑尾肿大，呈黑褐色或暗紫色，表面有脓性渗出物，常导致穿孔。如穿孔过程进展较慢，大网膜可将阑

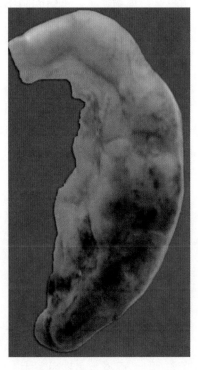

图6-7　急性蜂窝织炎性阑尾炎大体标本
阑尾明显肿胀变粗，浆膜表面高度充血，覆以纤维素性或脓性渗出物

尾包裹并形成粘连，伴阑尾周围脓肿形成。如未被包裹，感染继续扩散，则可引起急性弥漫性腹膜炎。

2. **慢性阑尾炎**　多由急性阑尾炎转变而来，少数也可开始即呈慢性经过。镜下，阑尾壁不同程度纤维化，伴慢性炎细胞浸润。阑尾因纤维组织增生、脂肪增多，管壁增厚，管腔狭窄甚至闭塞。临床上患者有时出现右下腹痛。慢性阑尾炎有时可急性发作。

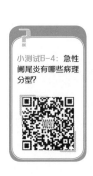

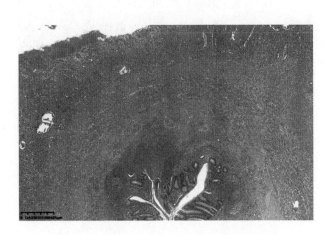

图6-8　急性蜂窝织炎性阑尾炎组织学改变
阑尾壁各层均有大量中性粒细胞弥漫性浸润，伴充血、水肿

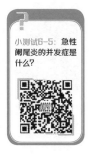

（三）结局及并发症

急性阑尾炎多数经积极治疗预后良好，少数因治疗不及时或抵抗力较低而产生并发症或转变为慢性阑尾炎。急性阑尾炎最常见的并发症是穿孔，可引起弥漫性腹膜炎，或导致阑尾周围脓肿。另外，阑尾系膜化脓性血栓性静脉炎时可因细菌入血经门静脉系统回流而引起肝脓肿。阑尾近端阻塞，远端膨胀，可引起阑尾积脓或潴留性黏液囊肿。

五、炎症性肠病

知识拓展：炎症性肠病的病因及发病机制

炎症性肠病（inflammatory bowel disease，IBD）是一组病因不明、由多种因素引起的、异常免疫介导的肠道慢性炎症性疾病。主要包括克罗恩病（Crohn disease，CD）和溃疡性结肠炎（ulcerative colitis，UC），两者均呈慢性经过，反复发作。IBD 发病率在我国近些年呈逐渐增加的趋势。

IBD 的病因和发病机制尚未完全明确，目前认为是环境、遗传、感染和免疫等多种因素共同参与所导致，可概括为：环境因素作用于遗传易感者，在肠道菌群的参与下，启动了肠道异常免疫反应，可能由于持续抗原刺激和（或）免疫调节紊乱，导致反复持续的局部黏膜损伤和炎症过程，难以自限。

（一）克罗恩病

克罗恩病（CD）是一种主要侵犯消化道的全身性疾病。从口腔至肛门的消化道各段均可受累，最常累及回肠末端，其次为结肠、回肠近端和空肠。病变呈节段性、跳跃性分布。我国发病高峰为 18～35 岁，男性略多于女性。临床上主要表现为腹泻、腹痛、血便，可出现疲乏、低热、消瘦等全身表现。另外，CD 患者也可出现虹膜睫状体炎、皮肤结节性红斑以及游走性关节炎等肠外损害。

1. 病理变化 大体观特点：①病变呈节段性或跳跃性分布，病灶间黏膜正常，病变黏膜与正常黏膜界限相对清楚（图 6-9）。②溃疡具有一定的特征性，早期溃疡小、鹅口疮样（阿弗他溃疡），随后溃疡增大、融合，形成纵行溃疡和裂隙状溃疡。溃疡间的黏膜高度水肿，呈鹅卵石样改变。严重者溃疡可致肠穿孔及瘘管形成。③肠壁全层受累，后期病变处肠壁因纤维化而变厚、变硬，常致肠腔狭窄。④肠系膜脂肪向两侧匍匐蔓延，包裹肠管，形成脂肪缠绕。

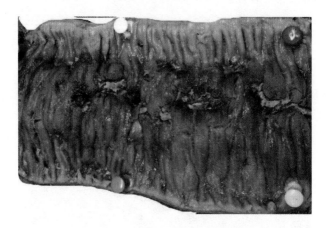

图 6-9 克罗恩病切除的小肠标本
病变呈节段性分布，病灶间黏膜正常，溃疡呈纵行，长轴与肠管长轴平行

镜下特点：①黏膜病变呈斑片状、跳跃性分布。②肠壁全层炎，即透壁性炎症，肠壁各层组织内均可见大量的淋巴细胞、浆细胞及单核细胞浸润，可形成淋巴滤泡（图 6-10）。③溃疡：早期阿弗他溃疡位于淋巴滤泡或淋巴小结上方。裂隙状溃疡则呈刀劈样深入肠壁，可深达肌层甚至穿透肠壁（图 6-10）。④溃疡间黏膜下层高度水肿、淋巴管扩张。⑤肉芽肿的边界较清楚，由疏松的上皮样组织细胞聚集而成，体积小、中央无坏死，可见于肠壁各层（图 6-11）。

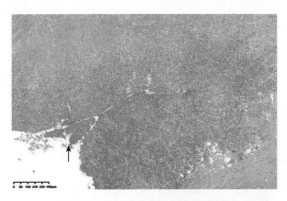

图 6-10　克罗恩病的肠壁全层炎
肠壁各层组织内均可见大量的淋巴细胞、浆细胞及巨噬细胞浸润。切片左侧可见一裂隙状溃疡（箭头）

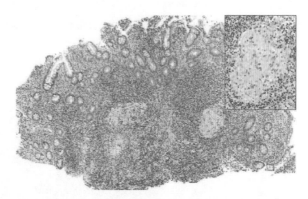

图 6-11　克罗恩病肠黏膜活检中的肉芽肿
肉芽肿由疏松的上皮样组织细胞聚集而成，边界较清楚，体积小，中央无坏死（右上角高倍放大）

2. 并发症　肠壁全层炎症伴纤维化，可导致肠腔狭窄，引起肠梗阻（最常见）。溃疡穿孔可引起局部脓肿，或穿透至周围脏器形成肠瘘，少数病例出现肠上皮异型增生和癌变（约 4.8%）。

（二）溃疡性结肠炎

溃疡性结肠炎（UC）是一种病因尚不清楚的发生于直肠和结肠的慢性非特异性炎症性疾病。病变多累及直肠和乙状结肠，可逆行向近端发展，累及回肠末端。UC 在我国发病高峰年龄为 20 ～ 49 岁，性别差异不明显。临床上主要表现有腹泻、腹痛、黏液脓血便等，也可出现口腔溃疡、结节性红斑、关节炎、原发性硬化性胆管炎等肠外表现。

1. 病理变化　大体观特点：病变呈连续弥漫性分布，起始于直肠，逆行向近端延伸，甚至累及全结肠及末端回肠。病变的表现随着疾病的病程而变化。活动期，大肠黏膜表现为红斑、出血或颗粒状。随后局部黏膜坏死脱落，形成浅表小溃疡，少数可深达肌层，部分病例小溃疡融合成大片溃疡（图 6-12）。溃疡周边黏膜充血、水肿、增生，形成息肉样外观，称为炎性假息肉。

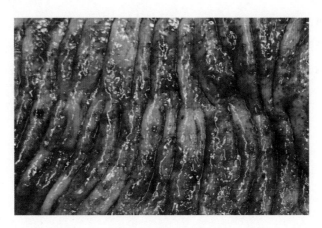

图 6-12　溃疡性结肠炎
病变呈连续弥漫性分布，黏膜出现红斑、颗粒状，浅表小溃疡形成

消退期黏膜充血、出血不明显。静止期，由于黏膜萎缩导致黏膜皱襞消失而变得光滑，溃疡愈合，瘢痕形成、黏膜肌和肌层肥厚，使结肠变形、缩短，甚至肠腔缩窄。

镜下特点：病变累及黏膜及黏膜下层，个别严重的病例可累及浅肌层。活动期，黏膜呈弥漫性炎症反应，黏膜全层可见弥漫性以浆细胞为主的慢性炎症细胞浸润，可见活动性炎，即固有层间质、隐窝（隐窝炎）、隐窝腔内（隐窝脓肿）及表面上皮可见中性粒细胞浸润。黏膜上皮可坏死脱落，伴浅溃疡形成。炎症反复发作，黏膜不断破坏和修复，致腺体正常结构破坏，表现为腺体变形、排列紊乱、数目减少等，伴杯状细胞减少，直肠和左半结肠可出现帕内特细胞化生（图6-13）。溃疡间炎症和再生的黏膜可形成炎性假息肉。晚期病变区肠壁纤维结缔组织增生。

知识拓展：溃疡性结肠炎的并发症

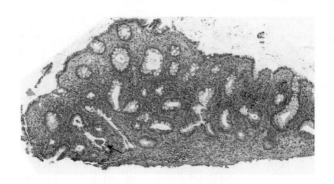

图6-13　溃疡性结肠炎黏膜

全层可见弥漫性以浆细胞为主的慢性炎症细胞浸润，腺体变形、排列紊乱，杯状细胞减少，可见隐窝炎和隐窝脓肿（箭头）

2. 并发症　溃疡性结肠炎并发症包括中毒性巨结肠、肠穿孔、下消化道出血以及癌变。CD 和 UC 的鉴别见表 6-2。

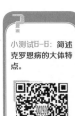
小测试6-6：简述克罗恩病的大体特点。

表6-2　克罗恩病（CD）与溃疡性结肠炎（UC）的鉴别

	CD	UC
受累部位	回肠与结肠，可见于消化道任何部位	直肠及结肠
症状	腹泻，但脓血便较少见	黏液脓血便多见
病变分布	节段性、跳跃性	连续弥漫性
直肠累及	50%	100%
炎症浸润	全层	黏膜及黏膜下
溃疡特点	纵行、裂隙状	浅
黏膜外观	鹅卵石样	颗粒状
肉芽肿	约30%病例可见	偶见（黏液溢出）
肠瘘	多见	无

第二节　肝胆胰非肿瘤性疾病

案例 6-2

男性，58 岁。慢性乙型肝炎 10 余年，不连续性保肝治疗。近期工作压力大，常熬夜，经常感觉乏力，食欲缺乏，尤其是对荤油一类的食物完全不愿意接触。洗澡时，偶然发现前胸可见蜘蛛痣，立即去医院就诊。

医生检查如下：意识清楚，疲倦面容，测体温 36.5 ℃，脉搏 68 次 / 分，呼吸 19 次 / 分，血压 118/75 mmHg，心律规则，心音齐，双肺呼吸音清，未闻及干、湿啰音。腹部平软，肝脾肋下未及，全腹部无压痛及反跳痛，肠鸣音正常，双下肢无水肿。门诊进行了血常规及肝肾功能检测，血常规及肾功能检测无异常，肝功能检测结果如下。

案例 6-2 解析

项目	结果	正常值
TBIL （μmol/L）	10	3.5 ～ 20.5
ALT （U/L）	320	0 ～ 40
AST （U/L）	230	0 ～ 45
ALP （U/L）	267	40 ～ 150
CCT （U/L）	65	3 ～ 50
白蛋白 （g/L）	37	35 ～ 55
球蛋白 （g/L）	40.6	20 ～ 30

问题：

1. 分析该病例的病情进展情况，及病理学改变。
2. 分析该病例的临床症状的原因。
3. 如该病例的病情进一步发展，可能还会出现那些临床症状？

一、病毒性肝炎

病毒性肝炎（viral hepatitis）是指由一组嗜肝病毒（肝炎病毒）引起的常见传染病。主要病变为肝细胞变性和坏死，同时伴有不同程度的肝细胞再生和炎症反应。已确定的肝炎病毒有甲型肝炎病毒（HAV）、乙型肝炎病毒（HBV）、丙型肝炎病毒（HCV）、丁型肝炎病毒（HDV）及戊型肝炎病毒（HEV）五种（表 6-3）。关于庚型肝炎病毒（HGV），因其能在单核细胞中复制，故其是否为肝炎病毒尚有争议。

病毒性肝炎发病率较高，流行区广泛，各年龄段及不同性别均可罹患，严重危害人类的健康。我国乙型肝炎患者较多，男性发病率高。

表 6-3　肝炎病毒的主要类型和感染途径

病毒	种属	感染途径
甲型肝炎病毒（HAV）	单链 RNA 病毒，细小核糖核酸科	粪 - 口传播、食物传播
乙型肝炎病毒（HBV）	部分双链 DNA 病毒，肝病毒科	输血、注射、性传播、垂直传播（母婴传播）
丙型肝炎病毒（HCV）	RNA 病毒，黄病毒科	同上
丁型肝炎病毒（HDV）	缺陷性 RNA 病毒	非肠道传播、性传播，与 HBV 共同或叠加于 HBV 感染
戊型肝炎病毒（HEV）	单链 RNA 病毒，杯状病毒科	粪 - 口传播（食物传播）、垂直传播（母婴传播）、血液和密切接触等

（一）病毒性肝炎的病因及发病机制

病毒性肝炎的发病机制较复杂，取决于多种因素，尤其是与机体的免疫状态密切相关。

1. **HAV**　单链 RNA 病毒，属于细小核糖核酸科；经消化道感染，可散发或造成流行。HAV 通过肠道上皮经门静脉系统而到达肝，病毒在肝细胞内复制，分泌入胆汁，随胆汁进入肠道，故粪便中可查到病毒。HAV 可通过细胞免疫机制损伤肝细胞，而不直接损伤细胞。通常急性发病，大多数可痊愈，极少发生急性重型肝炎；一般不引起病毒携带者状态及慢性肝炎。

2. **HBV**　部分双链 DNA 病毒，属于肝病毒科；主要经血流、血液污染物品、吸毒或密切接触等传播。在高发区，垂直传播也很明显。完整的 HBV 颗粒呈球形，有双层衣壳，由 Dane 首先发现，故又称为 Dane 颗粒。HBV 有一糖蛋白外壳称为乙型肝炎表面抗原（HBsAg），在感染的肝细胞表面可分泌大量 HBsAg，使机体免疫系统，尤其是 CD8+ 的 T 细胞识别并杀伤感染细胞，导致肝细胞坏死或凋亡。当机体缺乏有效免疫反应时，表现为病毒携带者状态。HBV 还有一核壳体"核心蛋白"（乙型肝炎核心抗原，HBcAg）。在核心区有一多肽转录物（HBeAg）。HBcAg 在感染的肝细胞内，而 HBeAg 则分泌到血液中。HBV 可引起急性肝炎、慢性肝炎、重型肝炎和病毒携带状态，是中国慢性肝炎的主要致病原，最终导致肝硬化。研究提示，HBV 基因组内的 X 基因能编码 X 蛋白，其与 HBV 诱导的肝细胞癌发生密切相关。

3. **HCV**　单链 RNA 病毒，黄病毒科；主要通过注射或输血传播。HCV 可直接破坏肝细胞，较多实验证明免疫因素也是肝细胞损伤的重要原因。饮酒可促进病毒复制，激活肝纤维化的发生。HCV 感染者约 3/4 可演变成慢性肝炎，其中 20% 可进展为肝硬化，部分可演变成肝细胞癌。

4. **HDV**　复制缺陷型 RNA 病毒，须依赖与 HBV 复合感染才能复制。其感染有两种途径：①与 HBV 同时感染，约 90% 可恢复，少数演变成 HBV/HDV 复合性慢性肝炎，少数发生急性重型肝炎；② HBV 携带者再感染 HDV，约 80% 转变成 HBV/HDV 复合性慢性肝炎，发生急性重型肝炎的比例较高。

5. **HEV**　单链 RNA 病毒，杯状病毒科；主要通过经粪 - 口、血液、垂直和密切接触等途径传播，易在雨季和洪水过后流行，多见于秋冬季。在环境与水源卫生状况差的地区，全年都有散发病例。HEV 多感染 35 岁以上的中年人和老年人（病情常较重），妊娠期 HEV 肝炎发生重型肝炎的比例较高。HEV 引起的肝炎主要见于亚洲和非洲等发展中国家，其一般不导致病毒携带状态和慢性肝炎。大多数病例预后良好，但在孕妇中死亡率可达 20%。文献报道，HEV 可能通过细胞免疫机制损伤肝细胞，而不直接损伤细胞。

（二）病毒性肝炎的基本病理变化

各型病毒性肝炎的基本病理变化均以肝细胞变性、坏死为主，同时伴有不同程度的炎症细胞浸润、肝细胞和胆管再生及间质增生、纤维化。

1．肝细胞变性

（1）**细胞水肿（cellular swelling）**：最常见的病变。肝细胞受损后，细胞内水分增多使细胞体积变大，故也称为细胞肿胀，病变可逆。肝细胞轻度肿大，胞浆疏松透明、颗粒状。

（2）**气球样变性（ballooning degeneration）**：肝细胞水肿进一步发展，肝细胞显著肿胀呈球形，体积接近正常肝细胞的 2 倍，胞浆几乎完全透明，细胞骨架蛋白明显破坏并减少。

（3）**嗜酸性变性（acidophilic degeneration）**：一般累及单个或几个肝细胞，散在分布于肝小叶内，肝细胞的胞浆因水分脱失而浓缩、嗜酸性染色增强而明显红染。肝细胞核染色亦较深和细胞体积变小。

（4）**脂肪变性（steatosis）**：肝细胞胞浆中三酰甘油积累所致。常规固定 HE 染色切片中，脂肪变性表现为肝细胞的胞浆内出现大小不等的球形空泡（脂滴）。当胞质出现很多小脂滴空泡，但尚未挤压细胞核时称为微泡型脂肪变性（microvesicular steatosis）。当胞质内被一个大脂滴空泡所占据，将细胞核挤压至细胞一侧时称为大泡型脂肪变性（macrovesicular steatosis）。冰冻切片油红染色，细胞中的脂滴被染成红色。

2．肝细胞凋亡和坏死

（1）**肝细胞凋亡**：单个肝细胞死亡，一般由嗜酸性变性发展而来。除细胞浆浓缩外，细胞核也浓缩消失，最后细胞剩下深红色均一浓染的圆形小体，称为嗜酸性小体（acidophilic body，Councilman body）或凋亡小体（apoptotic body）。

（2）**肝细胞溶解性坏死**：由严重细胞变性（尤其是气球样变）的肝细胞发展而来，表现为细胞核固缩、溶解、消失，细胞膜破裂，最后细胞解体，在细胞坏死处能看到以淋巴细胞为主的炎细胞浸润灶。按其范围和分布，可分为如下类型。

点状坏死（spotty necrosis）：肝小叶内散在单个至数个肝细胞的坏死，常见于急性普通型肝炎。

碎片状坏死（piecemeal necrosis）：肝小叶周边界板肝细胞的灶性坏死、崩解，引起肝界板破坏（图 6-14）。此时肝界板处有炎细胞浸润，故也称为界面性肝炎（interface hepatitis），或称为界面性肝炎。常见于慢性肝炎，界面性肝炎是慢性肝炎门管区扩大、边界不规则的主要原因。

桥接坏死（bridging necrosis）：指严重的肝细胞损伤导致的相邻肝小叶的肝细胞坏死，形成肝小叶的中央静脉与门管区之间，或两个中央静脉之间，或两个门管区之间出现相互连接的肝细胞坏死带。常见于较重的慢性肝炎。

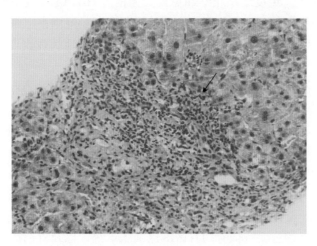

图 6-14　肝细胞碎片状坏死（箭头所示）
肝小叶周边界板肝细胞的灶性坏死、崩解，引起界板破坏

亚大块及大块坏死（submassive and massive necrosis）：肝细胞融合性坏死，常累及整个肝小

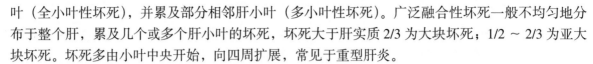

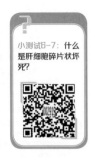

小测试6-7：什么是肝细胞碎片状坏死？

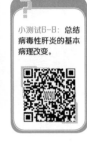

小测试6-8：总结病毒性肝炎的基本病理改变。

叶（全小叶性坏死），并累及部分相邻肝小叶（多小叶性坏死）。广泛融合性坏死一般不均匀地分布于整个肝，累及几个或多个肝小叶的坏死，坏死大于肝实质 2/3 为大块坏死；1/2 ～ 2/3 为亚大块坏死。坏死多由小叶中央开始，向四周扩展，常见于重型肝炎。

3. **炎症细胞浸润**　在门管区或小叶肝细胞坏死区内常有数量不等的炎症细胞浸润，单核细胞和淋巴细胞占优势。小团淋巴细胞聚集代表细胞毒性淋巴细胞介导的靶细胞攻击、局灶性炎症和点状肝细胞坏死。

4. **再生**

（1）**肝细胞和胆管再生**：肝细胞点状坏死时，邻近的肝细胞通过再生修复，再生肝细胞体积较大，细胞核增大且染色加深，有的肝细胞可有双核。另外，卵圆细胞也可被激活，分裂增殖补充损伤的肝细胞。坏死严重时，肝小叶网状支架塌陷，再生的肝细胞呈现结节状。在门管区或较大坏死灶的周围可见细、小胆管增生。多个肝小叶坏死后，细、小胆管增生反应更为明显。

（2）**间质反应性增生**：主要有 Kupffer 细胞、成纤维细胞增生和肝星状细胞激活和增生。

5. **纤维化**　肝的炎症反应和慢性损伤等可引起肝纤维化。一般来说，纤维化多为不可逆，但有研究提示肝纤维化在一定情况下可逆转。反复发生严重的肝细胞坏死时，大量成纤维细胞增生，肝星状细胞也被激活而转化为肌纤维母细胞样细胞，分泌大量细胞外基质成分，导致胶原纤维为主的基质沉积，可逐渐发展成肝纤维化。纤维化时胶原的沉积对肝血流和肝细胞灌注有明显的影响。早期纤维化可沿门管区周围或中央静脉周围分布，或胶原直接沉积在 Disse 腔内；随着纤维化的不断进展及肝细胞再生，肝被分割成由纤维包绕的肝细胞结节，演变成肝硬化。

（三）各型病毒性肝炎的病理学特点

知识拓展：普罗米修斯与肝再生的故事

1. **急性病毒性肝炎**（acute viral hepatitis）　最常见，所有的肝炎病毒均可导致急性肝炎。

肉眼观，肝肿大、发红，如有淤胆可呈暗绿色。质较软，表面光滑。

镜下，肝细胞改变包括广泛的肝细胞水肿、肝细胞点状坏死和单核细胞浸润。水肿变性的肝细胞体积增大及存活的肝细胞再生，导致肝小叶细胞排列紊乱拥挤，肝窦受压而变窄，肝细胞内及毛细胆管可见淤胆现象。虽然急性病毒性肝炎以小叶肝细胞病变为主，但多数门管区也可受累，出现单核细胞为主的炎症细胞浸润，炎症细胞常局限于门管区或浸润至相邻肝小叶内。

知识拓展：肝的固有免疫细胞及主要功能

急性乙型病毒性肝炎与其他类型的急性病毒性肝炎组织病理学特点大致相似，肝细胞损伤和炎症反应以肝小叶内为主。免疫组织化学和免疫荧光检查 HBsAg 反应阳性。急性丙型病毒性肝炎的病理特征包括肝细胞水肿、肝细胞凋亡、胆汁淤积和肝小叶内淋巴细胞浸润。胆管损伤、门管区淋巴细胞聚集和淋巴滤泡形成等多数慢性丙型肝炎的特征性病理表现在急性期也可见到；肝细胞脂肪变性常见。

2. **慢性病毒性肝炎**（chronic viral hepatitis）　主要由乙型肝炎病毒和丙型肝炎病毒引起。常以门管区、门管区周围病变和肝纤维化为主。基本病变包括肝细胞点状坏死、门管区炎症、界面性肝炎和肝纤维化。偶尔可见融合性坏死，如果病情进展，可出现肝细胞再生和肝硬化。

在乙型肝炎表面抗原携带状态和慢性肝炎患者的肝组织中常见到部分肝细胞体积较大，胞质内充满嗜酸性细颗粒物质，胞质不透明似毛玻璃样，此种细胞为毛玻璃样（ground glass）肝细胞（图 6-15），其对于辨别 HBV 感染有帮助。携带者状态（carrier state）是指无明显症状或仅有轻微临床表现的慢性病毒性肝炎，患者呈现病毒抗原阳性，但无明显的肝损伤。

慢性丙型病毒性肝炎的主要特征有门管区淋巴细胞聚集，以及淋巴滤泡形成、小胆管损伤及肝细胞脂肪变性。

慢性肝炎的病变是一个连续动态的过程，轻、重病变之间可相互转化。慢性肝炎的炎症和纤维化程度的评估对临床治疗方案的选择及治疗效果的评估具有重要的意义，目前临床病理医生主要按 Scheuer 方案（表 6-4）对慢性肝炎进行诊断。

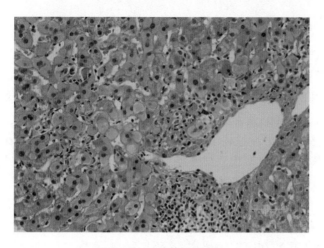

图 6-15　毛玻璃样肝细胞

慢性乙型肝炎患者的肝组织内见较多体积较大，胞质内充满嗜酸性细颗粒物质、胞质不透明的肝细胞

表 6-4　慢性肝炎分级和分期标准（Scheuer 方案）

炎症活动度			纤维化程度	
分级（grade）	门管区周围	小叶内	分期（stage）	意义
G0	无或轻度炎症	无炎症	S0	无
G1	门管区炎症	炎症但无坏死	S1	门管区纤维性扩大，局限性窦周或小叶内纤维化
G2	轻度碎片状坏死	点灶状坏死或嗜酸性小体	S2	门管区周围纤维化，小叶结构保留
G3	中度碎片状坏死	重度灶性坏死	S3	纤维化伴小叶结构紊乱，无硬化
G4	重度碎片状坏死	桥接坏死（多小叶坏死）	S4	可能或肯定的肝硬化

3. 重型病毒性肝炎（fulminant viral hepatitis）　最严重的一型肝炎，较少见。根据发病缓急及病变程度分为急性和亚急性重型肝炎两种。

（1）急性重型肝炎：少见，起病急，病程短，大多 10 天左右出现肝衰竭，病变严重，死亡率高。

肉眼观，肝体积明显缩小，被膜皱缩，质地柔软，切面呈黄色或红褐色，部分区域呈红黄相间的斑纹状，因而又称急性黄色肝萎缩或急性红色肝萎缩。

镜下，以肝细胞严重而广泛坏死（大块肝坏死）为特征。溶解性坏死的肝细胞很快被清除，仅残留网状支架。肝窦明显扩张，充血甚至出血，Kupffer 细胞增生肥大，吞噬活跃。肝小叶内及门管区可见以淋巴细胞和巨噬细胞为主的炎症细胞浸润。数日后网状支架塌陷，残留的肝细胞无明显再生现象。

（2）亚急性重型肝炎：起病较急性重型肝炎稍慢，病程较长（数周至数月），多数由急性重型肝炎迁延而来，少数由急性普通型肝炎恶化而来。

肉眼观，肝体积缩小，表面包膜皱缩不平，质地软硬程度不一，部分区域呈大小不一的结节状。切面见坏死区呈红褐色或土黄色，再生的肝细胞结节可因胆汁淤积而呈黄绿色。

镜下，病变特点为既有肝细胞的亚大块坏死，又有结节状肝细胞再生。肝小叶内、外可见明显的炎症细胞浸润，主要为淋巴细胞和单核细胞，肝小叶周边有细小胆管增生，较陈旧的病变区有明显的纤维组织增生。

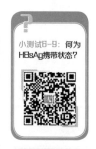

小测试6-9：何为HBsAg携带状态？

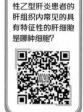

小测试6-10：慢性乙型肝炎患者的肝组织内常见的具有特征性的肝细胞是哪种细胞？

（四）病毒性肝炎的临床病理联系

急性病毒性肝炎时，肝细胞弥漫性肿大，使肝体积增大、被膜紧张，临床上患者可有肝区疼痛或压痛等症状，重者还可伴有脾大。肝细胞坏死，细胞内酶类释放入血，血清谷丙转氨酶等升高，同时还可引起多种肝功能异常。肝细胞坏死较多，及毛细胆管受压或胆栓形成等导致胆红素代谢异常，可引起黄疸。急性肝炎大多在半年内逐渐恢复，由于点状坏死灶内的肝细胞索网状纤维支架保持完整而不塌陷，该处通过再生的肝细胞可完全恢复原来的结构和功能。

部分急性病毒性肝炎病例（多为乙型肝炎、丙型肝炎）恢复较慢，有的病例病程反复持续半年以上，演变为慢性病毒性肝炎。慢性肝炎的临床表现多样化，部分患者可有长期乏力、厌食、持续反复发作的黄疸、肝区不适等症状。转氨酶和肝功能异常，并随病情反复而波动。少部分病例最终演变成肝硬化，甚至肝癌。

急性重症肝炎患者大多数在短期内死亡，死因多为肝衰竭（如肝性脑病）、肾衰竭及弥散性血管内凝血（DIC）等。少数迁延而转变为亚急性重型肝炎，如治疗恰当且及时，病变可停止发展并有治愈可能，但多数发展成肝硬化。

需要注意：除肝炎病毒外，其他病毒（如 EB 病毒、巨细胞病毒和单纯疱疹病毒等）及其他原因，如 Wilson 病、α_1- 抗胰蛋白酶缺乏、慢性酒精中毒和自身免疫等均可导致肝炎的发生。

二、酒精性肝病和非酒精性脂肪性肝病

（一）酒精性肝病

酒精性肝病（alcoholic liver disease）是慢性酒精中毒的主要表现之一。欧美国家多见，我国尚无确切统计数字。

基本病理变化：慢性酒精中毒主要可引起肝的三种损伤，即脂肪肝、酒精性肝炎和酒精性肝硬化。三者可单独出现，也可同时并存或先后移行。

1. 脂肪肝　是酒精中毒最常见的肝病变。肉眼观，肝大而软，黄色、油腻。镜下，HE 染色见肝细胞内含有大小不等的空泡，较大的空泡可将细胞核挤到细胞一侧，肝细胞肿大、变圆。油红染色显示空泡为脂滴空泡，以肝小叶中央区受累明显且出现的早，有时伴有不同程度的肝细胞水肿及气球样变。单纯的脂肪肝无症状，此时戒酒可使脂肪肝恢复。

2. 酒精性肝炎　肝的病变特征为肝细胞脂肪变性、Mallory 小体形成、灶性肝细胞坏死伴以中性粒细胞为主的炎症细胞浸润。Mallory 小体为变性肝细胞质内的嗜酸性包涵体；电镜证实其由缠绕一起的细胞角蛋白中间丝构成。此时，患者临床上出现肝功能异常的症状。根据形态学特点，结合患者酗酒史和肝功能异常，可诊断为此病。

3. 酒精性肝硬化　为酒精性肝病最严重、最终的病变。病理学改变及临床症状见肝硬化部分。

（二）非酒精性脂肪性肝病

非酒精性脂肪性肝病（non-alcoholic fatty liver disease，NAFLD）是指除外酒精和其他明确的肝损伤因素所致的、以弥漫性肝细胞脂肪变性为主要特征的脂类代谢性临床病理综合征。NAFLD 在慢性肝病的占比呈逐年上升的趋势，随着疾病的进程可发展成非酒精性脂肪性肝炎（non-alcoholic steatohepatitis，NASH），甚至肝硬化和肝细胞癌。NAFLD 的发生发展与体重过重、肥胖和糖尿病等代谢性疾病显著相关，2023 年 6 月，欧洲肝脏研究学会年分将 NAFLD 更名为代

谢功能障碍相关的脂肪性肝病（metabolic dysfunction-associated steatotic liver disease，MASLD），NASH 更名为代谢功能障碍相关的脂肪性肝炎（metabolic dysfunction-associated steatohepatitis，MASH）。

知识拓展：酒精性肝病和非酒精性脂肪肝病的发病机制

病理变化：组织学上的改变与酒精性肝病相近，可表现为单纯性脂肪肝、脂肪性肝炎和脂肪性纤维化，但一般 Mallory 小体不常见，最终可发展成肝硬化。

三、药物诱导性肝损伤及自身免疫性肝病

（一）药物诱导性肝损伤

药物诱导性肝损伤（drug-induced liver injury，DILI）涵盖了一系列广泛的肝病的临床病理学变化谱系，其从轻度的生化指标异常到急性肝衰竭。DILI 的机制是复杂的和多因素的，主要包括一种复杂的介于细胞内应激和 TNF-α 活化的凋亡 / 坏死之间的相互作用，以及固有免疫系统和适应性免疫系统的促炎症性反应。许多药物造成药物性肝损伤是通过干扰细胞代谢和产生毒性代谢产物所致。

病理变化：DILI 的组织病理学表现缺乏特异性，基本病理学改变分为急性肝损伤和慢性肝损伤。其基本病理学改变以急性肝炎、急性胆汁淤积和肝细胞脂肪变性最常见，其次还有慢性肝炎、肉芽肿性肝炎、肝纤维化和肝硬化、血管病变和肝肿瘤。

（1）急性药物性肝炎：轻者可见散在的嗜酸性小体、肝细胞点灶坏死和轻度肝小叶内及门管区炎症细胞浸润。较重者病变与急性病毒性肝炎类似，两者难以鉴别，如门管区有较多嗜酸性粒细胞浸润或肉芽肿、胆管损伤，而缺乏炎症表现时提示可能为药物性肝损伤，特别是肝小叶内肝细胞坏死显著，以肝小叶中央为主，而门管区缺乏炎症时，更提示药物性肝损伤。重症者可见肝细胞融合坏死、桥接坏死等，残存的肝细胞可发生脂肪变性（以微泡型为主）。

（2）急性胆汁淤积性肝炎：轻者仅为单纯毛细胆管胆汁淤积，出现多核肝细胞为特征。重者肝细胞内和小胆管内胆汁淤积易见，并常伴有肝细胞羽毛状坏死及气球样变、灶性坏死和炎症细胞浸润，门管区单核细胞和嗜酸性粒细胞浸润多见。

（3）肝细胞脂肪变性：肝细胞发生大泡型和微泡型脂肪变性，两者可同时出现，但以微泡型脂肪变性多见。另外，嗜酸性小体和炎症细胞浸润常见，但嗜酸性小体在门管区周围比中央静脉周围多见，这是与酒精性脂肪肝病的区别。

应该注意：上述病理改变经常以不同程度同时存在。另外，DILI 也能引起慢性肝损伤，表现为慢性肝炎、肝纤维化和肝硬化等。

（二）自身免疫性肝病

自身免疫性肝病（autoimmune liver disease，AILD）是指因机体内自身抗体的存在，通过自身免疫机制引起肝损伤和肝功能异常的一类疾病。以中老年女性患者为主。该类疾病患者血清中可检测到自身抗体的存在，如抗核抗体（ANA）、抗线粒体抗体（AMA）和抗平滑肌抗体等，患者血中 IgG 和 IgA 水平可升高。患者经常伴有肝外损伤，包括类风湿性关节炎、桥本甲状腺炎、肾小球肾炎等。

AILD 主要包括：①自身免疫性肝炎（autoimmune hepatitis，AIH）；②原发性胆汁性胆管炎（primary biliary cholangitis，PBC）；③原发性硬化性胆管炎（primary sclerosing cholangitis，PSC）；④"重叠综合征"（overlap syndrome）。

（1）AIH：其病理改变主要有①肝界板被破坏，形成碎片样坏死，即界面性肝炎，重者可并

Note

发桥接坏死和融合坏死；②门管区中度淋巴细胞和浆细胞浸润；③邻近碎片样坏死或桥接坏死的肝细胞形成玫瑰花结样或腺体样结构；④嗜酸性小体易见，有时可出现合胞体肝细胞；⑤纤维化。

多数 AIH 经治疗可缓解或转为非活动性的 AIH，少数病例可复发，长期反复发病能发展成肝硬化，甚至肝细胞癌。

（2）**PBC**：通常中老年妇女以皮肤瘙痒为主诉。病理改变以慢性非化脓性破坏性胆管炎为病变特征，表现为不同程度的胆管改变，包括小胆管损伤、减少或消失、部分增生等。根据病理病变的进展，PBC 分为 4 个阶段，各阶段典型病变特点和程度不同，有些病例在肝穿刺标本不容易发现特征性病变，不容易确诊，这是因为 PBC 的病变在肝中的分布不均衡和各阶段的病变经常同时发生。

（3）**PSC**：经内窥镜下逆行胰胆管造影术可见以肝内、外胆管狭窄与扩张相间的串珠样改变为特征。病理学特征是胆管纤维化性炎症，病变以小叶间胆管典型的"洋葱皮样"纤维化改变为特点。PSC 可增加胆管癌的患病危险。

（4）**"重叠综合征"**：有几种类型，如 AIH-PBC 重叠综合征，AIH 与 PSC 重叠综合征，PBC 与 PSC 共存等，以 AIH-PBC 重叠综合征最为常见。

四、遗传性肝病

（一）肝豆状核变性

肝豆状核变性（hepatolenticular degeneration）又称为威尔逊病（Wilson's disease），是常染色体隐性遗传性铜代谢障碍疾病。该病突变的基因是位于染色体 13q14-21 的 *ATP7B*，其编码跨膜转运铜的 ATP 酶。基因突变导致胆小管膜上铜输出 ATP 酶失活，引起肝细胞浆内铜的潴留。

该病家族性多发，患者在 6 岁前很少发病，一般到青春期前后，铜的量超过肝结合铜的最大限度，便以游离铜的形式释放入血（通常为正常人的 50 倍），再渗入到组织中蓄积，引起组织或器官损害。首先累及肝，之后累及中枢神经系统、肾等器官。

肝细胞中可见脂褐素、铜结合蛋白及铁等沉着。铜或铜结合蛋白可由组织化学染色检出；可伴发急、慢性肝炎及肝硬化等病变。铜若急速入血可引起溶血及肝细胞广泛坏死，脑豆状核可发生对称性坏死。铜也可蓄积于角膜而出现 K-F 环（Kayser-Fleischer rings）。

（二）血色素沉着病或血色病

血色素沉着病（hemochromatosis）或称血色病是指组织内过多的可染性铁的色素沉积，如肝、心脏和胰腺等，进而引起器官功能损伤的疾病。最常见的类型是常染色体隐性遗传性，由调节铁代谢的基因突变引起的铁代谢异常的全身性疾病，称为遗传性血色病（hereditary hemochromatosis, HH）。肝病变为全身病变的一部分，表现为肝内重度含铁血黄素沉着（普鲁士蓝染色阳性），全肝呈铁锈色；后期伴有肝纤维化或肝硬化。除了肝外，患者常见皮肤色素沉着、继发性糖尿病。

其他因素也可引起肝含铁血黄素沉着，如慢性溶血性贫血导致大量红细胞破坏、血红蛋白分解等。

五、肝硬化

肝硬化（liver cirrhosis）是由多种原因引起的慢性进行性肝病。基本病变为肝细胞弥漫性变性和坏死，继而出现纤维组织增生和肝细胞结节状再生，这三种改变反复交替进行，广泛增生的纤维组织分割原来的肝小叶并包绕成大小不等的圆形或类圆形的肝细胞团形成假小叶（pseudolobule），进而引起肝小叶结构及血液循环途径逐渐被改建，使肝变形、变硬而形成肝硬化。肝硬化早期可没有明显的症状，晚期则出现系列不同程度的门静脉高压症和肝功能障碍的症状。

（一）肝硬化的病因

许多肝损伤因素均可引起肝硬化，主要病因如下。

1. 病毒性肝炎　乙型和丙型慢性病毒性肝炎与肝硬化的发生密切相关。乙型慢性肝炎是我国肝硬化的主要病因。

2. 慢性酒精中毒　长期大量酗酒是引起肝硬化的另一个重要原因，尤其在欧美国家。

3. 胆汁淤积　任何原因引起的肝内、外胆道阻塞，持续胆汁淤积，都可发展为胆汁性肝硬化（biliary cirrhosis），此类较少见。

根据病因可分为原发性与继发性两类。原发性胆汁性胆管炎（PBC）是引起原发性胆汁性肝硬化的主要疾病之一，在我国少见。继发性胆汁性肝硬化的常见原因为长期肝外胆管阻塞和胆道上行性感染。无论是原发性还是继发性疾病，长期的胆管阻塞、胆汁淤积的基础上，常伴有继发性炎症反复发作导致肝细胞变性和坏死，继发纤维组织增生，进而分割肝小叶，形成肝硬化。该型假小叶周围结缔组织的分割包绕一般不完全。

4. 药物及化学毒物　长期服用损肝的药物或接触有毒物质（如四氯化碳、磷、砷等）可引起肝细胞脂肪变性和弥漫性中毒性肝坏死，继而出现结节状再生而发展为肝硬化。

5. 代谢障碍　先天性酶缺陷引起某些物质代谢障碍，使其沉积在肝中，损害肝细胞，最后导致肝硬化。如铜代谢障碍的肝豆状核变性（威尔逊病）可引起铜沉积于肝引起肝硬化。

6. 营养障碍　长期食物中营养不足或不均衡、多种慢性疾病导致消化吸收不良，以及肥胖或糖尿病等导致的非酒精性脂肪性肝病都可发展成肝硬化。

7. 其他　血吸虫虫卵反复在肝中沉积，可导致"血吸虫性肝硬化"，而肝静脉和（或）下腔静脉阻塞（Budd-Chiari syndrome）和慢性右心衰竭造成长期肝慢性淤血，可导致"淤血性肝硬化"。

8. 原因不明　肝硬化的发病原因一时难以确定者，称之为隐源性肝硬化（cryptogenic cirrhosis），在西方国家占肝硬化的10%～15%。

必须指出，"血吸虫性肝硬化""淤血性肝硬化"和"胆汁性肝硬化"均以肝内纤维组织增生、广泛纤维条索分割原有肝小叶为主要改变，而无明显的肝实质再生和肝小叶结构的改建，虽然习惯被称为"肝硬化"，事实上用"肝纤维化"更恰当。

（二）肝硬化的发病机制

上述各种因素均可引起肝细胞弥漫性损伤，如长期作用、反复发作，可导致肝内广泛的胶原纤维增生。增多的胶原纤维有两种来源：其一是肝细胞坏死后，肝小叶内原有的网状支架塌陷、聚积、胶原化或由肝星状细胞转变为肌成纤维细胞样细胞产生胶原纤维，其二为门管区的成纤维细胞增生并分泌胶原纤维。

同时，肝细胞坏死可启动肝细胞再生，在人肝细胞生长因子（hHGF）、EGF、TGF-α和其他一些多肽类生长因子的刺激下，肝细胞分裂增殖。肝小叶内网状支架塌陷后，再生的肝细胞不能沿原有支架排列，而形成不规则的再生肝细胞结节。广泛增生的胶原纤维可向肝小叶内伸展，分割肝小叶；也可与肝小叶内的胶原纤维连接形成纤维间隔包绕原有的或再生的肝细胞团，形成假小叶。这些病变随着肝细胞不断坏死与再生而反复进行，最终形成弥漫全肝的假小叶，并导致肝内血液循环改建和肝功能障碍而形成肝硬化。

（三）肝硬化的分类或分型

肝硬化的分类方法尚不统一，临床上常用病因分类法，分为病毒性肝炎性、酒精性、胆汁性、代谢性、淤血性和寄生虫性肝硬化等。以前也有人将其分为门脉性、坏死后性和胆汁性肝硬化，临床上以门脉性肝硬化最多见，其次是坏死后性肝硬化。在国际上，根据大体形态学的特点，肝硬化被分为如下三型。

1. 小结节型肝硬化　结节大小相仿，几乎所有结节的直径小于 3 mm，纤维间隔较细。

2. 大结节型肝硬化　结节粗大且大小不均，多数结节的直径大于 3 mm，纤维间隔较宽，且宽窄不一。

3. 混合结节型肝硬化　粗、细结节的含量大致相等，为上述两型的混合型。

另外，在慢性胆汁淤积的病例，门管区增生的纤维组织侵入肝小叶内，形成不全分割的假小叶，最终发展为肝硬化（以不完全分割型肝硬化常见）。

（四）肝硬化的病理变化

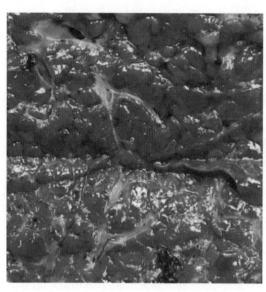

图 6-16　肝硬化肉眼观

肝切面呈弥漫结节状，结节大小均匀一致，几乎均小于 3 mm，纤维组织增生包绕并分割增生结节，纤维间隔较薄而一致

1. 肉眼观　早期肝体积可正常或稍增大，质地正常或稍硬。晚期肝体积缩小，重量减轻，质地变硬。表面和切面呈弥漫全肝的结节（图 6-16），结节可呈现正常肝色泽、黄褐色（肝细胞脂肪变性）或黄绿色（淤胆）。纤维间隔多呈灰白色。

肝硬化的形态因肝细胞坏死和肝细胞再生能力的不同可呈不同表现。如肝细胞坏死范围小，分布均匀，肝细胞再生与丢失相比超出不多，形成的再生结节小而均匀，纤维间隔较纤细，则为小结节性肝硬化（旧称门脉性肝硬化或临床上的酒精性肝硬化），该型肝硬化多由轻型肝炎或慢性酒精中毒所致。如肝细胞坏死范围大，分布不均匀，残留的肝细胞再生形成的结节较大，且大小不等，纤维间隔也宽大及宽窄不一，则为典型的大结节性肝硬化（旧称坏死后性肝硬化），该型多由重型肝炎或中毒性肝炎所致。肝硬化的形态类型可发生改变，如小结节性肝硬化可因肝细胞再生能力增强而变为混合结节性或大结节性肝硬化，此类肝硬化的纤维间隔仍较纤细，多由严重的慢性肝炎发展而来。胆汁淤积引起的肝硬化，肝体积常增大，表面绿色或绿褐色，细颗粒状，硬度中等，切面结节较小。

2. 镜下　肝组织的正常肝小叶结构破坏，被假小叶取代。假小叶（pseudolobule）内的肝细胞排列紊乱，可见变性、坏死及再生的肝细胞；中央静脉常缺如，偏位或两个以上（图 6-17）；假小叶外周被纤维间隔包绕。纤维间隔内有数量不等的炎症细胞浸润及细小胆管增生。也可见再生的肝细胞结节，其特点是肝细胞排列紊乱，再生的肝细胞体积大，核大且深染，或有双核。

在胆汁淤积引起的肝硬化，肝细胞浆内或小胆管内见明显的胆色素沉积，部分坏死的肝细胞肿大，胞浆疏松网状，细胞核消失，称为肝细胞网状或羽毛状坏死。胆管周围出现明显的纤维组织增生并分割肝小叶，形成不完全的纤维间隔。门管区增生的纤维组织侵入肝小叶内，形成不全分割的假小叶，最终发展为肝硬化。

不同病因引起的肝硬化，除了具有上述相似的基本病理学改变外，还可发现与病因有关的一些独特的组织学表现。如慢性酒精中毒引起的肝硬化，肝细胞脂肪变性常见，并可出现具有相对特征性的 Mallory 小体。

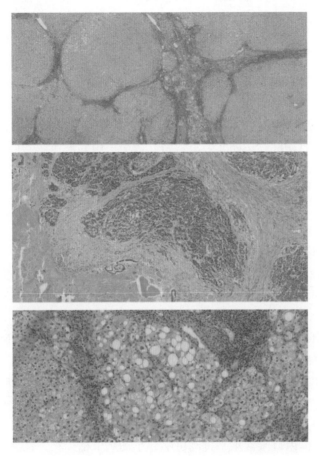

图 6-17　肝硬化组织学改变症（上图，5 倍；中图，10 倍；下图，20 倍）

低倍（5 倍、10 倍）观察肝小叶正常结构消失，肝细胞再生结节被纤细的纤维性间隔包绕，结节内中央静脉增多出现两个以上，纤维间隔内多量炎症细胞浸润。高倍（20 倍）观察再生结节内的肝细胞排列没有正常的肝板放射状结构，几乎呈现结节状团状排列。部分肝细胞出现大泡型脂肪变性；部分肝细胞水肿，体积增大，胞浆疏松。纤维间隔内多量以淋巴细胞为主的炎症细胞浸润，并有少量成纤维细胞增生和细小胆管增生

（五）肝硬化的临床病理联系

早期肝硬化患者的临床表现无特征性，可出现各种原有疾病（如慢性肝炎和酒精性肝炎）的症状和体征。晚期则因严重的肝细胞破坏和肝结构及血管的改建，患者表现为门静脉高压（portal hypertension）和肝功能障碍（hepatic disfuncsion）的一系列临床症状。

1. 门静脉高压症　肝硬化引起门静脉压力增高的主要原因有：①原有肝小叶结构破坏，血管减少，肝窦闭塞，中央静脉玻璃样变性及管腔闭塞，导致门静脉回流发生障碍；②假小叶形成，广泛纤维组织增生，压迫小叶下静脉，使其扭曲、闭塞，肝血窦内的血液流出受阻；③门静脉与肝动脉之间形成异常的吻合支，压力高的肝动脉血液流入门静脉。

门静脉压力升高后，患者常出现如下系列的症状和体征。

（1）慢性淤血性脾大：脾体积增大，重量增加，少数可达 1000 克，切面红呈褐色。镜下，脾窦扩张淤血，脾小体萎缩或消失，红髓内含铁血黄素沉积，间质纤维组织增生。脾大后可引起脾功能亢进，导致血细胞的破坏增加，严重时可引起贫血。

（2）胃肠道淤血、水肿：门静脉压力增高，胃肠道静脉血液回流受阻引起胃肠壁淤血、水

肿，导致消化和吸收功能下降，患者主要表现为食欲缺乏、消化不良。

（3）**腹水**：指腹腔内液体的过多积聚，为淡黄色透明的漏出液。腹水形成的原因较复杂，主要有门静脉高压，导致从肝表面漏入腹腔的液体增加，及门静脉高压使肠壁和肠系膜等处的毛细血管内压增高，大量液体漏入腹腔。此外，肝细胞损伤导致白蛋白合成减少，引起低蛋白血症，使血浆胶体渗透压降低。肝灭活作用降低，血中醛固酮、抗利尿激素水平增高，导致钠水潴留。

（4）**侧支循环形成**：门静脉压力增高后，门静脉与腔静脉间的吻合支发生代偿性扩张，部分门静脉血液经这些吻合支绕过肝直接流回心脏。主要的侧支循环有：①门静脉血经胃冠状静脉、食管静脉丛、奇静脉、上腔静脉回流，常引起食管 - 胃底静脉丛曲张，如破裂可引起大量呕血，是肝硬化患者最常见的并发症和死因之一。②门静脉血经肠系膜下静脉、直肠静脉丛、髂内静脉、下腔静脉，常引起直肠静脉丛曲张，形成痔，破裂可引起便血。③门静脉血经副脐静脉、脐周静脉丛，向上经胸腹壁静脉进入上腔静脉，向下经腹壁下静脉进入下腔静脉，常引起脐周静脉网曲张，形成"海蛇头"状外观，是门静脉高压的重要体征之一。

2. 肝功能障碍　为肝病临床表现的严重形式，主要是肝细胞长期反复受损所致。当肝细胞不能完全再生补充和代偿损伤肝细胞的功能时，则出现以下症状及体征。

（1）**白蛋白合成障碍**：肝硬化时肝细胞损伤导致蛋白合成功能降低，血浆白蛋白含量明显减少。由于从胃肠道吸收的一些抗原性物质未经肝细胞处理，直接经过侧支循环进入体循环，刺激免疫系统合成球蛋白增多，故血清学检查出现白蛋白降低，且白蛋白 / 球蛋白比值下降或倒置现象。

（2）**出血倾向**：肝合成凝血因子减少，以及脾功能亢进引起血小板破坏增多，患者可有皮肤、黏膜或皮下等部位出血。

（3）**黄疸**：主要由肝细胞损伤和肝内小胆管胆栓形成引起，以肝细胞性黄疸为主。患者巩膜、皮肤等呈黄染。

（4）**肝对雌激素的灭活作用减弱**：引起高雌激素血症，其导致男性乳房发育、睾丸萎缩，女性月经不调、不孕等。体内雌激素水平过高可引起小动脉末梢扩张，在患者的面部、颈部、胸部和前臂等处出现中心为一小红点及其周围放射状细丝，直径为 0.2 ~ 2 厘米的蜘蛛痣。压迫蜘蛛痣的中心，可使整个蜘蛛痣全部消失。部分患者双手掌面鱼际、小鱼际、指尖及指基部呈鲜红色，称之为肝掌。

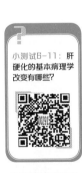

小测试6-11：肝硬化的基本病理学改变有哪些？

（5）**肝性脑病**：严重肝衰竭引起，由于肠内含氮的物质不能在肝内解毒而引起了氨中毒及假性神经递质的出现所致的中枢神经系统功能失调的综合征。肝性脑病是肝硬化最严重的并发症和主要死亡原因之一。患者表现为神志行为紊乱、人格改变、被动性神经学体征、扑翼样震颤以及独特的脑电图改变；严重者可深度昏迷及死亡。

（6）**肝肾综合征**：指严重肝病时出现肾衰竭，但肾无明显形态学异常改变。如果肝衰竭好转则肾功能可迅速恢复。确切原因尚不清楚，有关证据表明，可能与内脏的血管扩张和全身血管收缩，导致肾血流，尤其是肾皮质血流严重减少有关。

（六）肝硬化的转归与并发症

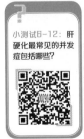

小测试6-12：肝硬化最常见的并发症包括哪些？

肝硬化是一种慢性进行性疾病，如能早期及时治疗，患者可较长时间无临床症状。即使病变已发展到相当程度，仍可处于相对稳定或停止发展的状态，患者可因肝强大的代偿能力，在很长时间内不出现明显的症状，肝功能检查也可能正常。晚期肝硬化由于病变不断加重，代偿功能衰竭则引起一系列并发症，主要有肝昏迷、食管 - 胃底静脉曲张破裂出血、感染和肝细胞癌等。一般而言，大结节性肝硬化患者并发肝昏迷的概率较高，而小结节性肝硬化患者门静脉高压的症状常较突出，易并发食管 - 胃底静脉曲张破裂出血。

Note

六、胆囊炎和胆石症

（一）胆囊炎的病因和病理学特点

胆囊炎（cholecystitis）是胆囊壁发生的炎症，常由细菌感染和胆囊结石诱发。主要的细菌为大肠埃希菌、葡萄球菌等。

1. 急性胆囊炎　绝大部分为急性结石性胆囊炎。胆囊内的结石嵌顿能引起胆汁浓度和成分的变化，以及使胆囊管周围静脉的回流受阻，发病机制可能是化学性或缺血性，而非感染性。

肉眼观，胆囊明显肿大、扩张，胆囊壁水肿增厚，伴不同程度的出血和化脓性炎的表现。在慢性胆囊炎基础上出现的急性炎症，常可见囊壁纤维化。镜下观，胆囊黏膜充血、水肿，上皮细胞变性、坏死脱落，有时伴黏膜溃疡，溃疡周围黏膜上皮可见修复性增生。胆囊壁明显水肿，各层均可见中性粒细胞浸润，胆囊壁的小静脉内常见新鲜血栓。浆膜面可见纤维素性和脓性渗出物。

2. 慢性胆囊炎　大部分慢性胆囊炎与急性胆囊炎反复发作有关，患者没有疼痛病史。

肉眼观，胆囊增大、缩小或正常大小，可见粘连，大部分病例胆囊内可见结石，胆囊壁通常增厚。镜下观，胆囊黏膜有以不同程度的淋巴细胞为主的炎症细胞浸润和纤维化（图6-18）。炎症可以仅累及黏膜层或累及肌层甚至浆膜或外膜。胆囊壁常出现纤维化和肌层肥厚，有时囊壁内可见结石。黏膜上皮可以相对正常、萎缩，或显示增生性或化生性改变。化生可以是肠型化生或幽门腺型化生。

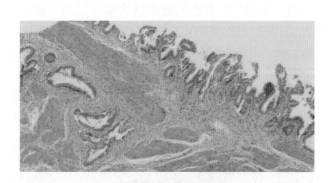

图 6-18　慢性胆囊炎的组织学

胆囊黏膜灶状糜烂，部分皱襞黏膜上皮坏死脱落，黏膜固有层轻度纤维化，炎症细胞浸润较为轻微，局灶黏膜腺体下陷至肌层。胆囊肌层未见炎症反应

（二）胆石症的病因、发病机制和病理学特点

胆石症（cholelithiasis）是指在各种因素作用下，胆汁成分析出、凝结而形成结石。发生于各级胆管内的结石称胆管结石，发生于胆囊内的结石称胆囊结石，两者统称胆石症。

1. 病因和发病机制

（1）胆汁理化性状的改变：正常胆红素与葡糖醛酸结合成酯类，呈非游离状态，大肠埃希菌等肠道细菌分泌的酶能分解上述酯类，使胆红素游离增多并与胆汁中的钙结合，形成胆红素钙而析出，形成结石。如胆汁中的胆固醇呈过饱和状态，胆固醇也可析出形成结石，其发病机制是胆汁过饱和及不稳定，同时伴有胆囊动力减退。

（2）胆汁淤滞：胆道梗阻引起胆汁淤滞，因水分被过多吸收而发生浓缩，胆红素含量增高、胆固醇呈过饱和状态，促进结石形成。

（3）感染：胆囊发生炎症时，由于炎性水肿、炎症细胞浸润和纤维组织增生等造成胆道壁增厚，胆道狭窄、闭塞，引起胆汁淤滞。炎性渗出物和脱落的上皮、细菌菌团等也可作为结石的核心，促进结石形成。

（4）胆固醇沉积症：常与胆囊结石相关，是指胆囊黏膜固有层的巨噬细胞内脂类积聚。这种病变非常常见。肉眼观，黄色线性条纹见于凸起的嵴上，周围胆囊黏膜充血。沉积物不断增大，突向腔内，被称为胆固醇性息肉。镜下观，充满脂质空泡的泡沫细胞出现在绒毛顶端（图 6-19）。胆固醇沉积症一般不伴明显的炎症。

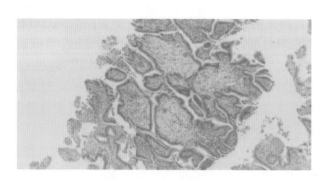

图 6-19　胆固醇性息肉

胆囊黏膜固有层内多量巨噬细胞聚集，巨噬细胞胞浆内充满泡沫状脂质。固有层内间质轻微水肿，局灶少量淋巴细胞和浆细胞浸润

2. 胆结石的种类和特点　胆结石的化学成分变化很大，在含有胆固醇的基础上，还含有不同含量的胆红素钙、碳酸钙。根据胆结石中胆固醇的含量，结石一般分为如下三类。①胆固醇结石：常为单个，体积较大，类圆形。多见于胆囊。②胆色素结石：泥沙样及砂粒状两种。胆色素结石在亚洲有更高的发生率，多见于胆管，通常多发、棕色到黑色、多面体结构。③混合性胆石：由两种以上主要成分构成。在我国，胆红素为主的混合性胆石最多见，结石多为多面体，多种颜色。外层常很硬，切面呈层状。多发生于胆囊或较大胆管内，大小、数目不等，常为多个（图 6-20）。

小测试6-13：什么是胆石症？常见的胆结石类型是什么？

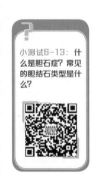

知识拓展：胆管网络系统的构成和意义

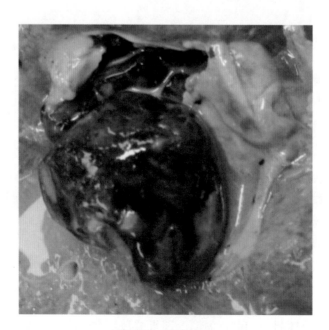

图 6-20　胆囊结石

胆囊明显萎缩，囊壁变薄，剖开后可见一个巨大黑色结石几乎充满整个胆囊。周围并可见少许肝组织

Note

七、胰腺炎

胰腺炎（pancreatitis）是指各种原因引起的胰消化酶类异常激活，导致胰腺组织的自身消化及炎症反应。根据病程分为急性胰腺炎和慢性胰腺炎。

（一）急性胰腺炎

急性胰腺炎可分为水肿型和出血型两种，出血型胰腺炎常表现为起病急、病情重。

1. 发病机制　急性胰腺炎的高危因素是胆道疾病，还包括酗酒、吸烟、2 型糖尿病等。胰腺导管阻塞最终会导致胰腺分泌物在上游阻塞，造成胰腺自身组织消化和炎症反应。胆汁通过胆总管进入胰管并激活胰蛋白酶原，导致导管壁和邻近组织被胰蛋白酶消化，同时在脂肪酶的作用下，脂肪崩解形成钙皂。此外，胰胆管解剖结构异常也可能引起急性胰腺炎。酒精及其代谢产物也可能诱发胰腺腺泡细胞损伤，促进消化酶激活。

2. 病理学特点　肉眼观，急性水肿型胰腺炎多表现为胰腺肿胀变硬；而出血型胰腺炎，胰腺组织表现为灶状至广泛的出血和坏死。黄色斑块或结节状脂肪坏死可见于胰腺内，也可见于整个肠系膜和腹膜脂肪组织中。

镜下，急性胰腺炎早期可见导管扩张伴上皮细胞变性、坏死脱落，间质广泛弥漫性水肿，中性粒细胞浸润和成纤维细胞增生反应。疾病进展，胰腺和胰腺周围组织出现广泛出血和大片凝固性坏死，脂肪坏死灶的周围常可见多量中性粒细胞、泡沫细胞和淋巴细胞。坏死灶继发感染是急性胰腺炎最严重的并发症。

3. 临床病理表现

（1）休克：引起休克的原因可有多种，如外溢的胰液刺激腹膜引起剧烈的疼痛，或腹腔内大量出血和呕吐引起体液丢失和电解质紊乱，或组织坏死、蛋白质分解引起机体中毒等。

（2）腹膜炎：胰腺组织坏死和胰液外溢，常可引起急性腹膜炎。

（3）酶学改变：胰液外溢，其中所含的大量淀粉酶和脂肪酶可被吸收入血并从尿中排出，临床检查常见患者血清和尿中该两种酶的水平增高，可协助诊断。

（4）血清离子浓度改变：患者血中的钙、钾、钠离子水平下降。血钙下降的原因是急性胰腺炎时，胰岛 α 细胞受到刺激，分泌胰高血糖素，后者能使甲状腺分泌降钙素，抑制钙从骨质内分解、游离，致使因胰腺炎而导致的脂肪坏死形成钙皂所消耗的钙得不到及时补充而发生血钙降低。持续性呕吐导致血钾、血钠下降。

患者如果能够度过急性出血坏死期，炎性渗出和坏死逐渐吸收，胰腺纤维化，会转为慢性胰腺炎。

（二）慢性胰腺炎

1. 病因　慢性胰腺炎的致病原因较多，包括酒精或结石等导致的导管阻塞、自身免疫、代谢、遗传和解剖学结构病因等。发病机制尚不完全清楚，酒精的直接毒性作用、急性胰腺炎反复发作、腺泡和导管上皮的氧化应激损伤都被报道为慢性胰腺炎的发病机制。

2. 病理学特点　肉眼观，慢性胰腺炎的特征是胰腺纤维化和结节状外观，在病变不同阶段，胰腺体积可以扩大，也可以萎缩。胰腺导管常表现为狭窄和扩张，有时可见结石嵌顿。

镜下，慢性胰腺炎的主要特征是纤维化，早期是胰腺小叶间纤维化，伴有腺泡萎缩和慢性炎症。随着疾病进展，纤维化加重，胰腺实质显著萎缩甚至消失，导管扩张，管腔内黏蛋白栓积聚和钙化。导管上皮常见增生或鳞状上皮化生，最终可能完全脱落。残存的胰岛、神经和血管显得尤为突出（图 6-21）。

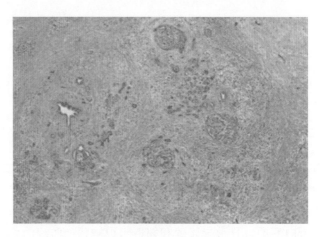

图 6-21 慢性胰腺炎组织学

低倍观察胰腺小叶结构轮廓尚存，但小叶实质腺泡组织显著破坏减少，间质显著纤维化，残存的胰岛和导管组织尤为突出

知识拓展：胰腺外分泌部再生的概念

3. 临床病理表现 临床上，由于慢性炎症刺激可引发急性发作，患者出现上腹部疼痛。因胰腺腺泡萎缩消失，分泌功能降低，可引起脂肪消化障碍及脂肪泻。如胰岛遭到破坏，胰岛素分泌减少，患者可继发糖尿病。

第三节 消化系统常见肿瘤

一、食管癌

食管癌（esophageal carcinoma）是食管黏膜上皮或腺体发生的恶性肿瘤，占食管肿瘤的绝大多数。患者男性多于女性，发病年龄多在 40 岁以上。发病率存在地域差异。我国河南省林县是主要高发区，太行山脉附近的省份也明显多发。临床上主要表现为不同程度的吞咽困难。

（一）病因和发病机制

食管癌的发病机制仍未阐明，但吸烟、饮酒，喜食过热食物、腌制品，以及真菌污染的食物摄入会增加食管癌尤其是食管鳞癌的患病风险；另外高危型 HPV 感染可能与食管鳞状细胞癌（简称食管鳞癌）的发生有关。遗传和表观遗传改变会导致 Barrett 食管进展为食管腺癌，主要涉及染色质异常和 *p53* 基因突变等。而其他基因突变和炎症可能也与食管癌进展有关。

知识拓展：食管癌的病因及发病机制

（二）病理变化

食管癌可以发生于食管的任何部位，以中段最多见，下段次之，上段较少。根据食管癌的发展过程，分为早期及中晚期（进展期）食管癌。

1. 早期食管癌 内镜下或大体上可无明显变化，或表现为轻度糜烂、表面斑块状、微小乳头状。根据浸润深度分为以下 3 种。①原位癌：黏膜上皮全层癌变，但未突破基底膜；②黏膜内癌：癌组织穿破基底膜，侵入固有层或黏膜肌层，但不穿透黏膜肌；③黏膜下癌：癌组织穿过黏膜肌层，侵及黏膜下层，但未累及固有肌层及更深层组织，无淋巴结转移。

临床上，将癌局限于黏膜内，无论有无淋巴结转移均定义为早期食管癌。将癌浸润未超过黏膜下层，无论有无淋巴结转移均称为表浅性食管癌。

早期食管癌如及时治疗，5 年生存率在 90% 以上。对可疑患者及高发区居民进行内镜和食管气囊拉网脱落细胞学检查，可早期发现和早期治疗。

2．**中晚期食管癌**　又称进展期癌，是指已侵及肌层或肌层以外的食管癌，临床上患者多出现进行性吞咽困难等症状。根据大体形态特点，分为以下 4 种类型。

（1）**溃疡型**：肿瘤表面形成深陷的溃疡，边缘稍隆起，溃疡外形不整，底部凹凸不平，常深达肌层（图 6-22）。

（2）**蕈伞型**：肿瘤呈圆形或卵圆形，向食管管腔突起，边缘外翻如蘑菇状，故名蕈伞。表面多有浅溃疡。

（3）**髓质型**：肿瘤在食管壁内浸润性生长，使食管壁明显增厚并向腔内外扩展，使肿瘤上下端边缘呈坡状隆起，多累及食管全周或绝大部分，使管腔变小。切面呈灰白色，质地较软，似脑髓组织（图 6-23）。

（4）**缩窄型**：癌组织在食管壁弥漫浸润，由于癌组织内有明显的纤维组织增生并收缩，使食管局部形成环形狭窄，质地较硬，常累及食管全周，较早出现阻塞，使近端管腔明显扩张（图 6-24）。

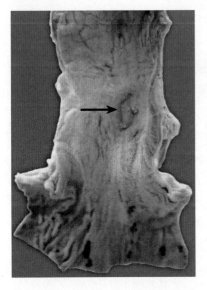 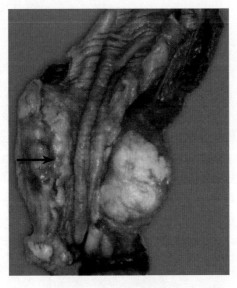 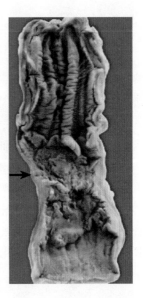

图 6-22　溃疡型食管癌　　　　图 6-23　髓质型食管癌　　　　图 6-24　缩窄型食管癌

食管癌镜下组织学类型大部分为鳞状细胞癌（图 6-25），少数为腺癌（图 6-26），后者的发生与 Barrett 食管有关。此外，还包括腺鳞癌、小细胞癌、腺样囊性癌以及黏液表皮样癌等少见类型。

知识拓展：食管癌的扩散

（三）扩散

食管癌的扩散方式包括：①直接蔓延；②淋巴道转移；③血道转移。

（四）临床病理联系

早期食管癌临床症状多不典型，有时会出现胸骨后不适、烧灼感、针刺样或牵拉痛，或轻度哽噎感。中晚期食管癌患者出现进行性吞咽困难，由不能咽下固体食物发展至液体食物亦不能咽下，与肿瘤堵塞食管管腔或管腔纤维组织收缩有关。晚期患者逐渐出现恶病质，最后机体因严重消耗而衰竭，或因发生并发症使病情急剧恶化而死亡。

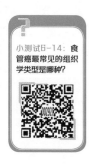

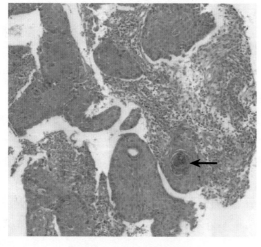

图 6-25　食管鳞状细胞癌
肿瘤细胞形成癌巢，并可见角化珠（箭头所示）

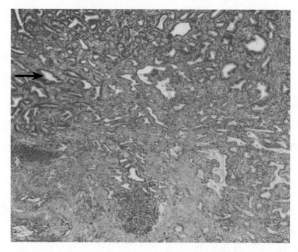

图 6-26　食管腺癌
肿瘤细胞形成大小不一、形状不规则的腺管

二、胃癌

案例 6-3

案例 6-3 解析

　　男性，55 岁，上腹部不适 10 余年，不伴腹痛、腹泻，5 年前于外院行 ^{13}C 呼气试验检测阳性，行药物治疗，具体不详。2 月前间断腹胀，外院胃镜活检组织病理结果示：胃窦体交界处黏膜，腺体低级别异型增生，局灶呈高级别异型增生。5 日前于我院行电子胃镜检查示：胃体下部大弯侧黏膜不平，胃角切迹前壁至胃角切迹正中见一隆起型病变，约 4 cm×2 cm，表面黏膜结节样不平，有自发出血。内镜诊断：胃角切迹病变，癌可能大。因内镜下无法切除，遂行手术切除。术后病理诊断：胃早期高分化管状腺癌（图 6-27），肿瘤主体位于黏膜内，局灶侵及黏膜下层，未见脉管内癌栓及神经侵犯，周围胃黏膜呈重度慢性萎缩性胃炎及重度肠上皮化生。胃小弯侧淋巴结和大弯侧淋巴结未见癌转移（分别为 0/24 及 0/5）。

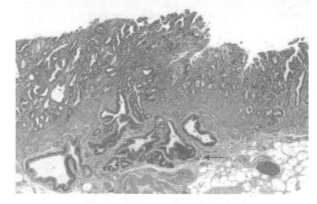

图 6-27　胃早期高分化管状腺癌
肿瘤细胞形成不规则的腺管，侵及黏膜下层

问题：

1．什么是早期胃癌？
2．简述早期胃癌的大体类型。

3．试述该患者病因及发病过程。

4．简述胃癌的扩散途径。

胃癌（gastric carcinoma）是来源于胃黏膜上皮和腺体的恶性肿瘤，为消化道最常见的恶性肿瘤之一。发病年龄多为 40 ~ 60 岁，男性多于女性。然而，年轻胃癌患者多为女性，可能与遗传因素有关。

（一）病因及发病机制

胃癌的发生与饮食、环境因素、微生物感染、遗传等多种因素有关。幽门螺杆菌是引起胃癌的主要因素之一。

知识拓展：胃癌的病因及发病机制

（二）病理变化

胃癌好发于胃窦部，特别是小弯侧，占 50% ~ 60%，其次为贲门部，约占 25%，胃底和胃体相对少见。胃癌的组织发生被认为主要源自胃腺颈部和胃小凹底部的干细胞。此处腺上皮的再生修复特别活跃，可向胃上皮和肠上皮分化，癌变常由此部位开始。根据胃癌进展程度可分为早期胃癌和中晚期胃癌（进展期胃癌）。

1．**早期胃癌**　是指局限于黏膜或黏膜下层的癌，无论病灶大小及有无区域淋巴结转移。早期胃癌根据病灶大体形态可分为以下 3 种类型。

（1）隆起型（Ⅰ型）：肿瘤明显隆起于胃黏膜表面或呈息肉状，此型少见。

（2）表浅型（Ⅱ型）：肿瘤比较平坦，没有明显的隆起或凹陷。此型可分为 3 个亚型：①表浅隆起型（Ⅱa 型），肿瘤较周围黏膜稍隆起，但不超过 3 mm；②表浅平坦型（Ⅱb 型），病灶区域胃黏膜稍粗糙，与周围黏膜几乎同样高度，无隆起或凹陷；③表浅凹陷型（Ⅱc 型），肿瘤表面糜烂，并向下凹陷，其深度不超过黏膜厚度。

（3）凹陷型（Ⅲ型）：肿瘤形成较深的溃疡，但溃疡深度不超过黏膜下层，此型最多见。

总体上，早期胃癌的组织学类型大部分为管状腺癌，少数为低分化癌。近年来，由于电子胃镜活检的推广应用，早期胃癌的发现率有了明显提高。经外科手术或内镜下切除后，早期胃癌的预后较好。预后与浸润深度有关，黏膜内癌胃周淋巴结转移罕见，5 年生存率近 100%；癌侵及黏膜下层时有 15% ~ 20% 出现淋巴结转移，平均五年生存率为 82% ~ 95%。

2．**中晚期胃癌（进展期胃癌）**　癌组织浸润深度超过黏膜下层的胃癌。癌组织浸润越深，预后越差。目前临床上发现的胃癌大多数为进展期胃癌。

（1）大体形态：根据 Borrmann 分型，可分为以下 4 型。①息肉型（蕈伞型）：癌组织向黏膜表面生长，呈息肉状、蕈伞状或菜花样突入胃腔内，与周围胃黏膜界限清楚（图 6-28）。②溃疡局限型：癌组织部分坏死脱落形成深陷的溃疡，肿瘤较局限，周围浸润不明显，切面界限较清楚，边缘呈皿状或隆起如火山口（图 6-29）。溃疡型胃癌与良性胃溃疡的肉眼形态鉴别见表 6-5。③溃疡浸润型：溃疡底部较大，边缘不清楚，周围及深部浸润明显。④弥漫浸润型：当癌弥漫浸润累及全胃时，胃腔缩小，胃壁增厚、变硬，黏膜皱襞大部分消失，有时可见浅溃疡形成。典型的弥漫浸润型胃癌因其胃状似皮革制成的囊袋，称为皮革样胃（linitis plastica）（图 6-30）。以上任何一种类型如因癌组织产生大量黏液而呈胶冻状外观时，又可称为胶样癌。

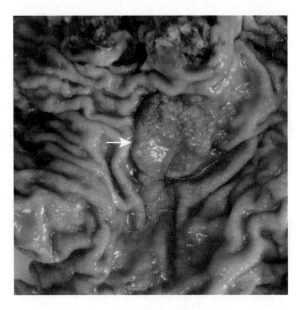

图 6-28 息肉伞型胃癌

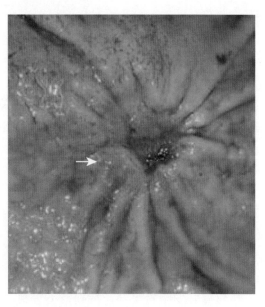

图 6-29 溃疡型胃癌

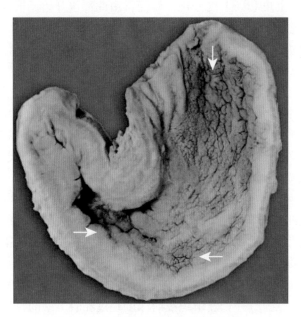

图 6-30 弥漫浸润型胃癌（皮革样胃）

表 6-5 良性、恶性溃疡的肉眼形态鉴别

	良性溃疡（胃溃疡）	恶性溃疡（溃疡型胃癌）
外形	圆形或椭圆形	不规则形、皿状或火山口状
大小	直径一般小于 2 cm	直径一般大于 2 cm
深度	较深（低于胃黏膜平面）	较浅（可高于胃黏膜平面）
边缘	整齐、不隆起	不整齐、隆起
底部	较平坦	凹凸不平，有坏死出血
周围黏膜	皱襞向溃疡集中	黏膜皱襞中断，呈结节状肥厚

（2）**组织学类型**：超过 90% 的胃癌为腺癌。根据 WHO 分类，常见的类型包括①管状腺癌：最多见，癌由扩张的或裂隙状分支的小管组成。②乳头状腺癌：相对少见，是一类分化好的外生

知识拓展：胃癌 Lauren 分型

性癌，呈长指状乳头状突起，表面被覆细胞呈柱状或立方形，轴心为纤维结缔组织，一些肿瘤含有管状结构。此型癌组织尽管分化程度较高，呈推挤性浸润，常伴有炎症反应，但肝转移率高，预后差。③低黏附性癌（包括印戒细胞癌和其他亚型）：肿瘤细胞散在或形成小的聚集灶，而无完整的腺腔形成。当癌细胞胞质内含大量黏液，将核挤向一侧，状似印戒时，则称为印戒细胞。肿瘤大部分由印戒细胞组成时，则为印戒细胞癌。此型胃癌恶性度高（图 6-31）。④黏液腺癌：肿瘤分泌大量细胞外黏液，形成"黏液池"，黏液成分大于 50%，癌细胞呈不完整的腺管状或小团状漂浮在黏液中（图 6-32）。⑤混合性癌：这类癌由两种或两种以上的组织学类型组成，可由腺癌（管状 / 乳头状）和低黏附性癌混合构成。出现印戒细胞或低黏附性细胞时常与预后差相关。

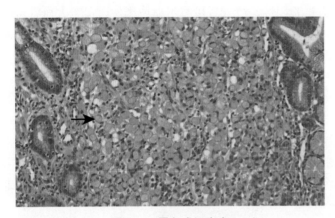

图 6-31 胃印戒细胞癌

肿瘤细胞孤立存在或排列呈小簇状，细胞胞质内有大量黏液，细胞核被挤到一端，形成像带印章的戒指（箭头所示）（浙江大学医学院附属第二医院唐锦龙医师提供）

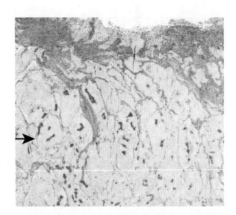

图 6-32 胃黏液腺癌

肿瘤细胞分泌大量黏液形成黏液池，肿瘤性上皮漂浮在黏液池（箭头所示）

　　芬兰的 Lauren 分型则根据组织结构和组织化学特点，将胃癌分为肠型胃癌和弥漫型胃癌两大类（表 6-6）。

表 6-6 胃癌的 Lauren 分型及特点

特点	类型	
	肠型	弥漫型
形态特点		
肉眼类型	息肉型多见	溃疡浸润型多见
生长方式	膨胀性	弥漫性
组织结构	中、高度分化，管状或乳头状	低度分化，极少形成腺管，常为印戒细胞癌或其他低黏附性癌
黏液类型	主要为肠型硫酸或唾液酸黏液	主要为胃型中性黏液
周围非肿瘤黏膜	常有肠化及广泛萎缩	无或仅有小片萎缩
临床特点		
高发年龄段	老年多见	青壮年多见
男：女	2：1	1：1
发病地域	高发区多见	低发区多见
预后	较好	较差

知识拓展：胃癌的扩散

（三）扩散

胃癌的扩散方式包括：①直接蔓延；②淋巴道转移；③血道转移；④种植性转移，癌突破胃壁浆膜层脱落到腹腔，种植于腹壁及腹腔器官浆膜上。有时在卵巢形成转移性癌，称 Krukenberg 瘤。

（四）临床病理联系

早期胃癌多数患者无明显症状，少数有恶心、呕吐或类似溃疡病的上消化道症状，无特异性。疼痛与体重减轻是进展期胃癌最常见的临床表现。患者常有较明显的上消化道症状，如上腹不适、进食后饱胀，随着病情进展上腹痛加重，食欲缺乏、乏力、消瘦。癌组织破坏血管可有呕血、黑便等消化道出血表现。轻者粪便隐血试验阳性，严重者可有呕血或黑便，侵袭大血管可引起上消化道大出血。位于幽门部或贲门部的癌，有时可引起梗阻症状，如吞咽困难、呕吐等。晚期胃癌患者常出现贫血、消瘦、营养不良甚至恶病质等表现。

小测试6-15：什么是Krukenberg瘤？

三、结直肠癌

结直肠癌（colorectal carcinoma）是由结直肠黏膜上皮发生的恶性肿瘤，显示腺样或黏液分化。由于饮食结构及生活习惯的变化，近年来，我国结直肠癌的发病率呈增高趋势。患者多为老年人，但中青年人发病率在逐渐上升。

知识拓展：Lynch 综合征的故事

（一）病因与发病机制

结直肠癌的发生可能与下列因素有关：①饮食及环境因素；②遗传因素；③炎症性肠病等。目前认为，与结直肠癌的发生关系比较密切的分子通路为：APC-β-catenin 通路：也被称为染色体不稳定通路，代表性疾病为家族性腺瘤性息肉病（familial adenomatous polyposis，FAP）；微卫星不稳定（microsatellites instability，MSI）通路，相关性遗传性疾病为 Lynch 综合征，又称遗传性非息肉病性结直肠癌（hereditary nonpolyposis colorectal cancer，HNPCC）。

知识拓展：结直肠癌的病因及发病机制

（二）病理变化

结直肠癌的好发部位以直肠最多见（50%），其次为乙状结肠（20%）、盲肠、升结肠、横结肠和降结肠。根据癌浸润深度，分为早期结直肠癌和进展期结直肠癌。

1. **早期结直肠癌** 是指肿瘤局限于黏膜层和黏膜下层，无论有无淋巴结转移。

2. **进展期结直肠癌** 是指肿瘤浸润深度已超过黏膜下层。大体上分为以下 3 型。①隆起型（息肉型）：肿瘤呈结节状、息肉状或菜花状突向肠腔，表面常伴出血、坏死和溃疡形成。②溃疡型：本型较多见，肿瘤表面形成较深溃疡，边缘隆起如火山口状。肿瘤向肠壁深层浸润生长，与周围正常组织分界不清（图 6-33）。③浸润型：癌组织向肠壁深层弥漫性浸润，常累及肠壁全周。癌间质纤维组织明显增生，使局部肠壁明显增厚、变硬，肠腔呈环形狭窄，易导致肠梗阻（图6-34）。肿瘤富于黏液分泌而使肿块外观及切面均呈半透明胶冻状时，又称胶样型。

知识拓展：结直肠腺癌的特殊组织学亚型

结直肠癌肉眼形态在左、右半结肠略有不同，左半结肠浸润型多见，易引起肠腔狭窄，早期出现肠梗阻。右半结肠隆起息肉型多见。

镜下观，组织学类型：90% 的结直肠癌为腺癌，还可发生腺鳞癌、梭形细胞癌、鳞状细胞癌和未分化癌。普通型腺癌的癌细胞排列呈腺管状（图 6-35），根据其分化程度和腺管形成的多少可分为高分化、中分化及低分化 3 级。腺癌特殊亚型包括黏液腺癌、印戒细胞癌、髓样癌、微乳头状腺癌。

知识拓展：结直肠癌的扩散

Note

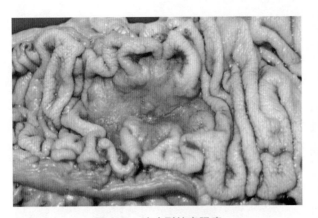
图 6-33　溃疡型结直肠癌

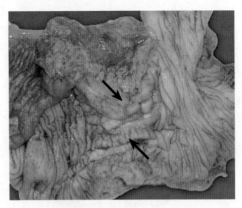
图 6-34　浸润型结直肠癌

知识拓展：结直肠癌临床病理联系

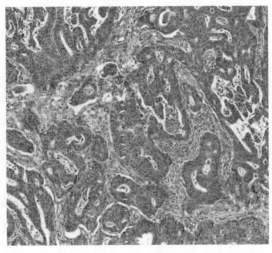
图 6-35　结直肠腺癌
癌细胞排列呈腺管结构，腺腔内常可见坏死细胞碎片

（三）扩散

结直肠癌的扩散包括：①直接蔓延；②淋巴道转移；③血行转移；④种植性转移。

（四）临床病理联系

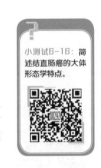
小测试6-16：简述结直肠癌的大体形态学特点。

结直肠癌早期常无明显症状，常仅见粪便隐血试验阳性。随后出现以下临床表现。①排便习惯与粪便性状改变；②腹痛；③腹部包块；④全身症状：患者可出现慢性贫血、消瘦、乏力低热，晚期可出现恶病质及转移相关症状。

四、胃肠间质瘤

知识拓展：胃肠间质瘤

胃肠间质瘤（gastrointestinal stromal tumor，GIST）是胃肠道最常见的间叶源性肿瘤，生物学行为可表现为从良性到恶性。发病高峰年龄为 60 多岁，男性患者稍多于女性。大多数 GIST 发生于胃，也可发生于消化道其他部位、腹腔内、盆腔或腹膜后。大体上呈结节状，可伴出血、坏死、囊性变（图 6-36），组织学类型包括梭形细胞型（图 6-37）、上皮样细胞型和混合细胞型，免疫组化通常表达 CD117（图 6-38）和 DOG1（图 6-39），显示有肠道间质节律细胞 Cajal 细胞的分化特点，多数肿瘤可有 *c-kit* 基因突变，少数可有 *PDGFRα*、*BRAFv600E*、*SDH* 基因突变。

Note

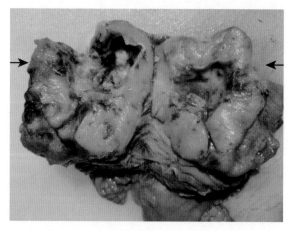

图 6-36 胃肠间质瘤
大体上呈结节状，伴出血、坏死和囊性变
（浙江大学医学院附属第二医院唐锦龙医师提供）

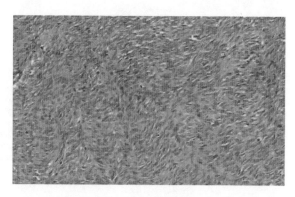

图 6-37 梭形细胞型 GIST
肿瘤细胞为梭形，呈束状、栅栏状和漩涡状排列
（浙江大学医学院附属第二医院唐锦龙医师提供）

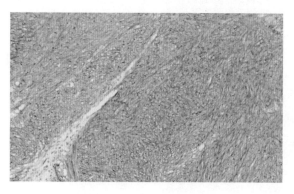

图 6-38 CD117 免疫组化染色
肿瘤细胞弥漫阳性
（浙江大学医学院附属第二医院唐锦龙医师提供）

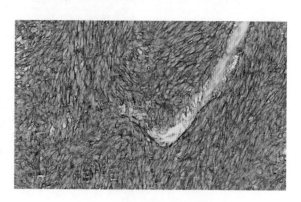

图 6-39 DOG1 免疫组化染色
肿瘤细胞弥漫阳性
（浙江大学医学院附属第二医院唐锦龙医师提供）

五、原发性肝癌

原发性肝癌（primary carcinoma of the liver）是由肝细胞或肝内胆管上皮细胞发生的恶性肿瘤，在我国发病率较高，属于常见恶性肿瘤之一。发病年龄多在中年以上，男性多于女性。目前临床上将甲胎蛋白（AFP）检测用于肝癌的普查和辅助诊断，使早期肝癌的诊断率有所提高。

（一）病因和发病机制

原发性肝癌的病因和发病机制尚未确定。目前认为与病毒性肝炎、黄曲霉素以及其他慢性肝病等有关。

知识拓展：原发性肝癌的病因及发病机制

（二）病理变化

1. 小肝癌 世界卫生组织（WHO）将肿瘤直径在 2 cm 以下的肝细胞癌归为小肝癌，中国抗癌协会则将直径在 3 cm 以下的肝细胞癌归为小肝癌。小肝癌的肿瘤呈结节状，与周围组织分界多较清楚，可有或无包膜。切面灰白色，无出血、坏死。临床上患者常无明显症状或体征。随着影像学诊断方式的进展，小肝癌的检出率增加，治疗效果和预后明显好于中晚期肝癌。

2. 中晚期肝癌 按肉眼形态，可分为 3 型。①巨块型：癌组织为体积巨大的肿块，直径通常在 10 cm 以上（图 6-40），多位于肝右叶。肿瘤呈膨胀性生长，周围肝组织常被挤压，形成假包膜。瘤体周边常有散在的卫星状癌结节。常有出血、坏死，故常出现肝破裂、腹腔出血等并发症。②结节型：最多见，常在肝硬化的基础上发生。癌结节数目不等，呈圆形、椭圆形，直径由数毫米至数厘米不等，有的相互融合形成较大的结节（图 6-41）。肝被膜下的瘤结节向表面隆起，致肝表面凹凸不平。③弥漫型：最少见，常在肝硬化的基础上发生。米粒至黄豆大的癌结节弥漫分布于整个肝，不易与肝硬化区分，肝大不明显，甚至缩小，患者往往因肝衰竭而死亡。

组织学类型：①肝细胞癌最常见，是肝细胞发生的肝癌，分化程度差异大，分化较好者癌细胞与正常肝细胞相似，异型性小，呈索状或巢状排列，在巢索间有丰富的血窦，部分癌细胞有分泌胆汁现象。分化差者癌细胞异型性明显，细胞大小不等，核大、形态不一，常有巨核及多核癌细胞（图 6-42）。②肝内胆管癌较少见，由胆管上皮细胞发生，癌细胞呈立方或柱状，排列呈腺样，可分泌黏液，间质纤维组织增生明显（图 6-43）。③混合细胞性肝癌：最少见，组织学上具有肝细胞癌和胆管癌两种结构，或呈过渡形态。

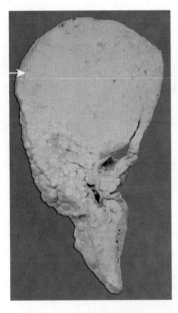

图 6-40　巨块型肝癌

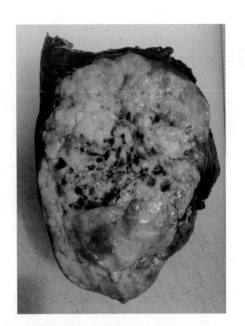

图 6-41　结节型肝癌
（浙江大学医学院附属第二医院唐锦龙医师提供）

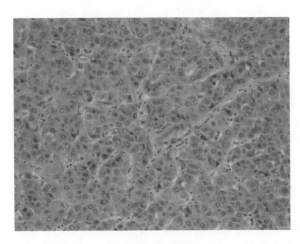

图 6-42　肝细胞癌
肿瘤细胞异型性明显，胞浆丰富，呈索状、巢状排列，
局灶假腺样结构，巢索间可见血窦

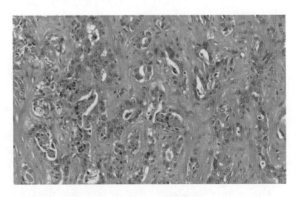

图 6-43　肝内胆管癌
肿瘤细胞异型性明显，呈小腺管状，腺管内可见坏死，
间质明显纤维组织增生
（浙江大学医学院附属第二医院唐锦龙医师提供）

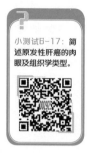

（三）扩散途径

肝癌的扩散途径包括：肝内转移和肝外转移。肝外转移又分为：①血道转移；②淋巴道转移；③种植转移。

（四）临床病理联系

原发性肝癌起病隐匿，早期缺乏典型症状。随着病情发展，患者肝进行性增大，肝区疼痛是肝癌最常见的症状，呈持续性胀痛或钝痛，当肝表面的癌结节破裂，可引起剧烈腹痛和大出血。若癌组织压迫或侵入肝内外胆管，可引起梗阻性黄疸；肝组织广泛破坏，可引起肝细胞性黄疸。原发性肝癌患者预后不良，多死于恶病质、消化道出血、肝衰竭或肿瘤破裂出血。

六、胰腺癌

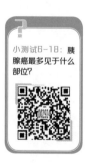

胰腺癌（pancreatic carcinoma）主要指发生在胰腺外分泌部导管和腺体的恶性肿瘤。恶性程度高、进展较快、预后较差。临床上主要表现为腹痛、食欲缺乏、消瘦和黄疸。40 岁以上好发，男性多于女性。长期的慢性胰腺炎和糖尿病会增加胰腺癌发生的风险。胰头部最多见。最常见的组织学类型是导管腺癌（图 6-44），少数为腺泡细胞癌、神经内分泌癌、胰母细胞瘤。血清学检查可有糖链抗原 19-9（CA19-9）水平升高。

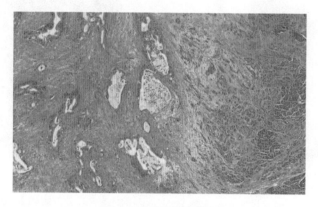

图 6-44　胰腺导管腺癌
癌细胞排列呈不规则腺管状，腺管内可见黏液及坏死，间质明显促纤维反应，浸润周围胰腺实质
（浙江大学医学院附属第二医院唐锦龙医师提供）

小　结

胃炎包括急性胃炎和慢性胃炎。急性胃炎病因多明确，类型包括急性发单纯性胃炎、急性出血性胃炎、急性腐蚀性胃炎以及急性化脓性胃炎等。慢性胃炎病因复杂，类型包括慢性浅表性胃炎、慢性萎缩性胃炎、慢性肥厚性胃炎以及疣状胃炎等。

消化性溃疡是一种与胃液自我消化有关的化学原因导致的炎症性疾病，包括胃溃疡、十二指肠溃疡和复合性溃疡。胃溃疡常见于胃窦小弯侧，十二指肠溃疡多见于十二指肠球部的前壁或后壁。并发症包括出血、穿孔、幽门狭窄以及癌变。

病毒性肝炎是由肝炎病毒引起的常见传染病。基本病理变化以肝细胞变性、坏死为主，同时伴有不同程度的炎症细胞浸润、肝细胞和细小胆管再生以及间质细胞反应性增生。

　　肝硬化是多种原因引起的慢性进行性肝病的终末期表现。基本组织病理学特征为假小叶形成，肝小叶结构和血液循环途径被改建。患者表现为一系列的门静脉高压症和肝功能障碍的临床症状。

　　食管癌好发于食管中段，胃癌好发于胃窦小弯侧，结直肠癌好发于直肠和乙状结肠。大体形态包括隆起型（息肉型）、溃疡型和浸润型。组织学上大部分为腺癌。GIST 是胃肠道最常见的间叶源性肿瘤，免疫组化通常表达 CD117 和 DOG1，组织学上包括梭形细胞型、上皮样细胞型、混合细胞型。

　　原发性肝癌与病毒性肝炎、黄曲霉素、其他慢性肝病以及寄生虫感染有关。组织学上包括肝细胞癌、胆管癌和混合细胞性肝癌。部分肝细胞癌患者血清 AFP 升高。

整 合 思 考 题

1. 慢性非萎缩性胃炎和慢性萎缩性胃炎最主要的形态学区别是什么？
2. A 型慢性萎缩性胃炎与 B 型慢性萎缩性胃炎的区别是什么？
3. 你知道的与幽门螺杆菌感染有关的疾病有哪些？
4. 为什么要注意溃疡的大小和形状？为什么溃疡病患者可以发生胃出血？
5. 哪种类型的阑尾炎易导致穿孔？为什么会发生穿孔？
6. 试述 Crohn 病和溃疡性结肠炎的临床病理特点。
7. 简述慢性病毒性肝炎的病理学特征。
8. 简述肝硬化的定义和基本病理学改变，及其主要形态学分型。
9. 简述门静脉高压症的主要临床表现。
10. 简述慢性胰腺炎的病理学特征。
11. 试比较良性、恶性溃疡的大体形态特点。
12. 简述中晚期胃癌大体类型及病变特点。
13. 简述胃癌的扩散途径。
14. 直肠癌患者为什么可有便血、粪便变细等表现？
15. 肝癌与肝硬化有何关系？肝癌易转移到什么脏器？途径如何？

第六章整合思考题
解析

（肖德胜　刘秀萍　张红河　叶菊香　郭丽梅　石雪迎）

第七章 消化系统疾病的药物治疗

导学目标

通过本章内容的学习，学生应能够：

※ **基本目标**

1. 描述分析消化系统非肿瘤类药物。
2. 分析质子泵抑制药的药理作用、临床应用和不良反应。
3. 分析 H_2 受体阻断药的药理作用、临床应用和不良反应。
4. 分析胃动力药的分类、药理作用、临床应用和不良反应。
5. 描述消化系统抗肿瘤类药物的分类和抗肿瘤原理。
6. 列举典型消化系统抗肿瘤类药物的应用癌种。
7. 列举典型消化系统抗肿瘤类药物的主要不良反应。
8. 分析消化系统抗肿瘤类药物的组合原理和组合原则。

※ **发展目标**

1. 综合各类胃酸分泌抑制药的作用，分析胃酸分泌的调节机制。
2. 举例说明消化系统不同癌种可选择的抗肿瘤类药物和主要依据。
3. 举例说明不同种类典型消化系统抗肿瘤类药物的临床应用方式方法。
4. 分析常见消化系统抗肿瘤类药物联合应用的原理。

第一节 消化系统非肿瘤类药物

案例 7-1

男性，55 岁。反酸、嗳气 10 余年，饱餐后加重，服铝碳酸镁片好转。近日来因症状加剧就诊。检查：血生化正常，血红蛋白 90 g/L，粪便潜血试验阳性，胃镜检查诊断为胃角切迹溃疡，幽门螺杆菌阳性。给予埃索美拉唑、阿莫西林和克拉霉素的三联疗法治疗 4 周后，症状消失，复查粪便潜血试验阴性，复查胃镜溃疡愈合、幽门螺杆菌阴性。

问题：

1. 埃索美拉唑在本案例中的药理作用是什么？
2. 该患者为什么要使用阿莫西林和克拉霉素？
3. 该患者服铝碳酸镁片疼痛好转的作用机制是什么？

案例 7-1 解析

治疗消化系统疾病的药物是目前临床的常用药物，本节药物主要包括：抗消化性溃疡药、止吐药、泻药、止泻药及利胆药等。

一、抗消化性溃疡药

抗消化性溃疡药（antiulcer drugs）是指能缓解消化性溃疡的症状，促进溃疡愈合，防止复发，减少并发症的药物。胃酸分泌过多、幽门螺杆菌感染和胃黏膜保护作用减弱等因素是引起消化性溃疡的主要环节。胃排空延缓和胆汁反流、胃肠肽的作用、遗传因素、药物因素、环境因素和精神因素等都与消化性溃疡的发生有关。

抗消化性溃疡药的主要作用是：① 降低胃黏膜酸度，减少胃蛋白酶活性，减少"攻击因子"的作用；② 保护胃黏膜功能及修复或增强胃的"防御因子"。抗消化性溃疡常用药物有胃酸分泌抑制药（包括质子泵抑制剂、H_2 受体阻断药、M_1 受体阻断药）、黏膜保护药、抗酸药和抗幽门螺杆菌药等。

（一）胃酸分泌抑制药

胃酸是由胃腺的壁细胞分泌的，受多种体内外因素的调节，其中促胃液素（gastrin）、组胺（histamine）、乙酰胆碱（acetylcholine）是刺激胃液分泌的主要的内源物质，分别通过与胃壁细胞基底侧的促胃液素受体（胃泌素受体，gastrin receptor，GR）、组胺 H_2 受体、胆碱能 M_3 受体结合刺激胃液分泌。当胃泌素受体和 M_3 受体被相应配体激活后通过胃壁细胞内钙离子的介导，或者 H_2 受体激活后通过 cAMP 的介导，激活位于胃壁细胞分泌小管膜腔侧 H^+-K^+-ATP 酶（质子泵，H^+ 泵），将 H^+ 主动转运入小管腔内，与 Cl^- 形成 HCl，维持胃液的低 pH。

胃泌素、组胺、乙酰胆碱均能通过激活胃壁细胞膜上的相应受体独立发挥刺激胃酸的分泌的作用，同时又存在相互加强作用。因此，阻断任何一种促分泌物的作用，会使壁细胞对其余两种的反应下降。

胃酸分泌抑制药可以通过阻断胆碱能 M_3 受体或组胺 H_2 受体或促胃液素受体或直接抑制 H^+-K^+-ATP 酶减少胃酸的分泌。目前使用的抑制胃酸分泌的药包括 M_3 受体阻断药、组胺 H_2 受体阻断药、促胃液素受体阻断药和质子泵抑制剂四类。胃酸分泌的调节及药物的作用环节见图 7-1。

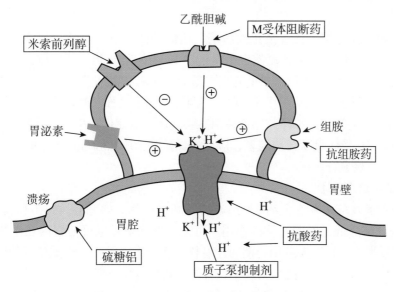

图 7-1　胃酸分泌的调节及药物的作用环节

1. 质子泵抑制剂（proton pump inhibitor，PPI）　临床常用的有奥美拉唑（omeprazole）、兰索拉唑（lansoprazole）、泮托拉唑（pantoprazole）、雷贝拉唑（rabeprazole）和埃索美拉唑（esomeprazole）。

（1）奥美拉唑：属于苯并咪唑类药物，是第一代质子泵抑制剂。分子结构有三个组成部分，即吡啶环与苯丙咪唑，二者之间有一亚砜键相连。这三个组成部分对于保持其药理活性都是必要的。

【药理作用及机制】

其药理作用主要包括如下方面。

抑制胃酸的分泌：胃壁细胞的小管囊泡内存有 H^+-K^+-ATP 酶，称为质子泵（proton pump），其功能是促使 H^+ 从壁细胞内分泌到细胞外，与细胞外的 K^+ 以 1：1 的比例进行交换。奥美拉唑可分布于壁细胞内分泌小管周围，并转变为有活性的次磺酸和亚磺酰胺，后者与 H^+-K^+-ATP 酶的巯基以共价键结合而形成复合物，从而不可逆地抑制了 H^+-K^+-ATP 酶的功能，抑制胃酸的分泌，对基础胃酸与最大胃酸分泌均有抑制作用。奥美拉唑对胃酸分泌的抑制作用强大而持久，其作用维持时间取决于 H^+-K^+-ATP 酶的再生时间。奥美拉唑 30 mg/d，连续 7 天，每日胃酸分泌量减少95% 以上，停药后 4 ～ 5 天才逐渐恢复至治疗前水平。单一剂量口服能持续抑制胃酸分泌达 3 天以上。

抑制胃蛋白酶：胃蛋白酶是以无活性的酶原形式分泌到胃腔内，在胃酸和激活的胃蛋白酶的作用下活化，而且只有在酸性较强的环境下才能发挥作用。奥美拉唑在抑制胃酸分泌的同时，也减少了胃蛋白酶的分泌。而且，由于胃内 pH 的提高，也影响了胃蛋白酶的活化和作用的发挥。

抗幽门螺杆菌：体内外实验均表明奥美拉唑有抑制幽门螺杆菌（Helicobacter pylori，Hp）的作用。体外的研究证明，质子泵抑制剂具有直接杀菌作用，可抑制幽门螺杆菌的生长，并能选择性抑制 Hp 表面尿素酶的活性，使幽门螺杆菌丧失功能；同时，还能暂时性抑制 Hp 在胃窦部的生长，使 Hp 向胃体转移，并发生形态改变。此外，质子泵抑制剂抑制胃酸分泌，升高胃内 pH，提高一些不耐酸的抗生素的生物利用度。由一种质子泵抑制剂和两种抗生素（如呋喃唑酮、克拉霉素等）组成的三联疗法是目前最有效的根除 Hp 的方法。

【体内过程】

奥美拉唑口服给药，迅速从小肠吸收，在酸性环境很快失活，因此常用肠溶胶囊。重复给药生物利用度可达 70%。吸收药物 95% 与血浆蛋白结合，$t_{1/2}$ 为 30 ～ 90 分钟，大部分代谢物由肾排出。

【临床应用】

奥美拉唑临床主要应用于：①消化性溃疡，能促进胃、十二指肠和食管溃疡愈合。治疗消化性溃疡的疗效，在溃疡愈合率和复发率上均优于 H_2 受体阻断药。②反流性食道炎，治疗反流性食道炎疗效优于 H_2 受体阻断药，严重的高胃酸分泌患者常用量为 20 ～ 40 mg/d。③幽门螺杆菌感染，是幽门螺杆菌感染的辅助用药，常规与两种抗生素（如呋喃唑酮、克拉霉素等）组成三联疗法，约有 90% 以上的幽门螺杆菌感染转阴。④其他，治疗佐林格 - 埃利森综合征（Zollinger-Ellison syndrome），H_2 受体阻断药抗药者，应用奥美拉唑 30 ～ 360 mg/d，可完全抑制胃酸分泌，使症状迅速消失，溃疡愈合。

【不良反应及注意事项】

奥美拉唑的不良反应主要有：约 3% 患者有胃肠道症状，如恶心、腹泻和腹痛。长期使用，因持久抑制胃酸分泌降低了胃酸的抑菌作用，可能引发感染；也可使胃内亚硝酸类物质浓度增高，可能会引起胃类癌，长期大量用药期间注意检查胃内有无肿物。少见中枢神经系统反应，如头痛、头晕、困倦。偶见皮疹、白细胞减少和血浆转氨酶活性升高。

奥美拉唑抑制细胞色素 P450 药物氧化系统，抑制华法林、地西泮、苯妥英钠等药物的代谢，延长作用时间。

（2）其他常用质子泵抑制剂

兰索拉唑（lansoprazole）：第二代 PPI，抑制胃酸分泌和抗幽门螺杆菌的作用较奥美拉唑强。能够抑制肝药酶，口服易吸收，对胃酸不稳定。

泮托拉唑（pantoprazole）、雷贝拉唑（rabeprazole）：第三代 PPI，抑制胃酸分泌作用强、持续时间长，对肝药酶影响小，不良反应轻。

埃索美拉唑（esomeprazole）：奥美拉唑的 S 异构体，是第一个纯左旋的光学异构体 PPI，抑制胃酸分泌作用更强，生物利用度高，半衰期长。

（3）钾离子竞争性酸阻滞剂（potassium-competitive acid blocker，P-CAB）：是具有代表性的新一代 PPI（K^+ 拮抗型，可逆型 PPI），其作用机制不同于上述 PPI（ATP 拮抗型，不可逆 PPI），因此可称为酸阻滞剂。P-CAB 具有亲脂性、弱碱性、解离常数高和低 pH 时稳定的特点，在酸性环境下，立刻离子化，能迅速升高胃内 pH，口服后能吸收迅速。与常规不可逆型 PPI 相比，P-CAB 具有起效快、持久和可逆抑制胃 H^+-K^+-ATP 酶的作用。代表性药物（沃诺拉赞和瑞伐拉赞）获得批准上市。临床上主要用于治疗十二指肠溃疡、胃炎、胃溃疡和反流性食管炎等疾病。

2. H_2 受体阻断药（H_2 receptor blocking drugs） 有西咪替丁（cimetidine）、雷尼替丁（ranitidine）、法莫替丁（famotidine）和尼扎替丁（nizatidine）等。它们通过竞争性阻断胃壁细胞的 H_2 受体，抑制胃酸分泌。主要是抑制基础和夜间的胃酸分泌，是治疗消化性溃疡的重要药物，不良反应较小。

【药理作用及机制】

本类药物竞争性拮抗 H_2 受体，能抑制组胺、五肽胃泌素、M 胆碱受体激动剂所引起的胃酸分泌，胃液分泌量和胃蛋白酶分泌量也平行下降。能明显抑制基础胃酸及食物和其他因素所引起的夜间胃酸分泌。用药后胃液量及 H^+ 浓度下降。雷尼替丁、尼扎替丁抑制胃酸分泌的作用强度比西咪替丁强 4 ～ 10 倍，法莫替丁作用强度为雷尼替丁的 20 ～ 50 倍，作用维持时间也较长。

【体内过程】

本类药物口服吸收良好，尼扎替丁生物利用度为 90%，但西咪替丁、雷尼替丁和法莫替丁因存在首关消除，生物利用度仅为 50% ～ 60%。大部分药物以原形经肾排出，但肝功能不良者雷尼替丁半衰期明显延长。

【临床应用】

该类药主要用于上消化道出血、消化性溃疡、反流性食管炎等。用于佐林格 - 埃利森综合征（Zollinger-Ellison syndrome）治疗需增大剂量。

【不良反应及注意事项】

不良反应发生较少，尤其是雷尼替丁、法莫替丁和尼扎替丁，长期服用耐受良好。偶有便秘、腹泻、腹胀等。静脉滴注速度过快，可使心率减慢，心收缩力减弱、头痛。长期服用西咪替丁的男性青年，可引起阳痿、性欲消失及乳房发育。可能与其抑制二氢睾丸素与雄性素受体相结合及增加血液雌二醇浓度有关。

西咪替丁能抑制细胞色素 P-450 肝药酶活性，抑制华法林、苯妥英钠、茶碱、苯巴比妥、地西泮、普萘洛尔等代谢，合用时，应调整这些药物剂量。

3. M_1 受体阻断药（M_1 receptor blocking drugs） 通过胃壁细胞上的 M_3 受体和（或）肠嗜铬样细胞的 M_1 受体抑制胃酸分泌。M_1 胆碱受体阻断药有哌仑西平（pirenzepine）、替仑西平（telenzepine）、唑仑西平（zolenzepine）。药物通过选择性阻断肠嗜铬样细胞的 M_1 受体，抑制迷走神经介导的组胺释放诱发的胃酸分泌。由于本类药对 M_1 受体有选择性阻断作用，其抑制胃酸分泌的作用强于非选择性 M 受体阻断药，且不良反应轻。

4. 胃泌素受体阻断药 丙谷胺（proglumide）与胃泌素竞争胃泌素受体，对抗胃酸及胃蛋白酶分泌的亢进；保护胃肠道黏膜，促进胃肠道溃疡的愈合。可用于治疗胃溃疡和十二指肠溃疡、慢性浅表性胃炎等。丙谷胺抑制胃酸分泌作用较 H_2 受体拮抗药弱，临床已不再单独用于治疗溃疡病。

（二）黏膜保护药

由于胃黏膜经常暴露在众多损伤因子中，包括内源性因子如高浓度胃酸、胃蛋白酶、Hp 和胆汁等，以及外源性因子如非甾体抗炎药（NSAIDs）、乙醇和药物等，机体需要强大的防御机制来保护食管、胃和近端小肠。胃黏膜的防御和修复机制包括黏液 - 碳酸氢盐（黏液 -HCO_3^-）屏障、黏膜屏障、黏膜血流量、细胞更新、前列腺素和生长因子保护等。屏障能防止胃酸、胃蛋白酶渗入胃黏膜层损伤胃黏膜，胃黏膜屏障受损与胃溃疡的发生有密切关系。胃黏膜保护药可以促进黏膜防御功能，增强内源性黏膜保护机制，为溃疡表面提供物理屏障，缓解消化性溃疡疾病的症状，可用于预防和治疗酸消化性疾病。

1．米索前列醇（misoprostol）

【药理作用及机制】

前列腺素 E_2（prostaglandin E_2，PGE_2）和前列环素（prostacyclin，prostaglandin I_2，PGI_2）是胃黏膜合成的主要前列腺素。它们与壁细胞上的 PGE_2 受体 3（EP_3）结合，刺激抑制性 GTP 结合蛋白（Gi）途径，从而减少细胞内环磷酸腺苷（cAMP）和胃酸的分泌。PGE_2 还可以通过刺激黏蛋白和碳酸氢盐的分泌以及增加黏膜血流量等细胞保护作用来预防胃损伤。

该药的药理作用主要有：①保护胃黏膜。米索前列醇是前列腺素 E_1（prostaglandin E_1，PGE_1）的甲基酯，能与胃黏膜上皮细胞基底侧的前列腺素 E_2 受体结合，促进胃、十二指肠黏膜黏液和 HCO_3^- 的分泌，黏液和碳酸氢盐覆盖于胃黏膜表层，形成胃黏膜屏障，从而阻碍胃酸和消化酶反向渗入胃黏膜，产生细胞保护作用。增加胃黏膜血流量，提高黏膜血氧供给，亦可促进上皮细胞增生，从而加速溃疡愈合。②抑制胃酸、胃蛋白酶分泌。米索前列醇是 PGE_1 的甲基酯，能与胃壁细胞基底侧的 PGE_2 受体结合，抑制腺苷酸环化酶，减少 cAMP 合成，从而抑制胃酸、胃蛋白酶分泌。既能抑制基础胃酸分泌，亦抑制由食物、组胺、胃泌素及利血平等刺激引起的胃酸分泌。抑制胃蛋白酶分泌，给动物应用小于抑制胃酸分泌的剂量，也能防止因服用大剂量阿司匹林（乙酰水杨酸）或吲哚美辛（消炎痛）引起的胃出血、溃疡或坏死。

【体内过程】

米索前列醇是 PGE_1 的甲基酯，是脂溶性药物，性质稳定，口服吸收良好，单次给药在 30 min 内抑制胃酸产生，达峰时间为 60 ～ 90 min，食物和抗酸剂可降低米索前列醇的吸收速率，半衰期（$t_{1/2}$）为 1.6 ～ 1.8 小时。米索前列醇在体内通过脂肪酸氧化系统代谢，转化为有活性的米索前列醇酸，进一步在体内代谢转化成无活性产物，代谢产物主要经尿液排出。

【临床应用】

临床用于预防、治疗胃和十二指肠溃疡，并预防两者复发。米索前列醇对胃酸分泌的抑制程度与剂量直接相关，口服剂量为 100 ～ 200 μg 时，可明显抑制基础酸分泌（抑制率达 85% ～ 95%）或食物刺激性酸分泌（抑制率达 5% ～ 85%）。预防溃疡的推荐剂量通常是每天 4 次，每次 200 μg。米索前列醇的使用可使非甾体抗炎药（NSAIDs）所致溃疡的发生率降至 3% 以下，溃疡并发症的发生率降低 50%，被批准用于预防高危患者的 NSAIDs 引起的溃疡。在需要非甾体抗炎药治疗的关节炎患者和有高度并发胃溃疡危险的患者，它作为黏膜保护药有特殊的价值。因能引起子宫收缩，尚可用于产后止血。

【不良反应及注意事项】

不良反应包括腹痛、腹泻、恶心等，与剂量有关。可促进子宫收缩导致流产，故孕妇禁用。因其不良反应较大和每天需多次给药而未得到广泛使用。

2．硫糖铝（sucralfate）　是蔗糖的碱性铝盐代入 8 个硫酸盐基。

【药理作用及机制】

口服后在胃酸中解离为氢氧化铝和硫酸蔗糖复合物。在酸性溶液中前者以凝胶形式发挥抗酸作用，后者为一种黏稠多聚体，黏附性的活性胶体与黏膜创伤病灶表面带正电荷蛋白质结合形成保护膜屏障，覆盖于溃疡或糜烂面，结合到溃疡或糜烂处长达 6 小时，阻止胃酸和胃蛋白酶对溃疡面的腐蚀，促进溃疡的愈合。

该药的药理作用主要有：①结合胃酸和胆汁酸，防止胃酸和消化酶的侵蚀，抑制胃蛋白酶对黏膜蛋白的水解，促进胃黏液和碳酸氢盐的分泌，促进胃、十二指肠黏膜合成前列腺素 E_2，增加胃黏膜血流，从而增强胃、十二指肠黏膜的细胞屏障和黏液 HCO_3^- 屏障的保护作用。②增强表皮生长因子和成纤维细胞生长因子的作用，促进其聚集于溃疡区，有助于黏膜上皮再生和溃疡愈合。③硫糖铝作为黏膜保护剂具有影响幽门螺杆菌定植，抑制其生长，通过黏液稳定、上皮细胞相互作用和清除氨等作用防止黏膜损伤。硫糖铝无直接杀灭 *Hp* 作用，单一用药不能根除 *Hp*，硫糖铝可增强抗菌药的抑菌作用。

【体内过程】

硫糖铝（sucralfate）是含 8 个硫酸根的蔗糖酸酯铝盐，为白色无定型粉末。硫糖铝的溶解度小，分解成蔗糖硫酸盐（带强负电荷）和铝盐，药物不被胃肠道吸收，口服后不到 3% 经肠道吸收，其余随粪便中排出。

【临床应用】

临床用于治疗消化性溃疡、反流性食管炎、慢性胃炎、急性胃黏膜病变。能预防各种有害因子对胃黏膜的损害，预防应激性溃疡。

【不良反应及注意事项】

不良反应较少，约有 2% 患者因为铝盐而发生便秘。偶有口干、恶心、胃部不适，腹泻、皮疹、瘙痒及眩晕、低磷血症。习惯性便秘者禁用。肾功能不全患者不宜长时间使用。

硫糖铝可抑制西咪替丁、地高辛、酮康唑、喹诺酮类抗生素、苯妥英钠和华法林等药物的吸收，需与上述药物服用时间间隔至少 2 小时。与多酶片合用时，两药疗效均降低。

3．其他药物

（1）**蒙脱石散（montmorill onite powder）**：具有双八面体蒙脱石结构及非均匀性电荷分布，对消化道黏膜具有很强覆盖能力，因而可修复消化道黏膜，固定、清除多种病原体和毒素的作用。适用于胃炎、胃及十二指肠溃疡、食管炎、结肠炎、急慢性腹泻、肠易激综合征等。

（2）**枸橼酸铋钾（bismuth potassium citrate）**：又称三钾二枸橼酸铋，为铋螯合物，是胶体铋的一种，有促进消化性溃疡愈合作用。

【药理作用及机制】

铋剂在胃的酸性环境中形成不溶性胶体沉淀，作为保护层覆盖于溃疡面上，阻止胃酸、胃蛋白酶及食物对溃疡的侵袭。此外，枸橼酸铋钾还可通过吸附胃蛋白酶，抑制胃蛋白酶活性，增加黏液 -HCO_3^- 分泌，促进黏膜释放前列腺素，与溃疡面坏死蛋白相互作用，覆盖在溃疡面上形成保护膜而抵御胃酸、胃蛋白酶、酸性食物对溃疡面的刺激，从而保护胃黏膜。本品对幽门螺杆菌具有一定杀灭作用，胶体铋引起幽门螺杆菌与胃上皮分离，随后细菌溶解，可促进胃炎的愈合。

【体内过程】

枸橼酸铋钾的主要成分是三钾二枸橼酸铋，是氢氧化铋和枸橼酸的络合盐。99% 以上的药物在胃肠道滞留，发挥局部治疗作用，仅 0.2% 的药物经小肠吸收入血。微量的铋剂被吸收后主要分布在肾中，少数分布于肝及其他组织中，通过肾从尿中排泄，未吸收部分从粪便排出。

【临床应用】

主要用于胃和十二指肠溃疡、慢性胃炎等，还可与抗菌药合用根除幽门螺杆菌（参考上述关于幽门螺杆菌相关性溃疡的内容）。

【不良反应及注意事项】

铋剂安全性很高，服药期间舌、粪便可被染黑，偶见恶心、呕吐、腹泻、皮疹和轻微头痛。其液体剂型可使舌、牙和粪便染黑，片剂的此作用少，易为患者接受。口服胶体铋吸收较少，但肾功能不良者禁用，以免引起血铋过高出现脑病和骨营养不良。肾功能不全者及孕妇禁用。铋剂适宜短期使用，不宜长期大量服用，以避免其在体内蓄积，从而导致脑病（共济失调、头痛、神志不清、癫痫发作）。

（3）替普瑞酮（teprenone）：属于萜烯类衍生物，其药理作用主要有增加胃黏液和黏膜中糖蛋白含量，维持黏液的正常结构和保护作用；使胃黏液中的脂类含量增加，疏水性增强，防止攻击因子损伤黏膜；改善应激状态下胃黏膜血流，促进局部内源性前列腺素合成。临床主要用于胃溃疡和慢性胃炎治疗，可明显降低溃疡发生率，适于与 H_2 受体阻断药合用。不良反应较轻，极少数患者有胃肠道反应，皮肤瘙痒，偶见天冬氨酸氨基转移酶（ALT）、丙氨酸氨基转移酶（AST）轻度升高。常用剂量 0.5 克 / 次，一日 3 次。孕妇和小儿慎用。

其他胃黏膜保护药物有铝碳酸镁、L- 谷氨酰胺呱仑酸钠（麦滋林 S）、瑞巴派特、磷酸铝凝胶等。

（三）抗酸药

抗酸药（antacids）是一类弱碱性化合物，能中和胃酸，从而解除胃酸对胃、十二指肠黏膜的侵蚀及对溃疡面的刺激。由于酸度下降，从而降低胃蛋白酶活性。常用的抗酸药有铝碳酸镁（aluminium magnesium carbonate）、氢氧化镁（magnesium hydroxide）、三硅酸镁（magnesium trisilicate）、氢氧化铝（aluminum hydroxide）、碳酸钙（calcium carbonate）和碳酸氢钠（sodium bicarbonate）。

抗酸药主要用于治疗消化性溃疡和反流性食管炎。抗酸药与 H_2 受体阻断药合用于治疗消化性溃疡可降低胃内氢离子浓度，较单用 H_2 受体阻断药更有效。抗酸药用于治疗反流性食管炎，其作用是中和胃酸，降低逆流胃酸的侵蚀活性，并提高食管下部括约肌的反应能力和增加食管内酸的清除。抗酸药还可用于预防吸入性肺炎、应激性溃疡等，还常用于急性胰腺炎以减少胃酸进入十二指肠，但对病程无影响。

1. 氢氧化铝（aluminum hydroxide） 难溶于水，不易吸收。氢氧化铝凝胶口服后在胃内与盐酸作用形成三氯化铝，后者到达小肠后被释放重新吸收。其抗酸作用持久，起效缓慢，可将胃液 pH 提高到 4 左右，效力较慢。除中和胃酸的作用之外，氢氧化铝凝胶可在溃疡创面形成保护层，加速溃疡面愈合。氢氧化铝凝胶主要用于胃酸过多、胃及十二指肠溃疡、反流性食管炎及上消化道出血等。由于氢氧化铝与胃肠道中的磷酸盐结合成不溶解的磷酸铝，可以促进磷酸盐在粪便中排出，减少其通过肾排泄，故可用于治疗慢性肾衰竭患者。氢氧化铝凝胶含 4% 氢氧化铝，为白色黏稠悬液，口服每次 10 ~ 20 ml，一日 3 次。长期服用可影响肠道对磷酸盐的吸收，可能导致老年人骨质疏松症。可致便秘，可与氢氧化镁或三硅酸镁交替服用。肾功能不全者服用后可能引起铝中毒，故慎用。氢氧化铝可影响地高辛、华法林、双香豆素、奎宁、普萘洛尔、奎尼丁、氯丙嗪、异烟肼及维生素 B 等药物的吸收或消除，影响上述药物疗效，应尽量避免同时使用。氢氧化铝含多价铝离子，可与四环素类药物形成络合物而影响其吸收，不宜合用。

2. 三硅酸镁（magnesium trisilicate） 不溶于水，口服难吸收，故不引起碱血症。起效慢，抗酸作用持久，抗酸强度较弱，中和胃酸后生成氧化镁及胶状二氧化硅，后者覆盖于溃疡面，保护溃疡面。口服每次 0.3 ~ 0.9 g，一日 3 次。大剂量应用可致轻度腹泻，可与氢氧化铝组成复方或交替使用。若肾功能不全患者长期服用该药，可引发高血镁症或镁中毒，前者表现为中枢抑制、低血压和肌无力。因二氧化硅部分被吸收从尿液中排出，故长期大剂量应用三硅酸镁可能导致肾结石。

3. 铝碳酸镁（hydrotalcite） 抗酸作用迅速而持久，除中和胃酸外，可通过吸附和结合胃蛋白酶抑制其活性，防止其对胃黏膜造成损伤。此外，本药可使前列腺素 E_2（PGE_2）合成增加，促进黏膜修复。主要用于胃及十二指肠溃疡、反流性食管炎、胆汁反流等。口服每次 1～2 g，一日 3 次，饭后或胃痛时嚼碎服用。因含有铝、镁两种金属离子，可相互抵消便秘和腹泻的不良反应，但长期应用某些患者可能出现腹泻或便秘。可干扰四环素类药物、铁制剂、地高辛、脱氧胆酸、法莫替丁、雷尼替丁、西咪替丁及异烟肼等药物的吸收，不宜同时使用。

4. 复方氢氧化铝片（胃舒平） 每片含氢氧化铝 0.245 g 及三硅酸镁 0.105 g，颠茄浸膏 0.0026 g。每次 2～4 片，一日 3 次，饭后或胃痛时嚼碎口服。疗效较好，不良反应少，但长期服用可导致低磷血症，可引起便秘。

（四）抗幽门螺杆菌药

幽门螺杆菌（Helicobacter pylori，*Hp*）是螺杆菌属的代表菌种，是一种微厌氧的革兰氏阴性杆菌，也是目前所知能在人的胃中生存的微生物种类。有大量研究证明，幽门螺杆菌与慢性胃炎、消化性溃疡、胃腺癌和胃黏膜相关性淋巴组织淋巴瘤等有关，故根除治疗尤为重要。

目前，临床上常用的抗幽门螺杆菌的药物包括抗菌药和非抗菌药，如质子泵抑制剂和铋剂等。单一抗生素方案在根除幽门螺杆菌感染方面无效，易导致微生物耐药性，一般需使用两种或三种抗生素的联合治疗（加上抑酸治疗）提高根除率，延缓耐药产生。传统根除幽门螺杆菌的标准一线治疗方案是由一种质子泵抑制剂加两种抗生素，如最为经典的标准三联疗法：PPI+ 克拉霉素 + 阿莫西林（青霉素过敏者使用甲硝唑类），联合用药方案使用后，幽门螺杆菌的清除率明显提高，溃疡复发率明显降低。但近年由于 *Hp* 对抗菌药的耐药日益严重，导致标准三联疗法的根除率不断下降，可以选用四联疗法作为治疗方案，推荐的有效方案主要有以 PPI 或铋剂为基础的联合方案。可采用多种药物联合治疗方案提高临床根除率，如铋剂四联疗法、伴同疗法和序贯疗法等。

二、助消化药

消化功能调节药（digestive functional regulators）包括胃肠动力药、止吐药、泻药、止泻药等几类。助消化药（digestant）多为消化液中成分，能促进食物的化学消化，具有替代疗法的作用。某些助消化药还能促进消化液分泌，增强食欲。此类药物多需低温保存，以免失活。

（一）胃蛋白酶

胃蛋白酶（pepsin）通常取自动物胃黏膜，在碱性环境中活性降低。胃蛋白酶常与稀盐酸制成胃蛋白酶合剂，辅助治疗胃酸、消化酶分泌不足引起的消化不良和其他胃肠疾病。临床上用于因食蛋白性食物过多所致消化不良、病后恢复期消化功能减退以致慢性萎缩性胃炎、胃癌、恶性贫血而导致的胃蛋白酶缺乏。本药不能与抗酸药配伍。

（二）乳酶生

乳酶生（lactasin）是活乳酸杆菌的干燥制剂，在肠内能分解糖类产生乳酸，使肠道内酸性提高，抑制肠内腐败菌繁殖，减少肠内产气，促进消化和止泻。可用于消化不良、腹胀以及小儿饮食失调所致腹泻。不宜与抗菌药或吸附药同时服用，以免降低疗效。对本品过敏者禁用。

（三）卡尼汀

卡尼汀（carnitine）是一种氨基酸衍生物，参与脂肪代谢。本品系食欲兴奋药，可促进消化液分泌，增强消化酶活性，调整消化道功能。治疗胃酸缺乏症、消化不良、食欲缺乏、慢性胃炎及腹胀，对高脂血症有一定疗效。胃酸过多、急性或慢性胰腺炎患者禁用。不可与碱性药配伍。

┃ 三、止吐药和促胃肠动力药

临床上应用的许多药物，特别是恶性肿瘤的化疗药可引起恶心、呕吐。此外，胃肠道疾病、内耳眩晕症、晕动病、外科手术后、妊娠早期以及胃排空延迟均可造成恶心、呕吐。呕吐是一个复杂的反射过程。主要来自延脑催吐化学感受区（chemoreceptor trigger zone，CTZ）、前庭器官、内脏等传入冲动，作用于延脑呕吐中枢而引起呕吐。止吐药影响反射的不同环节而发挥止吐作用。已知 CTZ 含有丰富的多巴胺、毒蕈碱和 H_1 受体，其阻断药具有不同程度的抗吐特性。近来证明，5-羟色胺（5-HT）是一个重要的催吐信号和递质，5-HT 受体拮抗剂已用于临床。促胃肠动力药是指能够增强协调的胃肠动力和胃肠物质转运的药物。因能加速胃排空，对胃肠运动减弱的患者有重要作用，一些促胃肠动力药可作为止吐药。

常用的止吐药分述如下。

（一）H_1 受体阻断药

H_1 受体阻断药（H_1 receptor blocking drug）如苯海拉明（diphenhydramine）、茶苯海明（dimenhydrinate）、异丙嗪（promethazine）等对前庭功能有抑制作用，对晕动病、内耳眩晕症有效。

（二）M 胆碱受体阻断药

M 胆碱受体阻断药东莨菪碱，是广泛用于预防晕动病的药物，能有效的对抗迷路起源的恶心和呕吐。对阿扑吗啡引起的呕吐无效。

（三）多巴胺受体阻断药

多巴胺受体阻断药（dopamine receptor blocking drug）通过阻断 CTZ 的多巴胺受体，降低呕吐中枢的神经活动，有些药物还能阻断外周胃肠道的多巴胺受体，促进胃肠排空。

多巴胺受体阻断药有吩噻嗪类药物，如氯丙嗪（chlorpromazine）、奋乃静（perphenazine）等，都是有效的止吐药。主要用于尿毒症、放射病、恶性肿瘤、妊娠中毒、病毒性胃肠炎等引起的呕吐。苯甲酰胺类用于止吐的有甲氧氯普胺，用于化疗药物引起的轻度或中度恶心、呕吐。多潘立酮结构不同，作用类似甲氧氯普胺。

1．甲氧氯普胺（metoclopramide）

【**药理作用及机制**】

该药的药理作用主要如下。

（1）**对中枢神经系统作用**：甲氧氯普胺主要作用于 CTZ，阻断多巴胺 D_2 受体，较高剂量也作用于 5-HT_3 受体发挥止吐作用。也可阻断下丘脑多巴胺受体，抑制泌乳素抑制因子，促进泌乳素释放，产生高泌乳素血症。

（2）**对胃肠道作用**：①甲氧氯普胺提高静止状态胃肠道括约肌的张力。②增加下端食管括约肌的张力和收缩幅度，防止胃内容物反流至食管。③增加胃蠕动，松弛幽门，加速胃排空。④增强十二指肠、空肠和回肠的蠕动，加速肠内容物从十二指肠向回盲瓣移动。

【体内过程】

口服后药物迅速吸收，1～2小时达峰，肝首关代谢降低生物利用度约75%。药物分布进入大多数组织，容易透过血-脑屏障和胎盘，乳汁内药物浓度高于血液，30%药物原形自尿排出，其余与硫酸盐和葡萄糖醛酸结合，自尿和胆汁排泄，半衰期约4小时，肾功能损害者可达24小时。

【临床应用】

临床用于治疗胃肠功能失调所致的恶心、呕吐。口服给药可预防各种原因引起的呕吐。中等剂量10～15mg饭前和睡前服用对糖尿病的胃轻瘫和食管反流有益。由于静脉注射高剂量药物能很好耐受，故广泛用于化疗时呕吐，特别用在高致吐的化疗药如顺铂和环磷酰胺，可分别或与苯海拉明、劳拉西泮、地塞米松和苄扎托品等药合用。

【不良反应及注意事项】

大剂量静脉注射或长期应用可引起锥体外系反应，如帕金森病、静坐不能等。也可出现疲劳，冷漠，甚至精神抑郁。偶见溢乳、便秘或腹泻、荨麻疹等。甲氧氯普胺虽能促进许多药物的吸收，但其缩短药物移动时间，可降低一些药物如地高辛的生物利用度，故合并用药时须注意。

2. **多潘立酮（domperidone）** 又称吗丁啉（motilium），苯咪唑类衍生物。可阻断CTZ和上消化道的D_2受体，药理作用类似甲氧氯普胺，对胃肠具有促动力作用和抗吐持性。因不易通过血-脑屏障，对脑内多巴胺受体无抑制作用，故锥体外系反应罕见。口服多潘立酮后，迅速吸收，但它的生物利用度仅15%，15～30分钟血药浓度达峰值，它的血浆消除半衰期为7～8小时，药物全部在肝内代谢，主要由粪便排泄。临床应用同甲氧氯普胺。对左旋多巴、溴隐亭治疗帕金森病引起的恶心、呕吐为特效适应证。不良反应较轻，但可引起男子乳房发育和溢乳。

（四）5-HT$_4$受体激动药

5-HT在肠道的正常运动和分泌功能中起着重要作用。5-HT$_4$受体激动药通过激动胃肠肌间神经丛的5-HT$_4$受体，促进乙酰胆碱的释放，增加胃肠的推进运动。此类药物主要有莫沙必利、西沙必利、普卢比利和替加色罗等。

1. **西沙比利（cisapride）** 促进胃肠道运动药，它作用于肠壁肌神经丛突触后膜5-HT$_4$受体，增加腺苷酸环化酶的活性，加速食管、胃、小肠直至结肠的运动，增加胃窦、十二指肠的协调收缩，加速胃排空。$t_{1/2}$为10小时，用于治疗胃肠运动障碍性疾病，对胃食管反流、慢性功能性和非溃疡性消化不良、胃轻瘫及便秘等有良好效果。不良反应少，偶见腹泻、胃肠痉挛和心动过速。但有报道显示，西沙必利和替加色罗有增加心血管缺血事件的风险，目前已退市。

2. **莫沙必利（mosapride）** 是新型的促胃肠动力药，对5-HT$_4$受体有高度选择性。临床上主要用于治疗功能性消化不良伴有胃灼热、恶心、上腹痛等消化道症状，以及胃食管反流性疾病及胃轻瘫等。莫沙必利与多巴胺D_2受体、肾上腺素α_1受体、5-HT$_1$及5-HT$_2$受体无亲和力，故不会引起锥体外系综合征及心血管不良反应。

（五）大环内酯类抗生素

大环内酯类抗生素，如红霉素，可直接刺激胃肠平滑肌上的促胃动素受体，增强胃肠道收缩，促进胃排空。但因其不良反应较大，耐药性发展迅速，仅作为对现有促动力药无效或不耐受者的替代治疗药物。

（六）5-HT$_3$受体阻断药

化疗药物刺激胃黏膜或作用于肠嗜铬细胞，使嗜铬细胞释放神经递质5-羟色胺（5-HT），通过与广泛分布在脑内孤束核、CTZ和外周组织中的5-HT$_3$受体结合，产生神经冲动，传入呕吐中枢引起呕吐。5-HT$_3$ 受体阻断药是新型止吐药，能有效对抗抗肿瘤药和放射治疗刺激肠嗜铬细胞释放 5-HT 导致的恶心、呕吐。临床应用的有昂丹司琼（ondansetron）、格拉司琼（granisetron）等。

昂丹司琼竞争性与中枢神经系统和胃肠道 5-HT$_3$ 受体结合。抗肿瘤药等致吐药和放射治疗可刺激 5-HT 从胃肠黏膜内的肠嗜铬细胞和含 5-HT 的外周及中枢部位神经元释放，释放的 5-HT 兴奋胃肠道迷走神经到 CTZ 的冲动传递通道；并兴奋 CTZ 和呕吐中枢的 5-HT$_3$ 受体而致恶心、呕吐。昂丹司琼可阻断这些受体，阻断 5-HT 的作用，抑制呕吐。

口服后迅速被吸收，生物利用度约 60%，用药后 30 ～ 60 分钟达有效血浓度，血浆蛋白结合率为 70% ～ 75%，血浆 $t_{1/2}$ 约 3.5 小时（儿童缩短，老人可增至 8 小时）。广泛被肝羟化代谢，原药在尿中排泄少于 10%。

对顺铂、环磷酰胺、阿霉素等抗癌药引起的呕吐反应有明显抑制作用，疗效优于甲氧氯普胺。口服或静脉注射可预防高剂量顺铂和放射治疗引起的呕吐，多次抗癌药治疗引起的恶心、呕吐等。昂丹司琼与地塞米松合用可显著增加昂丹司琼的效力，还可用于其他类型，如外科术后的恶心、呕吐。对晕动病及多巴胺受体激动药阿扑吗啡（去水吗啡）引起的呕吐无效。昂丹司琼无显著不良反应，尤其是锥体外系反应少。仅有暂时和轻度头痛、便秘、腹泻、头晕等。

（七）神经激肽 1 受体阻断剂

P 物质是一种神经肽，神经细胞或胃肠道内分泌细胞产生的 P 物质通过与神经激肽 1（neurokinin 1，NK1）受体结合介导呕吐，也是化疗引起呕吐的原因之一。化疗引起的恶心、呕吐分成两个时期。化疗后 24 小时发生的急性期呕吐，一般化疗患者都会发生。化疗后 2 ～ 5 天发生的延迟性呕吐，只影响一部分患者。NK1 受体阻断药通过阻断 P 物质与 NK1 受体的结合抑制呕吐，对迟发性呕吐有止吐作用。临床应用的有阿瑞匹坦（aprepitant）、罗拉匹坦（rolapitant）。罗拉匹坦半衰期长达 180 小时，可以用于预防化疗引起的迟发性呕吐。

阿瑞匹坦、糖皮质激素和 5-HT$_3$ 受体阻断药三药联合应用，用于预防高度致吐性抗肿瘤化疗初次和重复治疗过程中出现的急性和迟发性恶心呕吐。

四、泻药

泻药是刺激肠蠕动、增加肠内容积、软化粪便、滑润肠道而使排便通畅的药物，临床主要用于治疗功能性便秘。按作用机制分为四类：①容积性泻药；②渗透性泻药；③刺激性泻药；④润滑性泻药。

（一）容积性泻药

容积性泻药包括天然的和来自谷物、种子外皮或海草的纤维素和纤维素衍生物，如甲基纤维素、羧甲基纤维素以及亲水性胶质如琼脂（agar）等。口服后不易被肠壁吸收，而使水分保留在肠道内，引起肠内容积增大，肠道扩张而刺激肠壁，增强推进性蠕动引起排便。1 ～ 3 天自然排便，无严重不良反应，可用于防治功能性便秘。

（二）渗透性泻药

渗透性泻药包括多种镁盐、钠盐和钾盐、乳果糖（lactulose）、甘油（glycerin）和山梨醇（sorbitol）。

硫酸镁、柠檬酸镁和磷酸钠均为盐类泻药。在肠道难吸收，大量口服形成高渗压而阻止肠内水分吸收，扩张肠道，刺激肠壁，促进肠道蠕动。

乳果糖为果糖和半乳糖的半合成双糖。它在小肠内不被吸收，在结肠被细菌代谢成乳酸和乙酸，使肠内形成高渗而发生轻泻。乳果糖还降低结肠内容物的 pH，减少肠内氨的生成，H^+ 可与氨形成铵离子（NH_4^+）而不被吸收，从而降低血氨。可用于慢性门脉高压及肝性脑病。

（三）刺激性泻药

刺激性泻药又称接触性泻药。这些药物或其代谢产物直接刺激肠壁，使肠道蠕动加强。降低电解质和水的净吸收，增加黏膜渗透性，刺激水和电解质在结肠蓄积。许多刺激性泻药可以抑制肠的 Na^+-K^+-ATP 酶，增加前列腺素和 cAMP 的合成，有助于水和电解质的分泌，是泻下的部分原因。包括酚酞、比沙可啶、蒽醌类和多库酯钠等。

（四）润滑性泻药

润滑性泻药包括液状石蜡、甘油等，通过肠壁的直接润滑作用，软化粪便而产生泻下作用。该类物质泻下作用温和，适用于老人、儿童及有高血压、动脉瘤或痔疮的患者。

框 7-1　泻药的临床应用及注意事项

1. 治疗便秘，尤其是习惯性便秘最简单有效的办法是多食富含纤维素的食物如蔬菜、水果及粗面粉等。注意肠的训练，养成定时排便习惯，适当摄取液体，合理安排生理活动及克服情绪因素等。

2. 根据不同情况选择不同类型泻药。如排除毒物，应选硫酸镁等盐类泻药。一般便秘以刺激性泻药为宜。老人、动脉瘤和肛门手术等以润滑性泻药较好。

3. 泻药禁用于绞痛、急性腹痛、恶心、呕吐或任何诊断未明的腹痛。有电解质不平衡或肾功能损害症候的患者慎用。妊娠及月经期妇女一般禁用剧烈泻药，哺乳期妇女服用泻药应考虑药物是否通过乳汁分泌影响婴儿。

五、止泻药

腹泻是多种疾病的症状，临床腹泻类型按主要的病理生理学范围可分为感染或炎症性腹泻；渗透性或不吸收性腹泻及分泌性腹泻。治疗感染性腹泻应首选抗生素。治疗慢性炎性腹泻应先用抗炎药，之后可应用一般常用的止泻药。

鞣酸蛋白（tannalbin）是收敛药，能与肠黏膜表面的蛋白质形成沉淀，附着在黏膜上，形成保护膜，减少炎性渗出物，起收敛止泻作用。主要用于急性胃肠炎及各种非细菌性腹泻、小儿消化不良等。

碱式碳酸铋（bismuth subcarbonate，次碳酸铋）具有结合肠道中毒素，保护肠道免受刺激而达到收敛止泻之效。常用于腹泻、慢性胃炎。近年来多用于治疗合并幽门螺杆菌感染的胃、十二指肠溃疡。

复方樟脑酊为含阿片制剂。能增强肠平滑肌张力，减低胃肠推进性蠕动，使粪便干燥而止泻。用于较严重非细菌感染性腹泻。

地芬诺酯（diphenoxylate）为哌替啶同类物，具收敛及减少肠蠕动作用。可用于急慢性功能性腹泻。不良反应有厌食、恶心、呕吐及皮肤变态反应等。长期应用可成瘾。本品有增强巴比妥类药物的作用，故不宜合用。

　　洛哌丁胺（loperamide）化学结构与地芬诺酯相似。除直接抑制肠道蠕动外，也减少肠壁神经末梢释放乙酰胆碱，还可作用在肠黏膜阿片受体降低胃肠分泌。用于治疗非细菌感染的急性腹泻、炎性肠疾患的慢性腹泻和控制回肠造瘘术过量损耗。不良反应常见肠绞痛，其他有胃肠扰乱、口干、皮疹等。

六、利胆药

　　利胆药分为促胆汁分泌药物（如去氢胆酸）、溶胆石药（如鹅去氧胆酸和熊去氧胆酸）及促进胆囊排空的药物（如硫酸镁）等。人的胆汁中重要的胆汁酸是胆酸和鹅去氧胆酸。胆汁酸具有多项生理功能：反馈抑制胆汁酸合成，刺激胆汁流动，调节胆固醇合成和消除，促进脂质和脂溶性维生素的吸收等。

　　1. 去氢胆酸（dehydrocholic acid）　为半合成的胆酸盐，能有效地增加低比重胆汁的分泌（只增加水分泌，而不增加胆色素分泌），称为稀胆液排泄增多的药物。用于胆囊术后引流管清洗，亦可作泻药。

　　2. 鹅去氧胆酸和熊去氧胆酸　熊去氧胆酸（**ursodeoxycholic acid**）是鹅去氧胆酸异构体。有降低胆固醇含量，引起胆汁内饱和胆固醇去饱和作用，其作用机制是双重的：①减少小肠吸收胆固醇；②抑制羟甲戊二酸单酰辅酶 A 还原酶，降低胆固醇的合成。胆汁内胆固醇浓度下降不仅阻止胆固醇结石形成，长期治疗还可促进结石的溶解，适用于胆囊及胆道失调、胆汁淤滞的胆结石患者。不良反应有腹泻和瘙痒及暂时肝功能异常。

　　熊去氧胆酸很少引起腹泻及肝损伤。原发性胆汁性肝硬化患者长期口服熊去氧胆酸能明显改进症状及肝功能。近年用熊去氧胆酸配合干扰素（interferon）治疗乙肝和丙肝有一定疗效。

　　3. 硫酸镁（magnesium sulfate）　硫酸镁口服或将硫酸镁灌入十二指肠，药物刺激十二指肠黏膜，反射性引起胆总管括约肌松弛，胆囊收缩，促进胆囊排空，有利胆作用，故可治疗胆囊炎和胆石症。

七、保肝药

　　能够改善受损肝细胞功能、促进肝细胞再生、抑制肝纤维增生，能够达到改善肝病理结构和功能的药物称为保肝药。常用药物包括：促进代谢类药物及维生素、必需磷脂类、解毒类药、抗炎类药、降酶药和利胆药。其中必需磷脂类中的多烯磷脂酰胆碱是目前疗效较为肯定的一类药物。

　　多烯磷脂酰胆碱于植物中提取，含有亚油酸、亚麻酸和油酸等大量不饱和脂肪酸。其化学结构与内源性磷脂一致，能够进入肝细胞，通过特异性与肝细胞膜结合，促进肝细胞膜再生，协调磷脂和细胞膜功能，降低脂肪浸润，增强细胞膜的防御能力，起到稳定、保护和修复细胞膜的作用。此外，磷脂分子还可分泌入胆汁，将中性脂肪和胆固醇转化成容易代谢的形式，稳定胆汁。

　　多烯磷脂酰胆碱可以口服给药，90% 以上在小肠被吸收。大部分被磷脂酶 A 分解，50% 在肠黏膜再次酰化为多聚不饱和磷脂酰胆碱，通过淋巴循环进入血液，与高密度脂蛋白结合到达肝。临床用于以肝细胞膜损害为主的急慢性肝炎、药物性肝炎、酒精性肝炎、中毒性肝炎等。

Note

八、治疗门静脉高压的药物

门静脉高压症最常见于慢性肝病，是门静脉系统内血流增加和肝内门静脉血流阻力增加引起的。收缩内脏血管的药物通过减少门静脉血流量、降低门静脉压力发挥止血作用。临床用药有生长抑素（somatostatin）和奥曲肽（octreotide）等。

1. **生长抑素** 也称为生长激素释放抑制激素，是由 14 个氨基酸组成的具有多种生理作用的调节肽，胃肠道、胰腺和下丘脑释放。生长抑素可以抑制生长激素、甲状腺刺激激素、胰岛素、胰高血糖素的分泌；减少胃肠道腺体分泌和胰腺分泌，保护胰腺细胞；减少内脏血流，降低门静脉压力，降低侧支循环的血流和压力，减少肝血流量。生长抑素可以通过静脉注射给药，半衰期仅有 3 分钟，限制了其临床应用。

2. **奥曲肽** 是一种合成八肽，其作用类似于生长抑素。静脉注射给药，半衰期为 1.5 小时。皮下注射给药，作用时间达 6 小时到 12 小时，长效制剂还可每月 1 次、肌内注射。在肝硬化和门脉高压患者中，静脉注射生长抑素或奥曲肽可降低门脉血流量和静脉曲张压力，其作用机制尚不清楚，可能通过直接收缩血管平滑肌和抑制导致门脉高压的肽的释放来收缩内脏小动脉。奥曲肽能够有效制止食管静脉曲张出血，可以短期用于治疗活动性静脉曲张出血，也可以长期用于降低出血风险。

生长抑素和奥曲肽对全身血流动力学影响小，不良反应少，是治疗门脉高压的常用药物。其不良反应有：抑制胃肠运动引起恶心、腹痛、肠胃气胀和腹泻；抑制胆囊收缩和脂肪吸收，长期使用奥曲肽可导致 50% 以上的患者出现胆泥或胆结石；改变胰岛素、胰高血糖素和生长激素之间的平衡，可能发生高血糖或低血糖；长期服用可能导致甲状腺功能减退。

食管静脉扩张破裂出血、胃出血、肝炎肝硬化等上消化道大出血，还可局部将 1～3 mg 的去甲肾上腺素适当稀释后口服，可使食管和胃黏膜血管收缩。

第二节 消化系统肿瘤类药物

案例 7-2

吴某，男性，57 岁。7 月余前无明显诱因出现上腹部疼痛，疼痛呈持续性，与进食无关，伴腹胀。6 天前患者因腹部极度疼痛急诊就诊，行血液肿瘤标志物检查提示 CA199 2999 U/ml。腹部 CT 检查，报告考虑胰尾癌合并肝门、腹膜后淋巴结以及肝内多发转移。CT 引导下穿刺胰尾组织，病理提示胰腺导管腺癌（pancreatic ductal adenocarcinoma, PDAC）。

问题：

1. 晚期胰腺癌的治疗原则是什么？

2. 患者是否需要进一步完善其他检查以决定后续治疗方案？

3. 内科治疗应当选择哪些药物？

案例 7-2 解析

框 7-2　胰腺癌

　　胰腺癌俗称"癌中之王"，是一种恶性程度极高的肿瘤，有 80%～90% 为起源于腺管上皮的导管腺癌。胰腺癌的发病率近年来逐渐呈上升趋势，作为预后极差的消化道肿瘤，胰腺癌具有早期诊断困难、手术切除率低、术后易复发转移等临床特点，临床诊治极具挑战性。

　　恶性肿瘤（malignant tumor）和病毒性疾病、老年性疾病并称为"现代医学的三大挑战"，严重威胁人类健康，为人类经济发展和生活质量的提高带来了沉重的负担。针对恶性肿瘤，手术、放疗和药物治疗是目前治疗的"三驾马车"。对于消化系统恶性肿瘤患者，药物治疗在综合治疗模式中占据着重要地位。在过去的几十年间，随着分子病理学技术、药物研发手段和技术的飞速发展，抗肿瘤类药物大家族已然发生了翻天覆地的变化，并从经典的细胞毒药物向精准治疗肿瘤的靶向治疗和免疫治疗等方向发展。

　　细胞毒药物，即指化疗，作为抗肿瘤治疗的基石药物，常通过干扰细胞代谢或者阻断细胞分裂的某一关键步骤达到抑瘤目的，缺点在于缺乏针对性，在对肿瘤细胞进行杀伤的同时，难免对代谢活跃的消化道黏膜等人体正常组织和器官产生损伤。

　　随着精准医疗的快速发展，分子靶向疗法应运而生并如雨后春笋般发展起来。通过从细胞特异性受体、关键基因和调控分子为靶点进行精准打击，靶向治疗可使用小分子化合物、单克隆抗体等多种方式手段达到高效低毒的杀瘤效果，进行个体化治疗，获得了显著的临床疗效。

　　免疫治疗根据机制可分为主动性免疫治疗（如肿瘤疫苗）和过继性免疫治疗（如单克隆抗体、过继免疫细胞）。指一类通过借助宿主天然免疫系统进行免疫调节进而达到杀伤肿瘤细胞目的的疗法。

一、消化系统抗肿瘤类药物的分类和作用机制

（一）抗肿瘤类药物的分类

　　传统的分类方法根据药物来源及作用机制将药物大致分为：烷化剂、抗代谢药、抗生素、植物、激素和其他（包括铂类、靶向治疗等）六类。然而，随着药物研发技术的提高和越来越多抗肿瘤活性物质的发现，具有不同抑瘤机制甚至复合抑瘤机制的抗肿瘤类药物种类得到了极大的丰富，因此绝对的分门别类变得较为困难。综合药物的作用机制及临床应用情况，笔者将目前常用的针对消化系统的抗肿瘤类药物进行如下分类（表 7-1）。

表 7-1　消化系统抗肿瘤类药物分类

类别	作用机制	举例药物
细胞毒药物	干扰核酸合成	胸腺核苷合成酶抑制剂：氟尿嘧啶、卡培他滨、替吉奥、曲氟尿苷替匹嘧啶（TAS-102）
		DNA 多聚酶抑制剂：吉西他滨
		嘌呤核苷合成酶抑制剂：巯嘌呤
		核苷酸还原酶抑制剂：羟基脲
	干扰核酸转录	阿柔比星、放线菌素 D
	作用于 DNA 化学结构	烷化剂：环磷酰胺、异环磷酰胺、达卡巴嗪、亚硝脲类
		铂类：顺铂、卡铂、奥沙利铂
		蒽环类：多柔比星、表柔比星、吡柔比星
		丝裂霉素
	拓扑异构酶抑制剂	伊立替康、托泊扑替康、依托泊苷
	干扰微管蛋白合成	紫杉类
	其他细胞毒药物	*L-* 门冬酰胺酶
激素类	生长抑素类似物	奥曲肽、兰瑞肽
单克隆抗体	针对血管生成	贝伐珠单抗、雷莫芦单抗
	针对其他生长因子或靶点	西妥昔单抗、曲妥珠单抗、帕妥珠单抗、利妥昔单抗
	针对免疫检查点	纳武利尤单抗、帕博丽珠单抗、阿替丽珠单抗、伊匹木单抗
小分子酪氨酸激酶抑制剂	抑制酪氨酸激酶活性从而抑制信号转导	索拉非尼、舒尼替尼、瑞戈非尼、安罗替尼
抗体偶联药物	单克隆抗体搭载化疗药物联合杀伤	德曲妥珠（DS-8201）

（二）抗肿瘤类药物的药理学基础

1. 细胞毒类抗肿瘤药的作用机制　细胞动力学可以用来理解肿瘤细胞群体生长、繁殖、分化等各种运动变化的规律。细胞周期指亲代细胞有丝分裂的结束到 1 个或 2 个子细胞有丝分裂结束之间的间隔。完整的细胞增殖周期包括 G1、S、G2、M 共 4 个期别。不同的分期细胞有不同的生理活动。G1 期又称为 DNA 合成前期，S 期为 DNA 合成期，G2 期为 DNA 合成后期，M 期为分裂期。另有一些游离于增殖细胞周期之外处于休止期的 G0 期细胞。此类细胞可以作为储备细胞，一旦条件合适，即可进入增殖细胞周期进行增殖。

如表 7-1 所展示，不同细胞毒药物存在不同的抗肿瘤机制，可以打击肿瘤细胞发展的各个阶段。其中，能够对特定细胞周期进行杀伤的药物又被称为细胞周期特异性药物（cell cycle specific agents）（图 7-2）。如氟尿嘧啶主要阻碍 DNA 的生物合成，故称为 S 期特异性药物。长春碱类、紫杉类等植物类药主要作用于微管蛋白，使有丝分裂停滞在 M 期，故称为 M 期特异性药物。此类药物杀伤具有时间依赖性，因而剂量并不是影响疗效的决定因素，临床上少单独应用。而并不针对特定细胞周期进行杀伤的药物，即直接对 DNA 进行破坏损伤的、无论细胞处于增殖期与否的药物，称为细胞周期非特异性药物（cell cycle non-specific agent）。此类药物经典代表包括烷化剂、顺铂等。对于此类药物，剂量是决定疗效的最重要因素，杀伤作用呈剂量依赖性。因而在临床常规化疗，特别是大剂量化疗中占据重要地位。

2. 其他非细胞毒类抗肿瘤药的作用机制　随着精准医疗深入人心，抗肿瘤类药物的研发越来越朝着精准治疗的方向前进。非细胞毒类抗肿瘤药的作用机制多种多样，涵盖了免疫调节、血

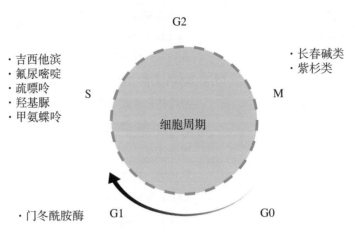

图 7-2　细胞周期特异性药物举例

管生成抑制、激素治疗和靶向治疗等多个方面，并在癌症治疗中发挥着越来越重要的作用。这些药物通常不会对正常的细胞产生显著的毒性，因而患者的耐受性较好。然而，由于其机制通常比细胞毒类药物更为复杂，因此理解和掌握这些药物的作用机制（表 7-1）对于临床医生正确使用这些药物并最大限度地提高疗效和减少不良反应具有重要意义。主要分类药物概括如下。

（1）**激素疗法**：通过干扰激素的合成或作用来治疗肿瘤。例如，生长抑素类似物兰瑞肽通过抑制生长抑素释放，从而减少胰腺神经内分泌癌（pancreatic neuroendocrine carcinoma，NEC）细胞的增殖和扩散，达到治疗目的。

（2）**血管生成抑制剂**：这类药物通过抑制血管生成来阻止或减缓肿瘤的生长。例如，针对血管内皮生长因子（vascular endothelial growth factor，VEGF）的大分子单克隆抗体贝伐珠单抗可以抑制 VEGF，从而抑制血管生成。我国自主研发的重组人血管内皮抑素（恩度），能够抑制血管内皮细胞的迁移和增殖，从而抑制肿瘤血管的生成。

（3）**靶向治疗药物**：这类药物通过特异性地作用于特定分子靶点发挥作用。例如，单克隆抗体可以特异性地结合到肿瘤细胞表面的分子靶点，通过激活免疫系统或诱导细胞凋亡等方式来杀死肿瘤细胞。如以细胞增殖信号通路上的关键生长因子（如表皮生长因子受体，epidermal growth factor receptor，EGFR）为主要靶点的大分子单克隆抗体西妥昔单抗或曲妥珠单抗等。小分子抑制剂可以特异性地抑制肿瘤细胞中异常的信号转导通路或促进肿瘤细胞凋亡等，从而减缓或阻止肿瘤的生长。如针对多靶点的小分子酪氨酸激酶抑制剂安罗替尼、索拉非尼和舒尼替尼等。

（4）**免疫检查点抑制剂**：是一种通过抑制免疫系统中的特定"检查点"分子，从而激活免疫细胞并增强其对癌症细胞的杀伤作用的药物。这些检查点分子通常会抑制免疫细胞的活化，以防止对正常组织的过度攻击。然而，在某些情况下，这些检查点分子可能会阻止免疫细胞对癌症细胞的攻击，从而导致癌症的生长和扩散。目前已经开发了多种不同的免疫检查点抑制剂药物，其中包括 PD-1（programmed cell death-1）抑制剂、PD-L1（programmed cell death ligand-1）抑制剂和 CTLA-4（cytotoxic T-lymphocyte associated antigen-4）抑制剂等。这些药物已经在多种癌症类型中取得了显著的临床疗效，包括食管癌、胃癌和肝癌等。

（5）**抗体偶联药物**（antibody-drug conjugates，ADC）：是一种偶联单克隆抗体和细胞毒药物的新型靶向治疗方法，旨在将抗肿瘤类药物精准地送达肿瘤细胞，从而提高治疗效果和降低对正常细胞的损伤。

L7-3e

知识拓展：ADC 药物的发展

Note

二、消化系统细胞毒类抗肿瘤药

（一）干扰核酸合成的药物

1. 胸腺核苷合成酶抑制剂

（1）5- 氟尿嘧啶（5-fluorouracil，5-FU）：是一种抗代谢类药物，主要抑制 S 期细胞，其作用机制是干扰 DNA 的合成，抑制细胞分裂，从而阻止癌细胞的增殖和扩散。氟尿嘧啶在体内可转化为氟去氧尿 磷（fluorodeoxyuria monophosphate，FdUMP）和氟尿三磷（fluoruria triphosphate，FUTP）。前者可以抑制胸腺嘧啶核苷酸合成酶（thymidine nucleotide synthetase，TS），阻断脱氧尿嘧啶核苷酸（deoxyuracil nucleotide，dUMP）转变为脱氧胸腺嘧啶核苷酸（deoxythymidine nucleotide，dTMP），进而抑制 DNA 的生物合成。后者则可以通过阻止尿嘧啶和乳清酸渗入 RNA，达到抑制 RNA 合成的作用。在临床上，该药常和亚叶酸钙（calcium folinate，CF）合并使用以进一步抑制 TS，从而达到增强疗效的目的。目前 5-FU 联合 CF 的方案已经广泛应用于消化系统肿瘤（胃癌、结直肠癌、胰腺癌等）的治疗。

本品可静脉注射，亦可腔内应用。快速静脉注射后血浆中可达到较高浓度，分布半衰期为 10 ~ 20 分钟，消除半衰期为 20 小时。胸腔或腹腔内注射，在 24 小时内可保持相当水平。主要经由肝分解代谢，大部分分解为二氧化碳经呼吸道排出体外，10% ~ 30% 经肾以尿素形式排出体外。缓慢静脉滴注时，其分解代谢比注射明显，毒性降低。主要的药物毒性为消化道反应（恶心、呕吐、食欲缺乏、腹胀等）、皮肤毒性反应（色素沉着、脱屑、皮炎等）和骨髓抑制反应（白细胞和血小板减少等）。

（2）卡培他滨（capecitabine，CAP）：作为 5-FU 的前体药物经过胸腺嘧啶磷酸化酶（thymidine phosphorylase，TP）的转化，生成具有抗肿瘤作用的 5-FU，进而发挥肿瘤杀伤作用。因该酶在肿瘤组织中表达较高，因此该过程主要在肿瘤内部发生。该药经口服给药，在小肠黏膜内吸收，在肝首先经过羧酸酯酶催化代谢为 5'- 脱氧 -5- 氟胞苷（5'-DFCR），并经肝和肿瘤细胞中的胞苷脱氨酶催化转化为 5'- 脱氧 - 氟尿嘧啶（5'-DFUR），最后经 TP 转变为 5-FU。目前 CAP 已经广泛应用于胃癌、结直肠癌的治疗。

该药主要经由肝代谢，最终代谢产物的半衰期为 3 ~ 4 小时。与血浆蛋白结合率低，71% 以原型经尿排出。此外，卡培他滨不影响 P_{450} 酶活性，因而和其他药物的相互作用小。该药不良反应较轻微，大多数为轻度和中度。最常见的不良反应为消化道反应（腹泻、恶心、呕吐和口腔炎等）和手足综合征。

（3）曲氟尿苷替匹嘧啶（trifluridine and tipiracil，TAS-102）：是一种新型口服核苷类复合药物，由三氟胸苷（trifluorothymidine，FTD）与盐酸替匹嘧啶（tipiracil，TPI）以 1：0.5 的摩尔比组成。FTD 通过抑制 TS 活性，进而阻断由 UMP 合成 TMP 途径，影响肿瘤细胞 DNA 合成，导致肿瘤细胞凋亡。同时，FTD 在 DNA 复制过程中以三磷酸盐形式取代 TMP，掺入 DNA 双链，导致 DNA 功能障碍，发挥抗肿瘤作用。TPI 可以抑制 TP 的活性，从而延长血液中 FTD 的半衰期，提高其生物利用度。

TAS-102 于 2015 年在 *The New England Journal of Medicine* 杂志上被报道，其 RECOURSE 全球Ⅲ期临床试验结果显示，对于既往接受过含 5-FU、奥沙利铂和伊立替康的难治转移性结肠癌患者，TAS-102 可将患者的中位生存时间从 5.3 个月提高至 7.1 个月，最常见的不良反应为中性粒细胞减少和白细胞减少。在美国、欧盟、日本等地，TAS-102 除了获批转移性结直肠癌三线治疗，还获批了转移性胃癌三线治疗。

2. DNA 多聚酶抑制剂 吉西他滨（gemcitabine，GEM）进入肿瘤细胞后，被转化为具有活性的代谢产物二脱氧胸苷三磷酸（dideoxythymidine triphosphate，dFdCTP）。dFdCTP 与 DNA 合成期肿瘤细胞中的正常胸苷三磷酸（thymidine triphosphate，dCTP）竞争性结合到 DNA 链上，导致 DNA 链的延伸受阻。吉西他滨还能通过抑制 DNA 链的复制酶和核酸酶的活性，增加 DNA 链断裂的可能性，从而诱导肿瘤细胞的凋亡。因此，吉西他滨主要作用于 DNA 合成期和晚 G1 期，并可阻止细胞由 G1 期进入 S 期。其临床应用包括治疗胰腺癌、胆道癌等，通常可以单独使用或与其他化疗药物联合应用，以增强治疗效果。

该药在 1000 mg/m² 的剂量下给药 30 分钟，血浆峰浓度立即由 10 μg/ml 变成 40 μg/ml，终末半衰期为 17 分钟。静脉滴注后很快分布到全身各组织。有 92% ～ 98% 在 1 周内几乎全部由尿中排出。

吉西他滨的不良反应主要包括骨髓抑制、胃肠道反应、肝功能损害、神经毒性等。骨髓抑制主要表现为白细胞和血小板减少，但一般较轻，在停药 1 周左右可恢复。胃肠道反应包括恶心、呕吐、腹泻等，一般症状较轻。肝功能损害主要表现为胆红素轻度升高，症状较轻，无需特殊处理。神经毒性主要表现为末梢神经炎和感觉异常。

（二）干扰 DNA 复制与转录的药物

1. 铂类

（1）**顺铂（cisplatin，DDP）**：是第一代铂类抗肿瘤类药物，通过与 DNA 碱基相互作用，形成 DNA 链间及链内加合物，从而阻止 DNA 的复制和转录，故属于细胞周期非特异性药物。该药在高浓度时还可抑制 RNA 和蛋白质的合成，从而阻止肿瘤细胞的生长和扩散，达到治疗肿瘤的效果。在药代动力学方面，顺铂通过注射静脉给药，药物分布在全身各组织中，其中肾、肺、肝、胃和小肠浓度较高。药物可以通过胎盘，但母乳中浓度较低。药物主要通过肾排泄，80% 的药物在给药后 5 日内经尿排出体外。目前顺铂广泛应用于食管癌和胃癌等消化道肿瘤的治疗中。

顺铂的不良反应主要包括肾毒性、消化系统反应、骨髓抑制、耳毒性、神经毒性和过敏反应等。肾毒性主要表现为轻微的可逆性肾功能障碍，严重时可能导致肾小管坏死，甚至出现无尿和尿毒症。消化系统反应包括恶心、呕吐、食欲缺乏和腹泻等，骨髓抑制主要表现为白细胞和（或）血小板的减少，耳毒性主要表现为耳鸣和高频听力减低，神经毒性主要表现为运动失调、肌痛、上下肢感觉异常等。过敏反应主要表现为心率加快、血压降低、呼吸困难、面部水肿等。

（2）**卡铂（carboplatin，CBP）**：是第二代铂类化疗药物，其抗肿瘤作用机制主要是通过直接打断细胞的 DNA 链双螺旋结构，使细胞不能分裂复制而出现凋亡。目前该药已经广泛应用于食管癌、胃癌等消化系统肿瘤中。静脉注射卡铂后，血浆中的 AUC（药物浓度 - 时间曲线下面积）与剂量呈比例地增加。卡铂广泛分布于人体各组织器官，包括血浆、红细胞、白细胞、皮肤、肾、肝、脾、肺、肌肉、骨骼等。卡铂的主要排泄途径是尿，以原形经肾小球滤过，给药后 48 小时内尿中铂的浓度为给药量的 47.6%±18%，大约 2 周后，尿中总铂的浓度达到峰值。

卡铂的不良反应主要包括骨髓抑制、肝肾功能损害、神经毒性以及恶心、呕吐等消化道反应。骨髓抑制表现为白细胞和血小板减少，一般在用药后 10 ～ 14 天出现，主要表现在白细胞，尤其是粒细胞减少。肝功能损害表现为血清胆红素、谷丙或谷草转氨酶、碱性磷酸酶异常，肾功能损害主要为肾小管损伤，表现为蛋白尿、管型尿、尿量减少或肾小球损伤，引起血肌酐、尿素氮增加。神经毒性主要见于周围神经炎，有时可引起耳毒性，表现为耳鸣、听力下降等。此外，卡铂还可引起恶心、呕吐、厌食、口干等消化道反应。

（3）**奥沙利铂（oxaliplatin，L-OHP）**：通过与 DNA 中的嘌呤碱基结合，形成 DNA- 奥沙利铂配合物，从而阻碍 DNA 的复制和转录过程，同时奥沙利铂还能通过形成 DNA 交联物，干扰 DNA 的修复过程，从而导致肿瘤细胞死亡。作为第三代铂类药物，有着顺铂的顺式结构，以铂为中心，但左侧相比顺铂多了二氨基环己烷作为载体基团，以草酸基作为离去基团。由于二氨基环己烷配体具备疏水性，具有较大的空间位阻，因此能够阻止修复蛋白与 DNA 的结合。此外，由于载体基团不同于其他铂类，从而避免了铂类交叉耐药性的产生。二氨基环己烷配体还使得奥沙利铂分子体积更大，脂溶性更强，因而更容易被细胞摄取。药物活性方面，由于奥沙利铂水解速率比卡铂、奈达铂更快，所以活性高于这两者。奥沙利铂联合氟尿嘧啶类药物是晚期胃癌、食管癌的标准治疗方案之一。

滴注 2 小时结束时，约 85% 迅速扩散入组织内或随尿液排出，其余铂停留在体循环中。从血液分布到组织的时间半衰期为 15 ~ 25 分钟。由于不属于细胞色素 P_{450} 酶底物，奥沙利铂主要经非酶途径代谢。因此该药在肝代谢时不容易与其他药物发生药物相互作用，肝功能异常和肿瘤发生肝转移也不影响其药物应用。该药主要经肾排泄，24 小时排泄率约为 36.8%，低于卡铂（77%），与顺铂接近（28%）。因此，奥沙利铂对肾功能的依赖性小于卡铂。此外，清除率与患者体重和肌酐水平相关，因此可根据这两项指标进行剂量调整。奥沙利铂的不良反应主要包括血液学毒性、胃肠道反应和神经系统毒性。血液学毒性主要表现为贫血、白细胞及血小板减少。胃肠道反应包括恶心、呕吐、腹泻等。神经系统毒性以末梢神经炎为主要表现，有时可有口腔周围、上呼吸道和上消化道的痉挛及感觉障碍。

2. 蒽环类

（1）表柔比星（epirubicin，EPI）：又称表阿霉素，主要是通过直接嵌入 DNA 核碱对之间，干扰转录过程，阻止 mRNA 的形成，从而抑制 DNA 和 RNA 的合成。此外，表柔比星对拓扑异构酶Ⅱ也有抑制作用。在药代动力学方面，表柔比星与多柔比星相近，主要在肝代谢，经胆汁排泄。不良反应方面，表柔比星可能导致骨髓抑制、胃肠道反应、心脏毒性、过敏反应、肝功能损害、脱发、肾毒性、肺毒性、神经毒性等。ECF 方案（表柔比星 + 顺铂 +5-FU）及其衍生方案（EOX、ECX、EOF）为目前晚期食管癌和胃癌治疗的标准方案之一。

（2）多柔比星（doxorubicin，ADM）：主要是通过与 DNA 结合形成复合物，严重干扰 DNA 合成和 DNA 依赖性 RNA 合成，进而破坏 DNA 三级结构。在药代动力学方面，多柔比星主要通过静脉给药，可以在全身循环。药物的血浆浓度在给药后迅速下降，但在配体与药物结合后，血浆中的自由药物浓度会维持相对稳定。药物主要经由肾排出，在肾功能异常的患者中，其消除半衰期会明显延长。该药在晚期食管癌和胃癌的标准治疗中占据一席之地。多柔比星在抗肿瘤治疗中可能会出现多种不良反应。其中，骨髓抑制（如白细胞和血小板减少）是最常见的不良反应，也可能导致感染、出血和贫血等。心脏毒性是另一种常见的不良反应。此外，多柔比星还可能导致胃肠道反应（如恶心、呕吐、腹泻等）、脱发、色素沉着等不良反应。多柔比星是强烈的致吐性药物，长期使用可能导致明显的口腔炎或溃疡。此外，由于多柔比星可能影响生育功能，因此在治疗期间需要对生育能力进行密切监测。

（三）拓扑异构酶抑制剂

伊立替康（irinotecan，CPT-11）是一种半合成的喜树碱衍生物，主要通过抑制 DNA 拓扑异构酶Ⅰ的作用，破坏 DNA 超螺旋结构，从而抑制 DNA 的复制和修复。此外，伊立替康还可以通过调节肿瘤细胞的免疫应答，增强免疫治疗的效果。伊立替康的药代动力学特征主要包括口服吸收快、分布广泛、代谢和排泄较慢。口服后约 3 小时血药浓度达峰值，肌内注射后约 0.5 小时血药浓度达峰值。伊立替康主要经由肝代谢，约 70% 由肾排泄，其中原形药物仅占 10% 左右。伊立替康在消化系统恶性肿瘤中常用于联合化疗和放疗，能够有效提高患者的生存期和缓解率。例如，在结直肠癌的治疗中，伊立替康联合 5- 氟尿嘧啶和亚叶酸钙（FOLFIRI）的方案已经成为常用的化疗方案之一。除此之外，胃癌、食管癌、胰腺癌的治疗中该药也是可选药物之一。

然而，伊立替康也存在一些不良反应，主要包括胃肠道反应、骨髓抑制、腹泻、肝肾功能损害等。胃肠道反应主要包括恶心、呕吐、食欲缺乏等，这可能与药物对肠道黏膜的毒性有关。骨髓抑制也是常见的不良反应，主要表现为白细胞和血小板减少等。腹泻也是伊立替康的常见不良反应之一，严重程度因人而异。此外，伊立替康还会导致不同程度的肝肾功能损害等不良反应。在使用伊立替康时，需要密切关注患者的身体状况和不良反应，及时调整用药剂量和方案。

（四）干扰微管蛋白合成的药物

1. 紫杉醇（paclitaxel，PTX）　由太平洋西北岸的短叶紫杉树皮中发现并提取。该药能够特异性地结合到小管的 β 位上，导致微管聚合成团块和束状并稳定，从而抑制微管网正常重组，阻止微管蛋白解聚。紫杉醇对 G2 期和 M 期细胞敏感。体外实验表明紫杉醇有显著的放射增敏作用。紫杉醇能够和血浆蛋白广泛结合。该药主要在肝代谢，随胆汁进入肠道，经粪便排出体外。因经肾清除率很低，因此肾功能不全不影响该药使用。紫杉醇联合氟尿嘧啶类药物是晚期胃癌、食管癌的标准治疗方案之一。

其不良反应主要包括过敏反应、骨髓抑制、神经毒性、胃肠道反应、心血管毒性等。骨髓抑制是主要的剂量限制性毒性，主要表现为白细胞和血小板减少等。神经毒性是紫杉醇另一个常见的不良反应，主要表现为周围神经病变和中枢神经病变，严重程度因人而异。此外，紫杉醇还会引起胃肠道反应、恶心、呕吐、腹泻等，以及心血管系统的不良反应，如心律失常、心肌损伤等。

2. 多西他赛（多西紫杉醇，docetaxel，DTX）　是通过干扰细胞有丝分裂和分裂间期细胞功能所必需的微管网络，从而发挥抗肿瘤作用。具体来说，多西他赛可以促进小管（骨架蛋白）聚合成稳定的微管，同时抑制其解聚，从而抑制细胞的有丝分裂。

多西他赛的药代动力学特征主要包括口服吸收快、分布广泛、代谢和排泄较快。口服后约 1 小时血药浓度达峰值，肌内注射后约 1 小时血药浓度达峰值。多西他赛主要经由肝代谢，约 70% 由胆汁排泄，其中原形药物仅占 10% 左右。

多西他赛在多种消化系统恶性肿瘤的治疗中得到广泛应用，如食管癌和胃癌等。其不良反应主要包括骨髓抑制、皮肤毒性、胃肠道反应、脱发、肝肾功能损害等。其中，骨髓抑制是最常见的不良反应，主要表现为白细胞和血小板减少等，需要密切关注并及时调整用药剂量和方案。皮肤毒性也是多西他赛常见的不良反应之一，包括皮肤瘙痒、皮疹等，需要患者注意皮肤护理。此外，胃肠道反应、脱发、肝肾功能损害等不良反应也需要密切关注和处理。在使用多西他赛时，需要密切关注患者的身体状况和不良反应，及时调整用药剂量和方案。

3. 白蛋白紫杉醇（paclitaxel-albumin）　作用机制与紫杉醇类似，都是通过干扰细胞有丝分裂和分裂间期细胞功能所必需的微管网络，从而发挥抗肿瘤作用。

白蛋白紫杉醇的药代动力学特性比紫杉醇更好。它具有更高的药物稳定性，可以在体内更有效地传递药物，提高了药物的生物利用度和抗肿瘤效果。白蛋白紫杉醇主要通过肝代谢，约 80% 的药物经由胆汁排泄。

知识拓展：紫杉类药物的区别

该药的不良反应发生率比紫杉醇低。主要不良反应包括血液毒性、神经毒性等。该药的过敏反应的发生率较低，因此白蛋白紫杉醇不需要使用过敏反应预防药物。血液学毒性主要包括中性粒细胞减少、白细胞减少、血小板减少和贫血等。其中，中性粒细胞减少是最常见的血液学毒性。白蛋白紫杉醇引起的周围神经病变是一种常见的神经毒性。这种毒性通常表现为四肢末端的感觉异常、刺痛、麻木或疼痛等。在临床上，这种毒性通常为轻度至中度，但在某些情况下也可能发展为严重的神经损伤。

三、消化系统非细胞毒类抗肿瘤药

（一）激素类药物

奥曲肽是一种长效生长抑素（somatostatin，SS）的类似物。其分子结构为一环形肽，具有活性的 4 个氨基酸排列顺序与 SS 相同，故可与广泛存在于中枢神经系统、垂体和胰腺 B 细胞等处的 SS 受体结合产生生物学效应。研究显示，奥曲肽抑制生长激素活性是天然生长抑素的 3 倍，并且能够抵抗酶和组织匀浆液的降解，并且更长效，其半减期延长至 80 ～ 160 分钟。目前奥曲肽主要应用于消化道疾病和多种内分泌肿瘤的治疗。美国国立综合癌症网络（National Comprehensive Cancer Network，NCCN）推荐局部晚期或转移性神经内分泌肿瘤患者，应使用奥曲肽（150 ～ 250 μg，每天 3 次皮下注射）或长效制剂奥曲肽微球（每 4 周 20 ～ 30 mg 肌内注射）来控制症状。

（二）分子靶向药物

1．单克隆抗体类

（1）作用于表皮生长因子受体

西妥昔单抗（cetuximab）：是人 / 鼠嵌合型 IgG1 单克隆抗体，通过阻断细胞表面的表皮生长因子受体（epidermal growth factor receptor，EGFR）蛋白信号传导达到抑制肿瘤细胞增殖的目的。该药已在全球多个国家和地区获得批准，用于多种实体瘤的治疗。在中国，西妥昔单抗已获批用于治疗 RAS/RAF 野生型转移性左半结肠癌或直肠癌。其主要不良反应包括输液反应和皮肤毒性。输液反应通常发生在首次滴注期间或滴注结束后数小时，可能包括发热、寒战、头痛、恶心、呕吐、荨麻疹、呼吸困难等症状。严重输液反应可能会发生支气管痉挛、休克等。皮肤毒性通常包括痤疮样皮疹、皮肤干燥、甲沟炎等。

曲妥珠单抗（trastuzumab）：是重组人单克隆抗体，选择性结合 EGFR 受体 HER-2 的细胞外区域，抑制信号转导，达到抑制肿瘤生长的目的。在消化系统肿瘤中，曲妥珠单抗被批准用于治疗 HER2 阳性胃癌或胃 / 食管结合部癌。对于 HER-2 突变的结直肠癌患者，NCCN 指南推荐曲妥珠单抗联合帕妥珠单抗或曲妥珠单抗联合拉帕替尼进行二线治疗。曲妥珠单抗最常见的不良反应是：发热、恶心、呕吐、输注反应、腹泻、感染、咳嗽加重、头痛、乏力、呼吸困难、皮疹、中性粒细胞减少症、贫血和肌痛。

（2）作用于血管内皮细胞生长因子

贝伐珠单抗（bevacizumab）：是一种人源化的单克隆 IgG1 抗体，它被设计用来靶向并结合血管内皮生长因子（vascular endothelial growth factor，VEGF）。这种抗体结构可以阻止 VEGF 与其受体结合，从而减少血管生成并抑制肿瘤的生长和扩散。目前，贝伐珠单抗已经获批联合以氟尿嘧啶为基础的化疗治疗晚期结直肠癌的适应证。该药的不良反应主要包括高血压、出血倾向、蛋白尿和消化道穿孔。

2．小分子化合物类

（1）索拉非尼（sorafenib）：是一种多激酶抑制剂，主要作用于包括 Raf 激酶、血管内皮生长因子受体（VEGFR）和血小板源性生长因子（platelet-derived growth factor，PDGF）受体（PDGFR）等肿瘤相关信号通路。它通过抑制这些信号通路来减少血管生成，从而阻止肿瘤的供血，以及抑制肿瘤细胞的生长和分裂。

索拉非尼通常口服给药。它在体内主要由肝中的酶系统代谢，代谢产物会通过尿液和粪便排出体外。药物的半衰期为 25 ～ 48 小时。常见不良反应包括疲劳、手足综合征（皮肤脱屑、瘙痒、疼痛等手足部症状）、高血压、腹泻、恶心、呕吐、食欲缺乏和头痛等。严重的不良反应可能包括出血、心脏问题和肝损伤等。目前索拉非尼已被批准用于治疗无法手术切除或转移性肝细胞癌（hepatocellular carcinoma，HCC）和进展性无法手术切除的胃肠道间质瘤（gastrointestinal stromal tumor，GIST）等恶性肿瘤。

（2）**阿帕替尼（apatinib）**：是一种抑制 VEGFR 的多靶点抑制剂，特别是 VEGFR-2。通过抑制肿瘤血管的新生和生长，减少肿瘤的供血，阻止肿瘤的生长和扩散。

阿帕替尼通过口服给药途径进行吸收，达到最大血浆浓度的时间通常在 4 ~ 6 小时。主要由肝代谢，生物利用度较高，大约为 71%。药物的排泄主要通过粪便。常见不良反应包括疲劳、高血压、手足综合征（手足皮肤脱屑、疼痛）、蛋白尿、高胆固醇、肝功能异常、恶心、呕吐、腹泻等。严重的不良反应可能包括出血、凝血障碍、心脏问题等。在中国大陆地区，该药目前已获批用于晚期胃癌（经治疗后进展或耐药的患者），以及已经接受过至少两种化疗方案治疗的晚期胰腺癌患者。

（3）**瑞戈非尼（regorafenib）**：是一种口服多靶点抗癌药物，这些靶点涉及肿瘤血管生成（抑制 VEGFR1、VEGFR2、VEGFR3）、肿瘤细胞增殖和生存（抑制 Raf 激酶、c-Kit、RET）以及肿瘤微环境中的免疫调节（抑制 PDGFR 和 FGFR）。这些作用协同作用于不同的通路，有助于抑制癌细胞的增殖和扩散。瑞戈非尼的吸收通常在服药后 2 ~ 4 小时达到峰值浓度。在体内代谢成多个代谢物，主要由肝酶系统（CYP3A4 和 UGT1A9）代谢。药物代谢产物主要通过粪便排出，尿液中的排泄相对较少。瑞戈非尼的半衰期为 20 ~ 30 小时。

瑞戈非尼的治疗过程中可能出现多种不良反应，包括但不限于疲劳、高血压、手足综合征（皮肤剥落、疼痛、红肿）、恶心、腹泻、食欲缺乏、头痛、肝功能异常等。手足综合征是瑞戈非尼治疗中的一个特征性不良反应，需要密切监测和管理。瑞戈非尼已被批准用于治疗包括晚期结直肠癌、晚期胃癌和胰腺神经内分泌肿瘤在内的多种恶性肿瘤。

（4）**安罗替尼（anlotinib）**：是一种多靶点的小分子靶向药物，主要作用于肿瘤血管新生和生长信号通路，包括 VEGFR、PDGFR、FGFR（成纤维细胞生长因子受体）和 c-Kit 等。通过抑制这些靶点，安罗替尼可以阻止肿瘤血管的生长，降低肿瘤继续扩散的可能性，同时也可以减少肿瘤细胞的生长和分裂。

安罗替尼在体内吸收迅速，达到峰值浓度的时间约为 2 小时。它在体内的代谢主要通过肝进行，主要的代谢酶是 CYP3A4。药物的代谢产物主要通过肾排泄，半衰期约为 26 小时。安罗替尼的治疗可能伴随着一些不良反应，包括但不限于疲劳、高血压、手足综合征（手足皮肤脱屑、疼痛、肿胀等）、恶心、呕吐、腹泻、食欲缺乏、皮肤瘙痒等。严重的不良反应可能包括出血、高血糖、心脏问题等。目前安罗替尼尚未批准消化系统肿瘤治疗，但临床试验已经展示出安罗替尼联合治疗在消化道肿瘤（如肝癌、胃癌和食管癌）中的治疗潜力。

（三）免疫治疗药物

1. PD-1 抑制剂

（1）**卡瑞利珠单抗（camrelizumab）**：是一种选择性的全人源化 IgG4 型单克隆抗体，属于 PD-1（程序性死亡 -1）免疫检查点抑制剂。通过阻断 T 细胞表面的 PD-1 与肿瘤细胞等表面 PD-L1 结合而活化 T 细胞，进而发挥抗肿瘤作用（图 7-3）。使用可能会导致一系列不良反应，包括但不限于疲劳、恶心、呕吐、腹泻、皮肤瘙痒、皮疹、头痛、发热、咳嗽、喉咙痛、高血压等。与此同时，该药同样会引发免疫相关不良事件（immune-related adverse event，IRAE），如免疫性甲状腺炎、肝功能异常、肺炎等严重的免疫性反应。该药目前已获批联合紫杉醇和顺铂用于不可切除的局部晚期 / 复发或转移性食管鳞癌患者的一线治疗，以及联合阿帕替尼用于不可切除或转移性肝细胞癌患者的一线治疗。

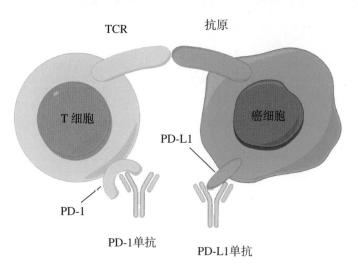

图 7-3　**PD-1 和 PD-L1 单抗的作用机制简图**

TCR：T 细胞受体

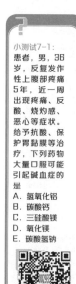
（2）**帕博丽珠单抗（pembrolizumab）**：是一款人源化的 IgG4κ 单克隆抗体。属于 PD-1（程序性死亡 -1）免疫检查点抑制剂。使用可能导致一些不良反应，其中一些可能是免疫相关的。常见的不良反应包括疲劳、皮疹、恶心、呕吐、腹泻、发热、肌肉和关节疼痛等。严重的不良反应可能包括免疫相关性的不良反应，如免疫性肺炎、免疫性胃肠炎、免疫性肝炎等。截至目前，pembrolizumab 已获批用于多种癌症类型的治疗，包括但不限于：胃肠道癌、肝癌等。此外，该药获得了 FDA 的完全批准，用于治疗不可切除或转移性已经接受过既往治疗进展、且没有令人满意的替代治疗方案的、携带 MSI-H 或 dMMR 的实体瘤成年及儿童患者。成为全球首款不限瘤种的免疫抑制剂。

2. PD-L1 抑制剂　阿替利珠单抗（atezolizumab）是一种针对程序性死亡配体 1（PD-L1）的人源化免疫球蛋白 G1（IgG1）单克隆抗体，通过抑制 PD-L1（程序性死亡配体 -1）与 PD-1（程序性死亡 -1）受体之间的相互作用，恢复 T 细胞的活性，增强了免疫系统对癌细胞的攻击能力。阿特珠单抗的不良反应可以包括疲劳、恶心、呕吐、发热、头痛、皮肤病变、免疫系统反应等。此外，免疫检查点抑制剂可能引发自身免疫性不良事件，如免疫性甲状腺炎、肺炎、胰腺炎等。

阿替利珠单抗已获批用于多种癌症的治疗，包括肝癌、胃 / 食管癌等。2020 年 4 月，阿替利珠单抗联合贝伐珠单抗的治疗方案获批用于不可切除肝细胞癌的一线治疗，成为全球首个获批用于治疗不可切除肝细胞癌的一线免疫联合方案。IMbrave150 研究结果显示该联合治疗方案 ORR 达到 33.2%，并使晚期肝癌患者的平均生存期达到 19 个月，中国亚群数据高达 24 个月。

3. CTLA-4 单抗　伊匹木单抗（ipilimumab）是一种 CTLA-4 单克隆抗体。CTLA-4 是一种 T 细胞表面受体，它在免疫应答中起到负调控作用，可以抑制 T 细胞的激活。ipilimumab 通过结合并阻断 CTLA-4 受体，可以增强 T 细胞的活化和攻击肿瘤细胞的能力，从而加强免疫系统对恶性肿瘤的反应（图 7-4）。该药药代动力学在不同的人群和实验中有所不同。通常来说，药物在体内的作用时间较长，半衰期为 70 小时左右。

伊匹木单抗最常见的不良反应是免疫相关不良反应，如结肠炎、肝炎、肾炎、甲状腺功能减退等。这些不良反应通常发生在治疗后 3 个月内，但也可能在治疗后数月甚至数年出现。严重的不良反应包括免疫性肺炎、甲状腺功能减退、皮炎和肝炎等。

伊匹木单抗已被批准用于转移性结直肠癌等。该药在肠癌中的适应证主要是治疗 MSI-H/dMMR 的转移性结直肠癌。

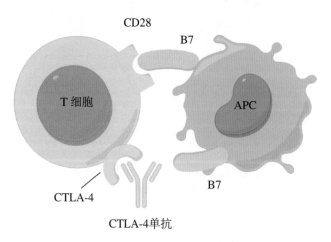

图 7-4　CTLA-4 和 CTLA-4 单抗的作用机制简图
APC：抗原提呈细胞

小测试7-3：
患者，男，58岁，患慢性肝炎合并肝硬化。1小时前突感腹胀不适，继而呕鲜红色血，可采用的止血方式是
A. 去甲肾上腺素稀释后口服
B. 肾上腺素肌内注射
C. 肾上腺素皮下注射
D. 肾上腺素静脉滴注
E. 异丙肾上腺素气雾吸入

小测试7-4：
能促进微管形成但阻止微管蛋白解聚，抑制肿瘤细胞有丝分裂的药物是
A. 阿糖胞苷
B. 紫杉醇
C. 氟尿嘧啶
D. 放线菌素D

第七章整合思考题解析

小　结

　　本部分重点学习消化性溃疡，是一种临床常见病，胃酸分泌过多、幽门螺杆菌感染和胃黏膜保护作用减弱等因素是引起消化性溃疡的主要环节。抗消化性溃疡常用药物有胃酸分泌抑制药（包括质子泵抑制剂、H_2受体阻断药、M_1受体阻断药等）、黏膜保护药、抗酸药和抗幽门螺杆菌药等。此外，H_1受体阻断药、M胆碱受体阻断药、多巴胺受体阻断药和$5\text{-}HT_3$受体阻断药等通过改善胃肠动力，影响呕吐反射的不同环节而发挥止吐作用。本章还包括泻药、止泻药、护肝利胆药等。

　　消化系统抗肿瘤类药物包括化疗药物、靶向治疗药物和免疫治疗药物。化疗药物通过干扰肿瘤细胞的分裂和增殖来抑制肿瘤生长。靶向治疗药物则专注于干扰肿瘤细胞内特定的信号通路，从而更精确地抑制肿瘤的生长。免疫治疗药物通过激活患者自身的免疫系统来攻击肿瘤细胞。

　　治疗方案通常根据肿瘤类型、分期和患者的健康状况进行个体化制订。抗肿瘤药物可能会引起一系列不良反应，包括恶心、呕吐、疲劳、脱发等。在治疗过程中，对患者的支持和对不良反应的管理非常重要。

整合思考题

1. 根据胃酸分泌的调节，分析抑制胃酸分泌药物的种类。
2. 消化系统不同部位的肿瘤在用药上有何相似之处？
3. 为何不同部位肿瘤可以采用同一种药物进行治疗？

（朱　玲　易智慧　李　慧）

主要参考文献

[1] Fan, Y, Pedersen, O. Gut microbiota in human metabolic health and disease. Nat Rev Microbiol, 2021, 19 (1): 55-71.

[2] Chen B, Sun L, Zeng G, et al. Gut bacteria alleviate smoking-related NASH by degrading gut nicotine. Nature, 2022, 610 (7932): 562-568.

[3] Wang K, Zhang Z, Hang J, et al. Microbial-host-isozyme analyses reveal microbial DPP4 as a potential antidiabetic target. Science, 2023, 381 (6657): eadd5787.

[4] Cryan, JF, O'Riordan, KJ, Cowan, CSM, et al. The Microbiota-Gut-Brain Axis. Physiol Rev, 2019, 99 (4): 1877-2013.

[5] 张卫光, 张雅芳, 武艳. 系统解剖学. 4版. 北京: 北京大学医学出版社, 2018.

[6] 理查德·德雷克. 格氏解剖学教学版. 4版. 北京: 北京大学医学出版社, 2021.

[7] 丁文龙, 刘学政. 系统解剖学. 9版. 北京: 人民卫生出版社, 2018.

[8] 张卫光. 人体解剖学应试指南. 3版. 北京: 北京大学医学出版社, 2016.

[9] 唐军民, 张雷. 组织学与胚胎学. 4版. 北京: 北京大学医学出版社, 2018.

[10] 李和, 李继承. 组织学与胚胎学. 3版. 北京: 人民卫生出版社, 2015.

[11] 成令忠, 钟翠平, 蔡文琴. 现代组织学. 上海: 科学技术文献出版社, 2003.

[12] 韩忠朝, 李宗金, 韩之波. 间充质干细胞基础与临床. 2版. 北京: 科学出版社, 2019.

[13] 陈继冰, 穆峰, 王雪莹. 干细胞临床应用. 广州: 中山大学出版社, 2021.

[14] 刘斌, 高英茂. 人体胚胎学. 北京: 人民卫生出版社, 1996.

[15] William K. Ovalle, Patrick C.Nahirney. Netter's Essential Histology. 3rd ed. Philadelphia: Saunders Elsevier, 2020.

[16] Leung C, Tan SH, Barker N. Recent Advances in Lgr5[+] Stem Cell Research. Trends Cell Biol, 2018, 28 (5): 380-391.

[17] Van der Flier LG, Clevers H. Stem cells, self-renewal, and differentiation in the intestinal epithelium. Annu Rev Physiol, 2009, 71 (1): 241-260.

[18] Van de Wetering M, Francies HE, Francis JM, et al. Prospective derivation of a living organoid biobank of colorectal cancer patients. Cell, 2015, 161 (4): 933-945.

[19] Sasaki N, Sachs N, Wiebrands K, et al. Reg4[+] deep crypt secretory cells function as epithelial niche for Lgr5[+] stem cells in colon. Proc Natl Acad Sci U S A, 2016, 113 (37): E5399-407.

[20] Wei S, Tang J, Cai X. Founder cells for hepatocytes during liver regeneration: from identification to application. Cell Mol Life Sci, 2020, 77 (15): 2887-2898.

[21] Wang Y, Zheng Q, Sun Z, et al. Reversal of liver failure using a bioartificial liver device implanted with clinical-grade human-induced hepatocytes. Cell Stem Cell, 2023, 30 (5): 617-631.e8.

[22] Yuan Y, Wang C, Zhuang X, et al. PIM1 promotes hepatic conversion by suppressing

reprogramming-induced ferroptosis and cell cycle arrest. Nat Commun. 2022，13（1）：5237.

[23] Wang C，Zhang L，Sun Z，et al. Dedifferentiation-associated inflammatory factors of long-term expanded human hepatocytes exacerbate their elimination by macrophages during liver engraftment. Hepatology，2022，76（6）：1690-1705.

[24] 王庭槐. 生理学. 3 版. 北京：人民卫生出版社，2015.

[25] 王庭槐. 生理学. 9 版. 北京：人民卫生出版社，2018.

[26] 朱大年，王庭槐. 生理学. 8 版. 北京：人民卫生出版社，2013.

[27] 管又飞，朱进霞，罗自强. 医学生理学. 4 版. 北京：北京大学医学出版社，2018.

[28] 王建军，王晓民. 生理科学进展，北京：人民卫生出版社，2014.

[29] 陈杰，周桥. 病理学. 3 版. 北京：人民卫生出版社，2015.

[30] 王辰，王建安. 内科学. 3 版. 北京：人民卫生出版社，2015.

[31] Gillian P，Christopher D. Richards Human Physiology. 4th ed. Oxford：Oxford University Press，2012.

[32] Daniel K. Podolsky Yamada's Textbook of Gastroenterology. 6th ed. Singapore：Wiley Blackwell，2016.

[33] Guyton AC，Hall JE. Textbook of Medical Physiology. 13th ed. Philadelphia：Saunders，2015.

[34] Sanders KM，Ward SM，Koh SD. Interstitial cells：regulators of smooth muscle function. Physiol Rev 2014，94（3）：859-907.

[35] Blair PJ，Rhee PL，Sanders KM，et al. The significance of interstitial cells in neurogastroenterology. J Neurogastroenterol Motil，2014，20（3）：294-317.

[36] 王建枝，钱睿哲. 病理生理学. 3 版. 北京：人民卫生出版社，2015.

[37] 王建枝，钱睿哲. 病理生理学. 9 版. 北京：人民卫生出版社，2018.

[38] 肖献忠. 病理生理学. 4 版. 北京：高等教育出版社，2018.

[39] 魏来，韩方正. 肝脏疾病. 北京：中国医药科技出版社，2006.

[40] 王连唐. 病理学. 4 版. 北京：高等教育出版社，2023.

[41] 步宏，李一雷. 病理学. 9 版. 北京：人民卫生出版社，2018.

[42] Juan Rosai. 罗塞-阿克曼外科病理学. 10 版. 郑杰，译. 北京：北京大学医学出版社，2014.

[43] 孙保存. 病理学. 3 版. 北京：北京大学医学出版社，2019.

[44] 艾娟. 内科学. 5 版. 北京：北京大学医学出版社，2019.

[45] 陈孝平，汪建平，赵继宗. 外科学. 9 版. 北京：人民卫生出版社，2018.

[46] 陆再英，钟南山. 内科学. 7 版. 北京：人民卫生出版社，2008.

[47] MossSF. The Clinical Evidence Linking Helicobacter pylori to Gastric Cancer. Cell Mol Gastroenterol Hepatol. 2016，3（2）：183-191.

[48] Lynch HT，Snyder CL，Shaw TG，et al. Milestones of Lynchsyndrome：1895-2015. Nat Rev Cancer，2015，15（3）：181-194.

[49] 李学军，杨宝学. 药理学. 2 版. 北京：北京大学医学出版社，2016.

[50] 杨宝峰，陈建国. 药理学. 9 版. 北京：人民卫生出版社，2018.

[51] Laurence Brunton，Bjorn Knoll mann，Randa Hital-Dandeun. Goodman and Gilman's the Pharmacological basis of Therapeutics. 13th ed. New York：Mc Graw-Hill Education，2018.

[52] Bertram G. Katzung. Basic and Clinical Pharmacology. 14th ed. New York：Graw-Hill Education，2018.

Note

[53] 国家基本药物临床应用指南和处方集编委会. 国家基本药物处方集（化学药品和生物制品）. 北京：人民卫生出版社，2018.

[54] 石远凯，孙燕. 临床肿瘤内科手册. 7 版. 北京：人民卫生出版社，2023.

[55] 曾益新. 肿瘤学. 4 版. 北京：人民卫生出版社，2014.

中英文专业词汇索引

Note

Note